AF610286

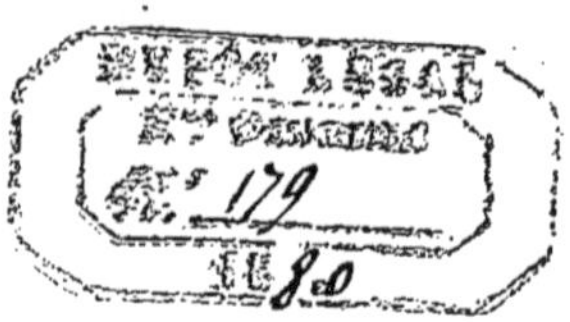

ÉTUDES MÉDICALES

SUR

BARÈGES

163
Te 286
4

OUVRAGES DU MÊME AUTEUR :

Notice statistique et médicale sur Saint-Denis du Sig (Algérie). 1851.
Essai de statistique médicale sur Calvi (Corse). 1858.
Rome médicale (*Gazette des hôpitaux*, 1861).
Dégénérescence fibro-cartilagineuse de la rate. 1863.
Des marais souterrains. 1864.
De l'héméralopie épidémique. 1864.
Effets des eaux de Barèges dans les paralysies suites de coliques sèches. 1864.
Topographie médicale du Sahara de la province d'Oran. 1865.
Statistique médicale de l'hôpital militaire de Toulouse. 1866.
Le choléra à Toulouse. 1866.
Répartition du choléra en France. 1867 ; ouvrage couronné par l'Institut, Académie des Sciences, en 1875.
Antiquités du Sahara algérien. 1867.
Les eaux de Barèges sont sédatives de la circulation. 1868.
Rapport sur la contagion de la phtisie pulmonaire. 1868.
Statistique clinique des eaux de Barèges. 1869.
Topographie médicale de Barèges. 1870.
Etudes médicales sur Barèges. 1re édition. 1871. (Prix Itard à l'Académie de médecine, en 1874).
Effets physiologiques du climat et des eaux de Barèges. 1872.
Population de Toulouse et de la France en 1872.
Notice archéologique sur Six-Fours en Provence. 1874.
Barèges et les blessures de guerre. 1874.
L'observation du pic du Midi et la neige rouge. 1875.
Histoire de l'Académie des sciences de Toulouse. 1876.
Résultats consécutifs de la cure thermale de Barèges. 1877.
Rapport sur le concours du prix Naudin. 1877.
Notice nécrologique sur le docteur Gaussail. 1878.
Notice sur Barèges pour l'Exposition universelle de 1878.
Toulouse et les phtisiques. 1878.
Barèges et l'excrétion de l'urée. 1880.
Le Bromhydrate de quinine et la fièvre intermittente. 1880.

ÉTUDES MÉDICALES

SUR

BARÈGES

Par le Dr ARMIEUX

Médecin consultant à Barèges, ancien Médecin en chef de l'hôpital militaire,
Membre de plusieurs Sociétés savantes, Lauréat de l'Institut
et de l'Académie de médecine, Officier de la Légion
d'honneur et de plusieurs Ordres, Officier
d'Académie, etc.

BIBLIOTHÈQUE NATIONALE R.F. IMPRIMÉS

2e Edition, revue et augmentée

PARIS

G. MASSON, ÉDITEUR

Libraire de l'Académie de médecine, 120, boulevard Saint-Germain

En face de l'Ecole de médecine

MDCCCLXXX

PRÉFACE DE LA DEUXIÈME ÉDITION.

La première édition de cet ouvrage a été rapidement épuisée. Mes *Études* sur Barèges ont reçu la sanction et les suffrages de plusieurs Sociétés savantes, notamment de la Société d'hydrologie médicale et de l'Académie de médecine, qui lui a décerné le prix Itard, en 1874.

Ces succès m'ont encouragé à donner une seconde édition de mon œuvre, dans laquelle j'ai fait entrer tout ce que mon expérience m'a permis d'acquérir dans ces dix dernières années. Plusieurs chapitres sont entièrement nouveaux, comme celui où je traite des *Blessures de guerre,* sujet que j'ai pu approfondir après la désastreuse campagne de 1870-71.

La bibliographie de Barèges a été augmentée de tout ce qui a paru sur cette station thermale.

La géologie a été remaniée sur les indications du regrettable M. Leymerie.

L'analyse des sources a reçu d'importantes additions, dues aux recherches spectroscopiques et au dosage des gaz contenus dans les eaux minérales et potables du pays.

Les observations météorologiques ont été continuées avec soin, et les moyennes obtenues donnent, avec plus de force et de certitude, la caractéristique du climat de Barèges. J'y ai joint quelques renseignements sur l'observatoire du Pic du Midi et sur un phénomène curieux, celui de la *neige rouge*.

De nouvelles expériences physiologiques ont été entreprises, elles ont confirmé les précédentes sur l'état de la circulation pendant la cure de Barèges. J'y ai ajouté quelques recherches sur la sécrétion de l'*urée* sous l'influence du traitement thermal.

Mes statistiques et mes observations cliniques se sont aussi considérablement augmentées, et j'ai pu constater et mettre en évidence le résultat définitif de la cure thermale de plus de *dix mille* malades.

J'ai conservé la division de mon ouvrage en trois parties, entre lesquelles règne une certaine harmonie et qui forment une espèce de trilogie, où tout se tient, tout s'enchaîne pour conduire à une conclusion finale satisfaisante.

De la nature du climat et des eaux découle une série de phénomènes physiologiques et pathogénétiques, dont l'analyse révèle le secret du dynamisme et de l'action thérapeutique des eaux.

Quelques-unes de mes idées, de mes expériences ont

été controversées, j'espère que ces discussions leur auront donné plus de force, et que désormais elles auront leur place dans la science hydrologique.

J'ai supprimé quelques digressions et citations qui alourdissaient mon ouvrage sans lui donner plus de poids.

En dehors de la partie théorique et philosophique de ces Etudes, on trouvera une ample moisson de faits pratiques et d'observations cliniques, qui fixent d'une manière certaine la spécialisation de Barèges et son efficacité merveilleuse contre les affections les plus graves et les plus rebelles de celles qui affligent l'humanité.

La première partie de mon ouvrage sera lue avec fruit par les étrangers et les baigneurs, les deux autres parties sont plus spécialement destinées aux médecins.

En terminant, je dois remercier mes nombreux collaborateurs de l'hôpital de Barèges, dont le concours intelligent et dévoué ne m'a jamais fait défaut, soit pour prodiguer des soins aux malades, soit pour m'aider à résoudre les problèmes d'hydrologie médicale qui se posaient devant nous.

Toulouse, le 1er juin 1880.

Dr Armieux.

ÉTUDES MÉDICALES
SUR BARÈGES

PREMIÈRE PARTIE

CHAPITRE PREMIER.

Introduction.

L'efficacité des eaux minérales, en général, n'est pas sainement appréciée. Les uns pensent qu'elles n'agissent que par le concours des circonstances hygiéniques qui accompagnent leur administration près des sources; d'autres prônent outre mesure leurs vertus et les croient capables de guérir radicalement toutes les maladies chroniques.

Entre cette exagération et cette négation, il y a place pour la vérité. Les eaux médicinales naturelles ont une action incontestable, leurs effets physiologiques et thérapeutiques sont évidents; ce sont des médicaments très-actifs; et des dangers, la mort même, peuvent être le résultat de leur usage immodéré ou intempestif.

Si les eaux peuvent faire du mal, elles peuvent par conséquent faire du bien; leur administration prudente, judicieuse, raisonnée, basée sur l'expérience clinique, doit avoir des résultats heureux dans une foule de maladies contre lesquelles les autres moyens thérapeutiques ont échoué.

De tous temps les sources thermales ont été appliquées à la guérison de certaines maladies rebelles; il y a là un instinct et des traditions populaires dont il faut tenir grand compte : l'esprit humain ne se fourvoie pas ainsi pendant des siècles. Seulement cet usage empirique des eaux, qui s'est propagé jusqu'à nous, doit être revisé avec soin, et il appartient aux médecins hydrologues de lutter contre la routine et certains préjugés invétérés qui vont contre le but qu'on se propose.

Il faut porter le flambeau de l'étude, de l'analyse, de la clinique dans les établissements thermaux.

Jusqu'à présent les praticiens les plus accrédités près de nos stations minérales se sont contentés de leur expérience personnelle, sans en faire bénéficier leurs successeurs; c'est ainsi qu'une foule de renseignements précieux sont perdus et disparaissent avec leurs possesseurs.

Des erreurs même se propagent, par ignorance ou par spéculation, et les médecins des villes et des campagnes, n'ayant aucun guide sûr, dirigent parfois leurs malades sur tel ou tel établissement thermal qui n'est nullement approprié à leur état. De là des mécomptes et un discrédit injuste contre les eaux minérales en général. D'autres fois le caprice seul du malade détermine la source près de laquelle il doit se rendre et dont il fait usage sans aucune direction médicale.

Ces abus sont fâcheux à tous les points de vue. Pour y porter remède il faut avant tout éclairer les malades et les médecins sur la valeur *réelle* de chaque station, et la lumière doit se tirer de la nature des eaux, de l'étude du climat, de leurs effets sur l'organisme et de l'expérience clinique.

Il faut se livrer à des analyses chimiques perfectionnées et dévoiler la composition intime de chaque source: la chimie n'a pas dit son dernier mot dans les études hydrologiques; les travaux déjà si remarquables de M. Filhol sur les eaux des Pyrénées, de l'aveu même de ce savant, ont besoin d'être complétés. Les eaux potables ont encore leurs mystères; que doit-ce être d'un agrégat compliqué comme l'est une eau minérale?

Il faut recueillir et publier des observations météorologiques précises; observer les effets physiologiques dus à l'action des eaux et du climat; soumettre chaque groupe de maladies à une étude clinique prolongée; arriver enfin à résoudre ce problème : une maladie étant donnée, pouvoir déterminer avec la plus grande certitude possible, l'eau qui doit la guérir.

Sans doute il serait plus commode de généraliser l'action des eaux sulfureuses par exemple, et d'envoyer indifféremment les malades vers l'une ou l'autre de ces sources, analogues par leur composition chimique. Les médecins, qui n'ont pas étudié de près les eaux, pensent assez généralement ainsi, et leur manière de voir est assez juste *à priori*. Dans la pratique, il n'en est malheureusement pas ainsi, et l'expérience indique que, malgré des ressemblances apparentes, les eaux d'une même classe, d'une même station, ont une grande variété d'action, qui ne s'accuse pas seulement par des nuances, mais encore par des effets entièrement opposés.

L'étude des eaux de Barèges nous en fournira un exemple extrêmement frappant, et la source Barzun, dont l'émergence et la composition ne sont pas très-éloignées de celles du grand établissement, a cependant une action entièrement différente.

Les réflexions qui précèdent m'ont conduit à faire depuis bien des années une étude très-approfondie de Barèges et m'ont poussé à en publier les résulats. Je donnerai successivement une *Topographie médicale* de cette station, comprenant des notions exactes sur la géologie, l'hydrologie, l'histoire naturelle de cette partie des Pyrénées, sur son climat exceptionnel, sur la composition des eaux, la description des établissements civils et militaires, etc., etc.

La deuxième partie de mon ouvrage contient des expériences physiologiques et pathogénétiques sur l'effet des eaux et du climat; c'est le premier essai de ce genre, il m'a conduit à des résultats tout à fait nouveaux. Enfin, la troisième partie est consacrée à l'étude particulière de l'action des eaux de Barèges dans les diverses maladies qui y sont traitées avec succès, en y ajoutant les contre-indications formelles de leur emploi.

Ce cadre est fort vaste; mais je me sens la force de le remplir, encouragé par la pensée de faire une œuvre utile et opportune dans les circonstances présentes.

En effet, il s'est opéré bien des changements à Barèges depuis quelques années; de grandes améliorations ont été introduites dans l'administration des eaux, au service de laquelle on a édifié un établissement élégant et commode ; un hospice civil a été fondé en 1856, par les soins de Mgr. l'Évêque de Tarbes. L'administration militaire a fait construire un hôpital digne d'abriter les glorieux blessés de nos armées. L'aspect du pays lui-même a changé, et les voies ferrées, qui, à travers mille obstacles, s'avancent jusqu'au cœur des montagnes, portent actuellement les malades à quelques kilomètres de Barèges. Cette station est donc entrée dans une ère de prospérité, justifiée par ses vertus, et que les difficultés de communication ne lui avaient pas permis d'atteindre jusqu'à ce jour. Enfin, en 1877, une compagnie fermière s'est chargée d'exploiter la station en perfectionnant son outillage balnéaire et en dotant le pays des agréments et du confort qui lui ont manqué jusqu'ici.

Il existe un nombre assez considérable d'écrits spéciaux sur Barèges ou ayant quelques rapports avec l'histoire naturelle de la localité, la composition de ses eaux et leurs effets dans certaines maladies ; cependant la lecture de la plupart de ces ouvrages n'est pas très instructive, d'abord parce que les théories scientifiques et médicales ont changé et que le point de vue où se placent les auteurs du siècle dernier nous semble faux ou ridicule ; ensuite la géologie s'est fondée et a fait de grands pas depuis les Ramond et les Palassou, grâce aux recherches laborieuses et profondes poursuivies dans les Pyrénées par notre regretté collègue de l'académie des sciences de Toulouse, M. Leymerie. La chimie a également fait des progrès immenses et a dévoilé les principaux éléments des eaux minérales, dont l'action, par suite, nous est mieux connue. Les travaux de M. Filhol auront beaucoup contribué à ce résultat. Enfin, une foule d'assertions d'exagérations, etc., sur les eaux, ont été contredites par l'expérience scientifique, qui ne se paie que de faits authentiques, bien observés, identiques à eux-mêmes, sans mélange de merveilleux.

Mon œuvre a donc au moins le mérite de l'actualité. Quand à l'efficacité des eaux de Barèges, elle s'affirme d'elle-même par les cures merveilleuses qui s'y produisent tous les ans et que le public constate avec admiration. Mais ces vertus ont besoin de démonstration scientifique ; les travaux de Bordeu, les seuls qui puissent servir de guide, ont vieilli comme doctrine et démonstrations ; il faut donc faire de l'hydrologie médicale nouvelle avec les éléments scientifiques nouveaux.

Quoique sollicité par les beautés sévères du pays, je n'essaierai pas d'entrer dans des détails pittoresques ; cela a été fait à profusion et sur tous les tons.

En face des splendeurs de la nature nous ne comprenons que le silence, nous n'aimons pas les impressions toutes faites, les sensations stéréotypées ; pour les personnes indifférentes, elles sont inutiles, et les personnes sensibles ont assez des leurs.

CHAPITRE II

Bibliographie.

La bibliographie de Barèges n'a jamais été faite ; je ne me flatte pas de connaître tous les ouvrages qui traitent de cette station, mais je donne ici la liste des plus importants :

1629. FABRE. — (Petri-Joannis) Hydrographia Spagyrica Tolosæ, 1629, in-8°. C'est le premier livre qui parle de Barèges.

1670. DUCLOS, Médecin du Roi. — Première analyse des eaux de Barèges, présentée à l'Académie des sciences royale de Paris.

1685. MOULAUS (Jean), apothicaire. — Des vertus des eaux minérales de Bagnères et de Barèges, leur degré de chaleur, leur composition et leur véritable usage. Dédié à Monseigneur le prince du *Maine;* in-18, 32 pages, Toulouse, 1685, Colomiez.

1732. COUFFILTS, médecin de Barèges. — Lettre adressée à *Chevillard,* fontainier du Roi, sur la découverte d'une nouvelle source à Barèges (celle des bains neufs). *Mercure de France,* mars 1732, page 431.

1736 DESSAULT. — De la pierre des reins et de la vessie, avec une nouvelle méthode simple et facile de la dissoudre, sans endommager les organes de l'urine (*par l'usage des eaux de Barèges*). In-12, Paris, 1736, Guérin.

1742. MEIGHAN (Christophe). — A treatise on the nature and powers of the baths and waters of Barèges, etc. Ouvrage rare et curieux. In-8°, London, 1742-1764.

1745. DESCAUNETS (Pierre), chirurgien. — Traité de la propriété et effets des eaux, bains doux et chauds de Bagnères et de Barèges, etc. In-12, 67 pages, à Toulouse, chez Gaspard Hénault, imprimeur et marchand libraire, rue des Cordeliers, 1729-1745 ; avec une dédicace à Mgr de Cambont, évêque de Tarbes.

1746. BORDEU (Théophile). — Lettres contenant des essais sur les eaux minérales du Béarn, du Bigorre, etc., 1746, in-12. La 23e lettre et les deux suivantes concernent les eaux de Barèges. Ces lettres sont signées : Bordeu Jurqué, Montpellier, le 1er août 1746 ; elles sont adressées à Mme de Sorberio, et ont été imprimées à Amsterdam, chez les frères Pappé.

1747. SECONDAT (de), fils du célèbre Montesquieu. — Mémoire sur les eaux minérales de Barèges, lu à l'Académie de Bordeaux, en 1747.

1747. LEMONNIER. — Examen de quelques fontaines minérales de la France et particulièrement de celles de Barèges. *Mémoires de l'Académie des sciences*, décembre 1747, page 259.

1749. BORDEU. — *Journal de Barèges*, de 1749 à 1780. Ouvrage manuscrit, qui est resté inédit, et dont l'impression a été jugée inutile par la Société d'hydrologie en 1864, sur le rapport de M. Le Bret ; la plupart des observations pratiques contenues dans ce journal étant résumées dans les œuvres des trois Bordeu et principalement dans les *Recherches sur les maladies chroniques*. Ducos, chirurgien-major à Barèges, fut associé aux Bordeu pour la rédaction de ce journal.

1750. SECONDAT (de). — Observations de physique et d'histoire naturelle sur les eaux minérales de Dax, de Bagnères, de Barèges, etc. 1750, in-12, Paris.

1750. LEBAIG. — Parallèle des Eaux Bonnes, des Eaux Chaudes, des eaux de Cauterets et de celles de Barèges. In-8°, Amsterdam, 1750.

1750. BORDEU (Antoine). — Dissertation sur les eaux minérales du Béarn, 1750. Paris, chez G.-F. Quillau père, imprimeur juré, libraire de l'Université, rue Galande, à l'Annonciation. Lettres adressées à M. Chicoyneau, premier médecin du Roy, avec avertissement de M. de Bordeu fils.

1752. BORDEU (Théophile). — *An aquitaniæ minerales aquæ morbis chronicis*, etc., 1752. Les cinq premiers chapitres contiennent un grand nombre d'observations pratiques sur les propriétés et effets des eaux de Barèges.

1760. THIERY, docteur régent de la Faculté de médecine de Paris. Relation d'un voyage fait à Barèges, Cauterets et Bagnères en 1753. *Journal de médecine de Paris*, Mai 1760.

1760 — Précis d'observations sur les eaux de Barèges et autres eaux minérales du Bigorre. 1760 et 1769, *sans nom d'auteur.*

1760. ROUX. — Comparaison des eaux de Bagnères-de-Luchon avec celles de Barèges et de Cauterets, 1760.

1760. BORDEU (François). — Seconde lettre sur les eaux de Barèges dans les maladies vénériennes, 1760.

1762. CASTELBERT. — Traité des eaux minérales de Baignères, Bareges, Cauterets, Eaux bonnes, Eaux chaudes, Tersis, Dax, Barboûtan, Loubouer, Cainbo, Mont-de-Marsan et autres petites sources de la Guienne et du Béarn, par R.-F. Castelbert. 2 vol. in-12 de 238 pages. A Bordeaux, chez J. Chappuis, imprimeur juré de l'Université, sur les Fossés-de-Ville, 1762.

1763. BORDEU (François). — Troisième lettre sur les eaux de Barèges, 1763.

1767. BORDEU (Théophile). — Recherches sur le tissu muqueux ou l'organe cellulaire et sur quelques maladies de la poitrine. Paris, 1767, in-12, 460 pages, suivi de l'usage des eaux de Barèges et du mercure pour les écrouelles, ou dissertation sur les tumeurs scrofuleuses, qui a remporté un prix à l'Académie royale de chirurgie en 1752. Nouvelle édition, corrigée. Sans nom d'auteur. A Paris, chez Pierre-François Didot le jeune, quai des Augustins, à Saint-Augustin. 1767. In-12 de 228 pages, avec la dédicace suivante :

A Monsieur Antoine de Bordeu, écuyer, médecin, conseiller du Roi, intendant et directeur des eaux minérales de Barèges, médecin de l'hôpital militaire du même lieu, ancien médecin de la ville de Pau, en Béarn, docteur de la Faculté de Montpellier ; avec un avis de l'éditeur extrêmement intéressant concernant la manière dont les eaux de Barèges sout administrées et partagées entre les militaires et les civils.

1769. BORDEU. — Précis d'observations sur les eaux de Barèges et les autres eaux minérales du Bigorre et du Béarn, ou extraits de divers ouvrages périodiques au sujet de ces eaux. 2e édition. Paris, 1769 ; avec un avis de l'éditeur de 1760 et de 1769. 1 vol. in-18 de 59-144 pages, renfermant des articles tirés du *Journal des Savants*, 1746 — du *Journal économique*, août 1755 — du *Journal de Médecine*, mars, 1760 et 1763.

1771. MONTAUT. — Lettre sur les eaux de Bigorre, in : *Nature considérée*. T. VII, p. 16. Paris, 1771, contenant une analyse chimique des eaux de Barèges.

1772. CAMPMARTIN. — Observations faites sur les eaux minérales et thermales de Barèges le 17 juin 1769. In : *Nature considérée*, 1772.

1775. BORDEU (Théophile). — Recherches sur les maladies chroniques et sur la manière dont on les traite aux sources d'Aquitaine. 1 vol., 1775. — Résumé de l'expérience des Bordeu en hydrologie médicale, principalement acquise et appliquée à Barèges.

1775. — Recherches sur les maladies chroniques, leurs rapports avec les maladies aiguës, leurs périodes, leur nature, et sur la manière dont on les traite aux eaux minérales de Barèges et aux autres sources de l'Aquitaine, par Messire Antoine de Bordeu, conseiller d'Etat, ancien médecin des eaux du Béarn ; M. Théophile de Bordeu, ci-devant inspecteur de ces eaux ; M. François de Bordeu, médecin du Roi à Barèges. A Paris, chez Ruault, libraire rue de la Harpe. 1775. 1 vol in-8o de 345 pages, suivi de l'*analyse médicinale du sang*.

1785. CARRÈRE, J. B. F. — Catalogue raisonné des ouvrages qui ont été publiés sur les Eaux minérales en général et sur celles de la France en particulier. Paris, 1785, in-4o, contient une bibliographie sur Barèges.

1795. LOMET. — Mémoire sur les eaux minérales et les établissements thermaux des Pyrénées, imprimé par ordre du comité du salut public, Paris, an III. — Ce mémoire remarquable indique les moyens propres à protéger Barèges et ses établissements contre les causes de destruction qui les menacent. Il donne le plan d'un monument thermal et d'un hôpital militaire destiné à recevoir et à guérir les guerriers blessés en défendant la patrie. — Il a fallu 70 ans d'études et d'hésitations pour édifier à Barèges des constructions qui ne valent pas celles dont Lomet avait tracé l'ordonnance.

1809. POUMIER. — Analyse des propriétés médicinales des eaux minérales et thermales de Barèges. Paris, 1809.

1813. POUMIER, médecin inspecteur général des eaux minérales. — Analyses et propriétés médicales des eaux thermales des Pyrénées. Paris, 1813. — Ouvrage rempli d'erreurs.

1820. DELPIT. — Aperçu sur les maladies observées à l'hôpital militaire de Barèges en 1819. *Mémoires de médecine militaire*, 1re série, t. VII; 1820.

1821. BIDAULT. — Classification des eaux minérales de France, suivie de propositions et observations sur les eaux de Barèges. *Mémoires de médecine militaire*, 1re série, t. X, 1821.

1823. LONCHAMP. — Analyse des eaux de Barèges. *Annales de chimie et de physique*, 2e série, t. XXII, p. 156, et *Annuaire des eaux thermales*, années 1822, 1823, 1830. Travaux qui ont fait autorité jusqu'à ces derniers temps.

1830. THEIL, médecin à Luz. — Aperçu sur les eaux minérales de Barèges. *Thèses de Montpellier*, 1830, n° 10.

1832. GASC. — Nouvelles observations sur les propriétés médicales des eaux minérales de Barèges. *Recueil des mémoires de médecine militaire*, 1re série, t. XXXII, 1832.

1834. BALLARD. — Essai sur les eaux thermales de Barèges, 1 vol. in-8°, Paris, 1834. C'est un livre intéressant et le plus complet, jusqu'à cette époque, qui ait été écrit sur Barèges.

1845. O. HENRY et PAILHASSON. — Recherches de l'iode contenu dans les barégines des eaux chaudes de Barèges, de Barzun et de Cauterets. *Bulletin de l'Académie de médecine*, t. XI, p. 451, Paris, 1845.

1850. BAUDENS (A.-E.). — Recherches sur les propriétés physiques et chimiques des eaux thermales de la vallée de Barèges. *Recueil des mémoires de médecine militaire*, 2e série, t. V, 1850.

1850. DUPLAN. — Mémoire sur les eaux naturelles de Barèges dans le traitement des maladies des os, des articulations, des tumeurs blanches, etc. *Recueil des mémoires de médecine militaire,* 2e série, t. VI et VII, années 1850 et 1881.

Depuis Bordeu, c'est ce qui a été écrit de plus instructif sur la thérapeutique des eaux de Barèges dans les affections chirurgicales.

1850. LECQUES. — Des eaux de Barèges au point de vue thérapeutique. *Thèses de Montpellier,* 1850.

1857. AULAGNIER. — Recherches sur la glairine ou barégine des eaux minérales.

Ouvrage manuscrit, communiqué à l'Académie de médecine. Rapport de M. I. Bourdon, in : *Bulletin de l'Académie de médecine,* t. XXII, n° 24, p. 1220. 1857.

1858. A. AULAGNIER. — *Traité médical et historique sur Barèges,* manuscrit déposé aux archives de l'Académie des sciences (Institut).

1859. OSSIAN HENRY fils. — Etudes chimiques et médicales sur les barégines des eaux sulfureuses. *Annales de la Société d'hydrologie,* t. VI, 1859-60, p. 96.

1859. FILHOL, directeur de l'école de médecine de Toulouse. — Recherches sur l'alcalinité des eaux sulfureuses des Pyrénées. *Mémoires de l'Académie des sciences de Toulouse,* 1859.

1860. AULAGNIER. — Etude sur l'action dissolvante des eaux minérales sur les calculs vésicaux et de celles de Barèges en particulier. *Comptes rendus de l'Académie des sciences,* 1860.

1863. FILHOL. — Analyse des eaux minérales de Barèges. *Annales de la Société d'hydrologie médicale de Paris,* t. IX, 1863. C'est l'étude chimique la plus complète qui ait été faite sur ces eaux.

1863. — Recherches sur les analogies et les différences des eaux sulfureuses des Pyrénées. *Bulletin de la Société de médecine de Toulouse,* 1863.

1864. LE BRET, médecin-inspecteur honoraire. — Les eaux sulfureuses de Barèges dans le traitement des ulcères et des plaies anciennes. *Union médicale de la Gironde,* 1864.

1864. LE BRET. — Le traitement de la pellagre par les eaux de Barèges. Brochure, Paris, 1864.

1864. ARMIEUX. — Effet des eaux de Barèges dans les paralysies suites de coliques sèches. *Recueil des mémoires de médecine militaire*, 3e série, t. XII, 1864.

1865. VINCENT, médecin de la marine. — Recherches phycologiques et zoologiques sur les eaux de la vallée de Barèges. *Archives de médecine navale*, novembre 1865.

1865. DESNOS. — Article *Barèges* dans le 4e vol. du *Dictionn. de médecine et de chirurgie pratiques*. Paris, 1865.

1865. SCHŒUFFÈLE, pharmacien major. — Note sur l'action des eaux de Barèges. *Annales de la Société d'hydrologie*, t. XIII, et *Recueil des mém. de méd. militaire*. Septembre 1871.

1866. STROLH, pharmacien militaire. — Analyse sulfhydrométrique des eaux de Barèges. *Revue hydrologique*, février 1866, Strasbourg.

1866. PEHÉAA, pharmacien militaire. — Analyse des eaux potables de Barèges. *Recueil des mémoires de médecine militaire*, 3e série, t. XV, 1866.

1866. FILHOL. — Nouvelles recherches sur la composition chimique des eaux sulfureuses des Pyrénées, prises sur les lieux d'emploi. *Bulletin de la Société de médecine de Toulouse*, 1866.

1867. LE BRET. — Du traitement des maladies de la peau par les eaux sulfureuses de Barèges *Annales de la Société d'hydrologie médicale de Paris*, t. XIII, p. 128, 1867.

1867. — Traitement des paralysies de l'enfance par les eaux de Barèges. *Annales de la Société d'hydrologie médicale de Paris*, t. XIII, p. 64, 1867.

1867. VINCENT. — Des eaux de Barèges et de leur emploi dans le traitement des maladies de la peau. *Thèse inaugurale*, Paris, 1867.

1868. ROTUREAU. — Article *Barèges* dans le *Dictionnaire encyclopédique des sciences médicales*, t. VIII, Paris, 1868.

1868. ARMIEUX. — Les eaux de Barèges sont sédatives de la circulation. *Revue médicale de Toulouse*, mars 1868.

1869. A. BUEZ. — Les eaux thermales sulfureuses des Pyrénées, Barèges et ses eaux. Paris 1869.

1869. H. Arnoye. — Quelques réflexions sur les eaux de Barèges. *Thèse inaugurale*. Montpellier, 1869.

1870. Fegueux, pharmacien major. — Etudes sur les eaux de Barèges pendant la saison de 1869. *Recueil des mémoires de médecine militaire*. Août 1870.

1870. Armieux. — Topographie médicale de Barèges. 1 vol. in-8° de 218 p. Paris, V. Rozier, avec une carte de la région.

1870. Le Bret. — Du traitement des maladies articulaires par les eaux de Barèges. Br. in-8°, 20 p. Paris.

1871. Armieux. — Etudes médicales sur Barèges. 1 vol. gr. in-8° de 580 pages. Paris, V. Rozier, éditeur.

1872. A. Gruzu. — Essai sur les eaux de Barèges. *Thèse inaugurale*. Montpellier, 1872.

1872. Armieux. — Effets physiologiques du climat et des eaux de Barèges. *Mémoires de l'Académie des sciences de Toulouse*, 7e série, t. IV.

1874. — Barèges et les blessures de guerre. Br. in-8°, 48 pages. Toulouse, Douladoure, 1874.

1875. — L'observatoire du Pic du Midi et la neige rouge, avec planches et courbes. 1875.

1875. Grimaud, médecin-inspecteur. — Recherches sur l'état de la circulation pendant la cure de Barèges. *Annales de la Société d'hydrologie médicale*. 1875.

1876. — Barèges et ses eaux minérales. 1 vol. in-12, 128 pages. 1876. Tarbes, Cazaux.

1877. Armieux. — Recherches nouvelles sur l'état de la circulation pendant la cure de Barèges. *Ann. de la Soc. d'hydr. méd.*, t. XXII.

1877. — Résultats consécutifs de la cure thermale de Barèges. 1877.

1877. Mullet, pharmacien major. — Etudes de chimie hydrologique faites sur les eaux de Barèges en 1874. Paris, Germer-Baillière, 1877.

1877. Barillé, pharmacien major. — Dosage de l'azote dans les sources thermales de la vallée de Barèges.

1878. Armieux. — Notice sur Barèges pour l'Exposition universelle de 1878.

1878. GAILHARD. — Etudes sur de nouvelles applications thérapeutiques de la source Saint-Roch à Barèges.

1878. LAFONT, médecin à Luz. — Les eaux de Barèges dans le traitement de la syphilis (*Thèse de Paris*).

Je passe sous silence une foule d'ouvrages qni n'offrent aucun intérêt scientifiqne. Cependant je dois faire une exception pour l'*Intinéraire des Pyrénées,* par *A. Joanne,* et le *Guide de Barèges,* par *A. Lequeutre.* Ces deux livres sont dans les mains de tous les touristes qui visitent notre région ; ils contiennent beaucoup de renseignements et une grande précision dans les détails topographiques et historiques.

CHAPITRE III

Coup d'œil historique et géographique.

Quand on a quitté Tarbes et qu'on s'avance vers le sud, on traverse Lourdes, remarquable par son château du moyen âge et sa grotte miraculeuse; puis l'on arrive bientôt à la belle vallée d'Argelès, une des émeraudes de l'écrin des Pyrénées. Les grandes montagnes bornent l'horizon de très près, et de hautes murailles de rochers semblent fermer le passage au voyageur. A droite, une route monte en serpentant vers la vallée de Cauterets; devant soi une fissure, d'où s'échappe le gave de Pau, donne accès dans la gorge de Pierrefitte. Le chemin, un prodige de hardiesse et d'industrie humaines, suit les bords du torrent et domine parfois des profondeurs vertigineuses, tandis que les rocs, les cascades, les forêts amoncelés menacent d'écraser les passants et de fermer le défilé.

Cette route nationale, qui porte le n° 21, de Paris à Barèges, a été plusieurs fois rectifiée; son premier tracé est dû à l'ingénieur Polard; il exécuta ce beau travail par les ordres de M. de la Bauve, intendant de la province, et le continua sous M. d'Etigny, de 1735 à 1743; c'est à cette époque seulement que l'on vit paraître les premières voitures dans la vallée de Barèges. C'est en 1871 que le chemin de fer est venu aboutir à Pierrefitte, d'où bientôt il s'élancera jusqu'à Luz.

Peu à peu le ravin s'élargit et l'on sort de ces belles horreurs pour entrer dans la riante vallée de Luz, nommée par un ancien poète : *la fête des yeux.*

Le gave de Pau, aux eaux bleuâtres, descend directement du sud; à un kilomètre de Luz, il passe au pied de Saint-Sauveur et sous le pont Napoléon, qui est un des chefs-d'œuvre de l'art moderne et, vu d'en bas, à l'air d'un *arc-en-ciel* en

2

pierre. En remontant le gave, on arrive par une route carrossable à Gèdres et jusqu'au célèbre cirque de Gavarnie.

A l'est de Luz s'ouvre, entre des montagnes schisteuses, un ravin étroit où coule, en bouillonnant, le rapide Bastan. Ce ravin, qui semble parallèle à l'axe de la chaîne des Pyrénées, conduit à Barèges, situé à 6 kilomètres de Luz, mais à une altitude plus élevée de 550 mètres. La route, pendant ce court trajet, a une pente moyenne de 9/100, et il y a des côtes de 17 et 19/100.

Peu à peu l'on quitte les plantureuses verdures des basses vallées; le sol devient aride, tourmenté, rocailleux; le Bastan roule avec fracas ses ondes blanchissantes d'écume comme un cheval fougueux; on sent l'approche d'une nature sévère et grandiose qui promet des spectacles moins gracieux, mais non moins sublimes. On passe à travers des éboulements considérables, qui semblent un fleuve de rochers épanché des hauteurs qui dominent à droite.

Il y a 212 kilomètres de Toulouse à Barèges, 194 par voie ferrée jusqu'à Pierrefitte et 18 kil., route de terre, de Pierrefitte à Barèges; de Bayonne, de Bordeaux et de Toulouse, il faut douze heures pour aller à Barèges; de Marseille, de Lyon et de Paris, on met vingt-quatre heures.

Barèges est à 1232 mètres au-dessus du niveau de la mer, d'après la carte de l'état-major, publiée par le Dépôt de la guerre. L'*Annuaire du bureau des longitudes* donne 1241 mètres; plusieurs ouvrages portent cette altitude à 1270 mètres; Ramond indique 1298 mètres, Reboul et Vidal 1268, de Charpentier, 1282. En arrivant, une seule rue s'offre aux regards; elle monte de l'ouest à l'est, bordée de deux rangées de maisons d'un aspect agréable. Au haut de la rue, à droite, est l'établissement thermal; à gauche, l'hôpital militaire; l'hospice civil est plus haut, encadré dans la lisière de la forêt. Toutes ces constructions sont resserrées au fond de la gorge, sur la rive gauche du Bastan, et l'on a utilisé le moindre espace de terrain. La direction réelle de la vallée est de l'est-sud-ouest à l'est-nord-est; elle fait un angle aigu avec l'axe de la chaîne, qui va de l'ouest-nord-ouest à l'est-sud-est.

Au sud s'élève le pic d'Ayré, dont la base est couverte par une belle forêt de hêtres, où les baigneurs peuvent faire de délicieuses promenades. Le pic d'Ayré, d'après Monge et Darcet, a une hauteur de 1189 mètres au-dessus de Barèges; altitude absolue : 2,421 mètres; la carte de l'état-major porte 2,418; il y a donc concordance absolue entre ces calculs faits à cinquante ans de date. Sa crête, reliée au massif majestueux de Néouvieille, est isolée, du côté de la vallée de Barèges, par deux ravins; l'un, au-dessus, est celui du Lienz; l'autre, au-dessous, est celui de la Justé: ils sont tous deux tributaires du Bastan sur sa rive gauche. Plus près, et immédiatement au-dessous de Barèges, un éboulis de la montagne donne naissance à un ruisseau, nommé *Rioulet*, qui, lors des orages ou des grandes pluies, devient tout à coup un torrent impétueux, qui désagrège et entraîne les terrains où son lit se creuse et roule des flots de boue et des rochers énormes.

Le côté nord de la vallée est formé par une montagne entièrement dénudée qui porte, à cent mètres au-dessus de la rive droite du Bastan, des plateaux ou terrasses que nous étudierons plus loin. Au-dessus des plateaux, la montagne s'élève abrupte, à pentes roides, jusqu'à 1200 mètres de hauteur. Cette crête se relie au nord-est avec le pic du midi de Bigorre. Les flancs de cette chaîne sont ravinés par les eaux et des sillons peu profonds séparent les plateaux les uns des autres; c'est par ces sillons que descendent sur Barèges les désastreuses avalanches qui l'ont ruiné si souvent.

La gorge de Barèges se termine à l'est, à une distance de 10 kilomètres, au col du Tourmalet, qui la sépare du bassin de l'Adour. La route thermale n° 2 a été ouverte en 1865; elle fait communiquer Barèges avec Bagnères-de-Bigorre par le Tourmalet et les vallées de Gripp et de Campan; la distance est de 39 kilomètres, que l'on franchit en voiture en six heures, en traversant tour à tour de splendides horreurs et des sites délicieux.

La position géographique de Barèges est par : 42°,54′,25″ de latitude boréale et 2°,16′,60″ de longitude ouest.

La hauteur de Luz (seuil de l'église) est à 685 mètres et celle du col du Tourmalet à 2,122 mètres; elle est portée à 2,177 par l'*Annuaire du bureau des longitudes* ; mais les dégradations progressives du terrain et la tranchée faite pour la route ont beaucoup abaissé le niveau actuel du passage ; différence entre Luz et Barèges, 547 mètres; entre Barèges et le Tourmalet, 890 mètres; entre Luz et le Tourmalet, 1437 mètres.

Voici, en outre, la longitude et la latitude de certaines élévations voisines de Barèges. Pic du Midi de Bigorre, à 15 kilomètres à l'est-nord-est : 42°,56′ et 2°,12′; Montaigu, à 10 kilomètres au nord de Barèges : 43° et 2°,12′; Néouvieille, 12 kilomètres au sud : 42°,50 et 2°,13′; Tourmalet, à 10 kilomètres à l'est : 42°,53′ et 2°,10′.

Autrefois, tout le pays compris entre Barèges, Pierrefitte et Gavarnie, constituait une vallée fermée, presque inaccessible, dépendant du Lavedan, mais ayant un gouvernement séparé, dont le siége était à Luz. Cette vallée est bordée à l'est par les vallées de Campan et d'Aure; au sud, par celle de Brotou, en Aragon; à l'ouest, par les montagnes de Cauterets, et au nord par la vallée d'Argelès ou du Lavedan; elle portait le nom de Barèges, qu'on écrivait *Baretgi*, et la station thermale actuelle a pris le nom de la contrée dont elle n'est qu'une dépendance très restreinte. Tout le pays comprenait 4 *vics* ou cantons et 17 paroisses.

A présent Luz est un chef-lieu de canton de l'arrondissement d'Argelès, et Barèges est une annexe de la commune de Betpouey, village situé sur les flancs de la montagne, à moitié chemin à gauche de Barèges á Luz. On doit donc appeler vallée de Barèges celle qui s'étend de Gavarnie à Pierrefitte, en y comprenant tous les *Gaves* affluents, dont le plus considérable est le Bastan, qui passe à Barèges.

La vallée formait autrefois une petite république indépendante, et les fiers montagnards n'acceptoient point des lois qu'on ne pouvait guère leur imposer par la difficulté de pénétrer chez eux et de les réduire.

Il n'y avait que trois accès possibles pour arriver dans cette région, dont le nom celte signifie *fermé* : par Gavarnie, en venant d'Epagne, c'est là qu'est la brèche de Roland, souvenir légendaire du neveu de Charlemagne et du passage de son armée dans ces gorges où elle éprouva une épouvantable défaite; l'autre porte est celle de France, par le défilé de Pierrefitte, passage dangereux et facile à défendre; enfin, le col du Tourmalet qui, malgré son élévation, offrait le moyen le plus commode pour pénétrer dans la vallée à pied, à cheval ou en litière, avant que les routes fussent ouvertes. C'est par là que les baigneurs arrivaient à Barèges au premier temps de sa renommée; c'est par là que madame de Maintenon, en 1675, conduisit le duc de Maine, pour obtenir, sur les indications de Fagon, une guérison inespérée, qui fonda la célébrité de ces thermes. C'est cette difficulté d'accès qui a empêché les eaux de Barèges d'être connues plus tôt. Aujourd'hui on y arrive commodément en diligence, en calèche; l'on vient en chemin de fer jusqu'à Pierrefitte, bientôt jusqu'à Luz, et la locomotive siffle dans ces sites qui étaient isolés du monde entier il y a à peine cent ans.

La vallée de Barèges a toujours communiqué plus facilement avec l'Espagne qu'avec la France, et ses habitants ont une certaine analogie avec les Espagnols et principalement avec les Arabes, dont l'invasion a laissé chez eux une empreinte ineffaçable.

L'histoire de la vallée de Barèges est peu connue; on y rencontre très peu de vestiges de la domination romaine.

Ce qu'on sait, c'est que les montagnards, d'origine celto-ibérienne, qui l'habitaient, furent souvent en guerre avec leurs voisins et luttèrent avec succès contre les Espagnols, les Bigourdins et les Anglais, dont le joug leur fut imposé par le traité de Brétigny, et qu'ils chassèrent en 1369.

Les Barègeois avaient un château-fort dont on voit les ruines pittoresques à Sainte-Marie, près Luz, et une tour, nommée des Echelles, qui servait à défendre le passage du sud au-dessus de Saint-Sauveur.

Les Templiers fondèrent une commanderie à Gavarnie et une église à Luz, qui est un des plus curieux spécimens de l'art approprié à cette célèbre compagnie de prêtres-guerriers.

Les habitants de la vallée de Barèges s'étaient donné des lois et des coutumes particulières. Des privilèges leur furent concédés par Charles, fils du roi de France, le 13 février 1319, et confirmés par Centot, comte de Bigorre, le 20 décembre 1404. Les Barégeois se vantaient de n'obéir à personne et le prouvèrent maintes fois; ils eurent aussi la sagesse de ne pas se mêler aux guerres de religion qui ensanglantèrent les Pyrénées. Leur seul préjugé fut de poursuivre de persécutions injustes la race des *cagots*, dont l'origine, plutôt que les maladies supposées, était un objet de répulsion pour tous. Ces cagots étaient les descendants des anciens envahisseurs du pays et surtout des Sarrasins prisonniers ou déserteurs.

Quant à la découverte des sources thermales de Barèges et de leur valeur curative, elle est relativement récente. Les anciens documents n'en font point mention; ce n'est que vers 1500 que les habitants du pays essayèrent d'en faire usage, et ce n'est que cent ans plus tard que les étrangers commencèrent à les fréquenter.

Voici quelques renseignements sur l'histoire des thermes de Barèges :

1500. Il n'existait à Barèges qu'un grand bain public (piscine ou bassin découvert) et des cabanes rustiques; un incendie les dévora. En 1550, un établissement plus commode fut élevé (piscine ouverte), mais réservé aux seuls Baresgeois, qui ne laissaient baigner les étrangers qu'après eux.

1570. Construction du bain de *Labatsare*, premier bain particulier.

1578. On bâtit une maison commune et une chapelle.

1619. La vallée devient propriétaire de Barèges.

1630. On construit un grand et un petit bain (piscines voûtées).

1670. Première analyse des eaux par Duclos, communiquée à l'Académie royale de Paris. La célébrité de Barèges commence à se répandre. Il y a 200 ans que la science s'en occupe.

1675. Après la cure du duc du Maine, on donne son nom à un nouveau bain et l'on décide la création d'un hôpital militaire.

1679. Le marquis de Louvois était à Barèges: en 1702, on y voyait la princesse des Ursins.

1703. Institution des baignoires.

1765. Cure du maréchal de Richelieu.

1774. Il y avait à Barèges 54 maisons petites et mal meublées. Après l'ouverture de la route de Pierrefitte, la prospérité de ce lieu devient croissante

1786. Le cardinal de Rohan donne sur le *Sopha*, à l'héritage à Colas, une fête splendide imitée de celle offerte en 1762, par M. de Vérac à la belle Mme de Roncherolles. Vers la même époque, un parvenu fit couler dans le *Rioulet* des flots incandescents au moyen de quelques barils d'alcool enflammé. Dussaulx, à qui nous empruntons ces derniers détails, caractérise de la façon suivante la société qu'il avait rencontrée à Barèges : « Je vis des prélats sans hauteur, des nobles sans orgueil, des guerriers sans rudesse et même des princesses aussi honnêtes que de simples bourgeoises. ».

1807. La reine Hortense, qui prenait les eaux à Saint-Sauveur, vint plusieurs fois faire visite à son époux le roi de Hollande, qui était à Barèges.

1823. La duchesse d'Angoulême, montant de Luz à Barèges, donna 500 francs aux sous-officiers et soldats qui faisaient usage des eaux. Le 10 juillet, un banquet réunit tous ces braves, couverts pour la plupart de nobles blessures. La table était mise sur la petite place du haut Barèges, et la plus franche gaîté, les chants joyeux, les vivats, les devises, les illuminations, gravèrent cette journée dans la mémoire des nombreux spectateurs qui purent en jouir.

1839. La famille d'Orléans était à Luz et les princes gravirent le pic du Midi par une route qui fut pratiquée pour eux et baptisée du nom de Nemours, ainsi que la pyramide élevée aux cabanes de Tou.

1856. L'hospice civil, dit Sainte-Eugénie, est fini et ouvert aux indigents.

1859. Le 9 septembre, l'impératrice Eugénie et l'empereur Napoléon III s'arrêtent à Barèges, en faisant l'ascension du Pic. C'est de cette visite que datent la transformation des établissements publics et les améliorations récentes du pays.

1864. Les nouveaux thermes et l'hôpital militaire sont terminés.

1875, 1876, 1877. Le roi de Hanovre, Georges V, vient faire une cure à Barèges, accompagné de la princesse Frédérique, sa fille. L'hôpital militaire eut plusieurs fois leur visite. Les pauvres du pays se souviendront de leur passage. Sur la porte du bain du roi, le n° 8 actuel, on avait inscrit sa devise : *Suscipere et finire.* Dans la première édition de cet ouvrage, nous avons donné quelques détails historiques complémentaires bons à consulter. L'archéologie locale demanderait une étude particulière que nous nous proposons de faire plus tard.

CHAPITRE IV.

Géologie et Minéralogie

Barèges est situé au milieu de terrains qui se rattachent à l'époque de transition et à l'étage cambrien. Les montagnes qui dominent cette station thermale au sud sont formées de schistes et de granits qui s'élèvent en grandes masses jusqu'aux sommets glacés de Néouvieille. Les montagnes qui l'encaissent au nord sont des schistes carburés, rouillés, plissés, maclifères. Le fond de la vallée est rempli par un terrain de transport très-complexe, venu des deux versants et à travers lequel le Bastan a creusé son lit.

Tel est l'ensemble de cette région fort intéressante, présentant des particuliarités de détail curieuses, et dont nous allons entreprendre la description.

On peut constater au environs de Barèges le résultat des convulsions successives qui ont donné lieu à la forme actuelle des montagnes; là se trouvent mélangées, rapprochées, métamorphisées, une foule de roches de formation et de composition bien différentes.

Ainsi, en partant de Luz, et en remontant le cours du Bastan, on a, à droite et à gauche, des montagnes composées de schistes se détachant en grandes lames, mais dont le grain, la couleur et la consistance friable s'opposent à leur emploi dans les constructions; on s'en sert pour former des clôtures autour des champs et des habitations. Ces schistes offrent quelques rares empreintes de végétaux, mais pas d'animaux fossiles. La base de ces montagnes et le fond de la vallée sont revêtus d'un terrain de transport très-abondant, produit par l'érosion des sommets, la désagrégation des schistes de la surface et le travail incesssant des eaux qui entraînent les débris jusque dans les plaines inférieures.

Après avoir passé Betpouey à droite et Sers à gauche, villages accrochés aux flancs des montagnes, sur des terrasses formées par l'accumulation des terrains éboulés, on rencontre un étranglement au niveau du pic de Saint-Justin. Cet étranglement est formé par un banc de calcaire de transition, qui descend obliquement le long de la rive gauche du Bastan, pour passer ici sur la rive droite, où il se redresse puissamment pour constituer un promontoire élevé, au sommet duquel existaient naguère la chapelle et l'ermitage de saint Justin.

Ce banc de calcaire métamorphique présente des couches alternativement blanches, grises, jaunâtres ou d'un vert tendre; il est talqueux, doux au toucher et se débite en lames peu épaisses; ses couches sont fortement redressées, presque verticales, plissées dans certains endroits et comme rubanées, ce marbre est exploité: au-dessus de Barèges existent deux carrières d'où l'on a extrait tous les moellons nécessaires aux diverses constructions du pays.

Ce filon a une direction parallèle à peu près à celle de la chaîne des Pyrénées; il part des montagnes qui dominent au sud le Tourmalet, descend le long de la vallée du Bastan, qu'il franchit à Saint-Justin, traverse la gorge de Pierrefitte entre Visos et Saligos, puis passe dans celle de Cauterets, à la hauteur du Limaçon, continue sa route vers l'ouest jusqu'aux Eaux-Bonnes, où l'on a signalé sa présence; il est en stratification discordante avec les schistes sur lesquels il repose. Une des branches de ce filon descend directement à Saint-Sauveur, de là aux Eaux-Chaudes; peut-être le retrouverait-on à Penticola, en Espagne.

Quoiqu'il en soit, c'est au contact de ce banc calcaire et des schistes que sourdent les eaux de Barèges et les autres sources de la région.

Si nous continuons notre exploration géologique, nous verrons le nord de la vallée fermé par une haute montagne dont les assises schisteuses s'élèvent jusqu'au sommet. Ces schistes sont plus tourmentés que ceux des environs de Luz ; ils ont été bouleversés et transformés par les convulsions éruptives du voisinage : aussi les trouve-t-on mêlés de roches ferrugineuses, de blocs énormes de grauwache, de schistes maclifères ; on y trouve aussi des débris micacés, des cristaux métalliques ou des grenats incrustés dans leur masse, et sans aucune trace de fossiles. La crête de cette montagne se prolonge presque sans interruption jusqu'au pic du Midi ; mais là elle est constituée par du mica schiste d'un beau jaune doré, entremêlé de bancs de calcaire et d'assises de gneiss.

Au col du Tourmalet on est sur le terrain de transport, éboulé à l'est et à l'ouest en forme de muraille et servant de ligne de séparation entre le bassin de l'Adour et celui de Barèges. Du Tourmalet, qui semble un pont jeté entre les deux massifs de Néouvieille et du pic du Midi, on saisit parfaitement l'ensemble de la vallée du Bastan, dont la direction est exactement est 19° nord.

Si l'on redescend par le côté sud, on rencontre un pays plus accidenté qu'au nord ; ici des pics très élevés, des crêtes très aiguës, sont séparés par des gorges étroites où grondent des torrents écumeux. Tout ce système orographique se rattache à un nœud gigantesque nommé le massif de Néouvieille, qui porte à son sommet des glaciers et des neiges éternelles. C'est de ces sommets que descendent les gorges d'Escoubous, de Lienz, de la Justé, et de l'Ise, qui portent, à leur naissance, des lacs superposés, une des curiosités de ces sites sauvages. Ces vallées sont formées par le Bergons, le Bolou, l'Ayré, l'Érediitz, le Caubères, le Campana, l'Espada, etc., vastes contre-forts qui partent d'un centre commun, comme les rayons d'une immense roue dont le Néouvieille serait le moyeu. La base de ces montagnes et l'entrée des ravins qui les séparent sont recouvertes de vastes éboulements, parmi lesquels domine le granit, dont on voit des blocs erratiques énormes, arrêtés sur les pentes ou encombrant le lit des torrents. Ces granits forment la base des montagnes au sud de Barèges ; ils appartiennent à l'époque de soulèvement et doivent être rattachés à la classe des roches actives ou éruptives, qui ont traversé, déplacé les schistes et les calcaires pour donner à la chaîne sa forme et son relief actuel. On rencontre, à divers niveaux, des bandes de syénite de gneiss, des filons de quartz et même de calcaire ainsi que des culots d'eurite ou ophite, ayant l'aspect de la serpentine ou bien du porphyre. L'amiante est très commune dans ces régions, surtout au sommet de l'Eredlits, ainsi qu'une roche encore peu étudiée, d'origine éruptive, de nature basaltique, contenant beaucoup de fer, pouvant être comparée au *trapp* de Norwège.

M. Leymerie, quelques mois avant sa mort, avait dessiné pour nous une coupe géognostique de la région et rédigé une notice, qui a figuré à l'Exposition universelle de 1878, dans la vitrine que j'avais organisée, pour Barèges, au pavillon des eaux minérales. Dans sa notice, notre regretté confrère de l'Académie des sciences de Toulouse, donne à l'Eurite le nom de *Luzine*. Cette roche, que M. Garrigou ratache à un métamorphisme opéré par l'intermédiaire des eaux thermo-minérales, et que Magnan regardait comme essensiellement passive, a besoin d'être étudiée de nouveau pour être définitivement caractérisée et classée. Du reste la géologie est une science qui n'a pas dit son dernier mot et avec l'aide de la chimie, du microscope, de la lumière polarisée et du spectroscope elle nous ménage des surprises et des découvertes nouvelles.

En résumé, la coupe géologique, au niveau de Barèges, montre, comme base, les schistes grossiers, azoïques, fracturés, se relevant en grandes masses tourmentées, rubannés; pour former le versant de la rive droite et les terrains inférieurs de la rive gauche; sur ceux-ci un calcaire dolomitique de transition, courant en bande étroite dans une direction un peu oblique par rapport à celle de la vallée et la coupant à Saint-Justin; les massifs les plus élevés de la rive gauche, constitués par un granit provenant du soulèvement général des terrains et cause du redressement et du plissement des couches stratifiées avant son invasion. Enfin, tout le fond de la vallée et le flanc des montagnes sont recouverts par un terrain meuble, mobile, composé de débris de toute sorte, terreux, arénacés, minéraux et rocheux, arrachés aux pentes et aux crêtes environnantes, amassé par les eaux, érodé et entraîné incessamment par elles. Nous parlerons plus longuement de ce diluvium à l'article *Hydrologie*.

Les minéraux que l'on rencontre dans la vallée de Barèges sont, dans les schistes : les grenats, micas dorés, amphiboles, trémolites, macles, pyrites de fer ; et dans les terrains granitiques : tourmaline, feldspath orthose, albite, mica noir, andalousite prismatique, quartz hyalin, fer arsenical, plomb sulfuré argentifère, pyrite de cuivre, amiante, asbeste, etc. Parmi les blocs roulés du lit de Bastan on en trouve de fort gros, composés de quartz blanc laiteux et de quartz lydien ou pierre de touche. Certains blocs de granit, plus abondants dans les vallées supérieures d'Escoubous et de Lienz, présentent une singularité très remarquable et peu étudiée. Leurs surfaces sont chargées de bandes saillantes, de la même matière que la roche, qui font corps avec elle et qui se croisent dans tous les sens.

L'aspect de ces roches striées, réticulées, m'a fait penser que les bandes saillantes étaient formées de parties cristallines plus résistantes, tandis que les dépressions qui les séparent, constituées par des couches moins dures, ont été enlevées par la décomposition à laquelle sont sujettes les roches exposées à l'air et aux vicissitudes météorologiques.

Comme nous consacrerons un chapitre spécial aux eaux minérales, nous ne dirons ici qu'un mot de leur émergence. A Barèges, comme dans toutes les autres stations thermales sulfureuses des Pyrénées, les eaux surgissent au contact des roches massives et éruptives avec les terrains passifs et stratifiés qu'elles ont soulevés, Cette coïncidence, partout vérifiée, rattache l'origine des sources au soulèvement de la chaîne et au mouvement d'ascension et de dislocation de la croûte solide du globe terrestre; c'est donc avec raison qu'on a comparé les sources thermales à des éruptions volcaniques constantes, à des déjections qui prennent leur origine dans les profondeurs du sol, près ou dans les matières en fusion qui forment le noyau de la terre; soit que les eaux de la surface puissent filtrer jusqu'à ces régions pour y dissoudre les matériaux de leur minéralisation, soit qu'elles se forment de toutes pièces, par la condensation des vapeurs émises par le foyer central, ce qui est bien plus probable.

Les eaux de Barèges sourdent à travers la couche de terrain de transport qui remplit le fond de la vallée; il a fallu, pour qu'elles arrivassent à fleur du sol, que le Bastan déblayât peu à peu l'emplacement qu'elles occupaient, ce qu'il n'a pu faire qu'en creusant son lit dans les masses éboulées qui ont dissimulé la présence des sources pendant des siècles; aussi n'est-ce qu'à une époque peu éloignée que ces eaux ont été découvertes, et leur réputation ne s'est propagée que lentement à cause des difficultés qui existaient pour arriver jusqu'à elles.

Les travaux auxquels on s'est livré pour fonder l'établissement actuel, le captage nouveau des sources, ont permis de constater que les eaux naissent à travers une couche de terrain durci par l'agglutination des terres et des débris au contact prolongé de l'eau minérale; il s'est formé là un travertin particulier, nommé *tapp* par les ingénieurs des mines, et qui mériterait d'être étudié avec soin. Ce conglomérat n'est pas tellement solide qu'on n'ait eu de vives appréhensions sur la conservation des eaux par suite des travaux entrepris.

Pour se faire une idée de la formation de la gorge du Bastan, telle que nous la voyons aujourd'hui, on peut considérer les divers phénomènes géologiques qui ont eu lieu dans l'ordre suivant :

1° Soulèvement des terrains primordiaux pour former le relief pyrénéen, constitué au sud de Barèges, c'est-à-dire vers le centre de la chaîne, par les granits actifs ou éruptifs en grandes masses plus ou moins disloquées; au nord de Barèges se sont accumulés les terrains stratifiés primordiaux soulevés; ce sont des schistes azoïques du terrain de transition et des micas schistes plus anciens qui leur sont superposés; entre ces deux terrains, soulèvement d'un banc de calcaire talqueux, verdâtre, contemporain du terrain de transition.

2° Fracture violente, suite d'un dernier soulèvement, ayant

creusé la vallée de Bastan ou faille, si l'on n'admet pas la théorie des soulèvements. Peu à peu, par l'effet des eaux, de l'air et du temps, par la fonte des glaciers qui couvraient cette région et dont les moraines frontales existent à Argelès et à Lourdes, par l'action des phénomènes météorologiques puissamment modifiés, les débris arrachés aux pentes tributaires de la vallée comblèrent en partie la dépression qu'elle forme ; cette accumulation progressive de terres et de rochers s'est arrêtée à une certaine hauteur, qu'il est possible de bien déterminer encore aujourd'hui par l'existence des plateaux placés en corniche sur les deux versants des montagnes, à environ 100 mètres du fond actuel.

Ces plateaux des deux rives se rejoignaient autrefois, ce qui est rendu évident par la concordance de leurs niveaux ; ils constituaient alors une petite plaine, qui descendait du Tourmalet jusqu'à Saint-Justin et remontait les vallées latérales de Lienz et d'Escoubous.

Par suite du boisement spontané des montagnes, les débris cessèrent de s'accumuler ; les sommets ne fournirent plus de matériaux et les choses restèrent longtemps dans cet état.

3° Cependant, peu à peu, le torrent creusa son lit de plus en plus profond dans les terres meubles sur lesquelles il coulait. C'est alors que commence l'époque actuelle ou historique ; les plateaux furent séparés de l'est à l'ouest par un ravin qui, chaque année, alla en s'élargissant, et le Bastan, érodant sans cesse le fond du thalweg, délayant les terres, roulant les roches, arriva au point où nous le voyons aujourd'hui, continuant sous nos yeux son travail de destruction. Ce qui est vrai pour le Bastan l'est aussi pour les torrents latéraux de la vallée. Les eaux ont creusé aussi leurs gouttières sur les flancs des montagnes et ont divisé les corniches en plusieurs petits plateaux, plus accentués sur la rive droite que sur la rive gauche. Nous avons expliqué la formation de ces plateaux ; mais leur existence est menacée et leur persistance ne peut être espérée que si l'on vient au secours de la nature, en consolidant et protégeant cette œuvre éphémère.

Cette action érosive des eaux, que nous venons de signaler,

est augmentée par des cataclysmes périodiques, dus tantôt aux avalanches qui s'abattent par les gouttières latérales dans le fond de la vallée, tantôt aux débordements du Bastan, causés par l'irruption des eaux contenues dans les lacs supérieurs, tantôt aux tremblements de terre, heureusement fort rares. Ces événements sont un danger sans cesse menaçant pour cette contrée, qui s'est constituée par un bouleversement et qu'un cataclysme nouveau peut détruire.

CHAPITRE V.

Hydrologie.

Le Bastan prend sa source au pied du Tourmalet; il commence à couler à une altitude de 2,000 mètres, et se jette à Luz dans le Gave de Pau, à 700 mètres au-dessus du niveau de la mer. La route du Tourmalet à Luz étant de 16 kilomètres, si l'on retranche 3 kilomètres pour les détours qu'elle fait, on aura 13 kilomètres parcourus par le Bastan, de sa source à son confluent, avec une différence de niveau de 1300 mètres; la pente, ou la chute moyenne du torrent, est donc de 1 décimètre par mètre, ce qui est énorme. Le volume des eaux est très variable; il peut être évalué, en moyenne, à 30 ou 40 mètres cubes par seconde. La vitesse du courant est en général de 9 kilomètres à l'heure, 150 mètres par minute, 2 mètres 50 par seconde; c'est-à-dire qu'un flotteur quelconque irait du Tourmalet à Luz en une heure et demie, s'il n'était arrêté par les mille obstacles qui obstruent le lit du torrent et de Barèges à Luz en quarante minutes, aussi vite qu'un cheval au trot, deux fois plus vite qu'un homme à pied.

Le Bastan est alimenté par plusieurs sources, dont trois principales. Deux d'entre elles sont très rapprochées et situées au sud-est du cirque du Tourmalet, au pied des pics de l'Espade et de Campana; elles sont contournées par la route thermale n° 2, qui va à Bagnères; la troisième source vient du nord par une gorge étroite, coupée à pic, au-dessous des cabanes de *Thou*; elle n'a aucune communication apparente avec le lac d'Oncet, situé à une altitude plus élevée de 200 mètres, à moins qu'il n'y ait quelque émissaire souterrain, ce qui est possible mais difficile à vérifier.

Le Bastan reçoit dans son cours plusieurs affluents ; ceux de la rive gauche sont les moins nombreux et les plus considérables : ils sont alimentés par les glaciers et les lacs que le Néouvieille porte sur ses flancs. Ce sont, en commençant à l'est, l'*Escoubous*, qui tombe dans le Bastan à 4 kilomètres au-dessus de Barèges ; le torrent de *Glaire*, qui descend la vallée de Lienz et se jette dans le Bastan à 750 mètres au-dessus de Barèges ; le *Rioulet*, issu d'un arrachement de l'Ayré, mince filet d'eau en temps ordinaire, torrent impétueux à l'époque des orages, qui couvrent de débris et de rocs amoncelés son lit dévasté. Plusieurs autres *rioulets*, dont l'existence ne se révèle que par les crues subites dans les grandes pluies, existent sur la rive gauche, jusqu'au moulin près de Betpouey, où se jette le *Boulou*, qui vient de la vallée de la Justé, à moitié chemin de Barèges à Luz ; enfin à Luz même l'*Ise* se jette, près du Bastan, dans le gave de Gavarnie ou de Pau.

Sur la rive droite les affluents sont plus nombreux : ce sont de minces ruisseaux, qui ont raviné les flancs de la montagne ; leurs eaux sont employées aux irrigations des plateaux. En partant du Tourmalet et suivant l'ancienne route, l'on rencontre, à droite, d'abord le *Montaquéou*, puis le *Riomajou*, qui précède le premier plateau, nommé *Piey* ; puis le *Trindariou*, qui sépare le plateau de ce nom du précédent ; puis le *Riomau*, entre le 2e plateau et le 3e appelé *Souriche* : ce plateau était autrefois divisé en deux par un ravin nommé *Aygat*, qui est à peu près comblé, et dont les eaux viennent tomber au-dessus de Barèges près du pont. Après Souriche viennent les ruisseaux de *Midau* d'en haut et *Midau* d'en bas, qui limitent le plateau de *Couratgé* ; le premier tombe au centre de Barèges, le deuxième au-dessous du bourg ; ils servent de chemin aux avalanches, qui menacent cette partie de la localité et qui ne permettaient pas jusqu'ici d'y élever des constructions permanentes. Le dernier cours d'eau, après le 5e plateau, descend au-dessous du pont de Suarès et prend le nom de *Lydts* ; il a déjà détruit en partie l'établissement Barzun, situé dans sa direction, au bord du Bastan, et mal défendu contre les puissants ennemis qui l'environnent.

Avant de doubler le cap de Saint-Justin, on rencontre le torrent de *Sers*, qui est le plus considérable des affluents de la rive droite.

Les plateaux dont nous venons de parler sont les témoins irrécusables d'un état topographique de la vallée bien différent de celui d'aujourd'hui. Sur la rive gauche ces témoins sont plus effacés : mais cependant l'emplacement de la pépinière et celui si pittoresque, si ombragé, qu'on nomme l'*Héritage à Colas* et qui sert de promenade de prédilection aux baigneurs de Barèges, attestent que, de ce côté aussi, existent les vestiges symétriques d'un plan horizontal qui formait autrefois le fond de la vallée.

Le Rioulet a creusé ses berges dans les débris amoncelés du terrain de transport qui couvre les flancs de l'Ayré, qu'il désagrége sans cesse. Tous les ans, lors des grandes pluies, les eaux arrachent de nouveaux lambeaux de terre, de nouveaux rochers sur les flancs escarpés de l'entonnoir où elles s'épanchent. L'administration des forêts, a tenté, non sans succès, de former des digues superposées pour arrêter ces débris, ces digues sont de véritables monuments; les boisements, les gazonnements des pentes, les palissades, les clayonnages, les pavages sont également employés pour s'opposer aux ruines des parties supérieures de l'arrachement; ces divers moyens combinés ont donné jusqu'à présent d'excellents résultats. Au-dessous du rétrécissement naturel formé par la roche calcaire, les détritus rocheux s'étendent en un vaste éventail sur les prairies et sur la route jusqu'au bords du Bastan.

Deux autres ruisseaux, le *Mouré* et le *Millet*, dont on se préoccupait beaucoup autrefois, descendent de l'Ayré sur Barèges; mais le boisement plus complet de la montagne a diminué les masses d'eau qui s'écoulaient par ces ravins. Leurs débordements ne sont plus à craindre et la digue de la Madeleine, construite par ordre de Louvois, en 1676, pour protéger les sources thermales contre les ravages du Mouré, n'a plus de but actuellement, si ce n'est de servir de piédestal à l'hospice Ste-Eugénie. Ces ruisseaux devenus souterrains fournissent une eau fraîche et limpide due aux infiltrations de la forêt; ce sont de véritables sources qui servent aux usages domestiques d'une grande partie des habitants. Le Mouré est utilisé pour les besoins de l'hôpital civil et alimente les fontaines placées autour de l'établissement thermal : cette eau est très pure et très recherchée. Le Millet donne de l'eau aux hôtels de l'Europe et de France, et aux maisons situées de ce côté de la rue. La fontaine placée près de l'hôtel Richelieu fournit de l'eau du Bastan. A l'hôpital militaire on reçoit une prise d'eau du torrent, et il serait facile de s'approprier les eaux qui coulent dans le promenoir, et qui sont des dérivations de l'Aygat et des sources qui naissent à la base du plateau de Souriche.

M. Péhéaa a analysé l'eau du Bastan, l'eau des deux sources qui coulent dans le jardin de l'hôpital militaire, et l'eau de la borne-fontaine située au pied de la rampe vis-à-vis les piscines; voici les divers résultats de ses recherches :

Eau du Bastan :

Température, 14 degrés centigrades;

Degré hydrotimétrique, 4;

Résidus fixes :		
	Carbonate et sulfate de chaux. Chlorure de calcium et de magnésium.	0,060.
	Silicate de soude. Oxyde de fer. Alumine. Matières organiques.	traces.

Borne-Fontaine, près des piscines :

Température, 9°5 le 17 juillet par 25° de température extérieure;

Degré hydrotimétrique, 7;

Résidus fixes, 0,110.

Source de l'Hôpital militaire :

Température, 15°;

Degré hydrotimétrique, 11;

Résidus fixes, 0,160.

M. Barillé, en 1877, a analysé l'air contenu dans les eaux potables de Barèges et la trouvé composé de : 6cc,15 d'oxygène,

3,939 d'acide carbonique et 13,644 d'azote ; total : 23^{cc},733 par litre.

Pour la boisson proprement dite, c'est-à-dire pour l'eau destinée à couper le vin à table ou à faire quelque breuvage rafraîchissant pendant le jour, je recommande spécialement l'eau des fontaines qui avoisinent les thermes. Cette eau est d'une fraîcheur exquise ; sa température ne varie pas ; elle oscille entre 8 et 9 degrés ; c'est une véritable eau de source, sa minéralisation est bien suffisante pour les usages auxquels nous la consacrons ; son degré hydrotimétrique la rapproche des eaux potables reputées les plus parfaites ; sa limpidité, sa légéreté, sa fraîcheur constantes en font une boisson délicieuse, tonique et bienfaisante, pourvu qu'on n'en abuse pas, surtout quand on a chaud.

L'eau qui coule si abondamment dans la vallée de Barèges n'est à l'état liquide qu'une partie de l'année ; le reste du temps elle subit les effets de la congélation, soit qu'elle tombe du ciel, soit qu'elle émerge de la terre. D'octobre en avril, la chute de la neige remplace la pluie et les amas de neige qui s'accumulent tous les ans sur les hautes montagnes ne sont nulle part aussi dangereux que dans la région qui nous occupe. On ne comprend pas comment on n'a pas pourvu plus tôt à la sécurité de ce pays, à celle des sources thermales et des établissements qui les entourent, en faisant les travaux nécessaires pour s'opposer à la descente des neiges amoncelées sur les pentes abruptes de la montagne qui domine Barèges au nord.

Le remède est aussi efficace que facile à exécuter : il suffit de reboiser cette montagne pour éloigner tout danger.

On a fait divers essais avant d'en venir aux plantations ; on a fixé sur les pentes des piquets en fer assez rapprochés et en grand nombre, dont la taille de deux mètres et l'épaisseur promettaient une bonne résistance ; ils ont été balayés comme des fétus de paille. 10,000 de ces piquets furent plantés en 1860 : ils coûtèrent 65,000 fr. ; il n'en reste pas un aujourd'hui.

On a construit et on construit encore des digues et des terrasses dans les parties élevées du ravin de Midau, pour empêcher les neiges de descendre en grandes masses; ce moyen permettra d'attendre les effets du reboisement.

Enfin, en 1860, on a commencé d'immenses plantations de chênes, de hêtres et de pins suivant l'altitude, et l'on a ainsi semé de boutures ou de repiqués les flancs de la montagne depuis les plateaux jusqu'aux sommets; ces essais ont parfaitement réussi et il est permis d'espérer que, d'ici à quelques années, tout danger sera conjuré; le pays sera transformé et y gagnera beaucoup en sécurité surtout et aussi en agrément.

Une chose seule doit étonner, c'est qu'une idée si simple, déjà émise bien des fois, n'ait pas été appliquée plus tôt.

On aurait évité bien des catastrophes et préservé l'existence de bien des malheureux, qui ont péri dans les divers cataclysmes dont ce pays a été si souvent le théâtre. Le dernier grand désastre en ce genre a eu lieu à Barèges en 1855; mais tous les ans des effets de ce genre se produisent sur une échelle plus ou moins vaste. En 1878, de grands amas de neige accumulés sur la montagne sont descendus, au printemps, dans la vallée du Bastan et leurs vestiges formidables encombraient, encore au mois de juillet son lit; grâce aux travaux exécutés, ces avalanches ont été inoffensives; l'expérience paraît concluante et doit encourager à en étendre les bienfaits.

Les habitants de la vallée, quoique fréquemment témoins de ces accidents périodiques, ne sont pas bien fixés sur la formation des avalanches et sur la distinction qu'on peut faire entre elles.

Ils nomment *lids de terre* une avalanche qui entraîne avec elle des matières terreuses, des cailloux et même des rochers; elle est déterminée par la chute d'un bloc de neige congelé, détaché d'un sommet, qui roule et grossit, avec une rapidité effrayante, par l'agglomération des parties que la masse entière comprime, s'incorpore et enlève avec elle. Cette avalanche déplace aussi une colonne d'air considérable qui, de son côté, peut produire de graves accidents. L'avalanche *terrestre* tombe dans le gave et rebondit souvent sur le versant opposé de la vallée; sa masse, composée de plusieurs milliers demètres cubes, remplit le lit du torrent et constitue une digue qui peut le faire déborder, ce qui arrive presque tous les ans; le plus souvent, celui-ci se fraie un passage sous la neige amoncelée et forme des *ponts de neige* qui persistent parfois jusqu'aux grandes chaleurs.

Une autre espèce d'avalanche est désignée sous le nom de *volage* ou *volante;* elle a lieu lorsque la neige mobile est enlevée par les tourmentes d'un vent violent. Alors elle s'accumule dans les ravins, dans les cols, les ports, comme on dit dans les Pyrénées. Ces tourbillons surprennent souvent les voyageurs, les enveloppent, les aveuglent, les engourdissent et les ensevelissent.

Enfin, il est une troisième espèce d'avalanche que j'appellerai *glissante.* Elle se produit au printemps, lorsque des couches de neige, durcies par la gelée, se détachent des flancs des montagnes dénudées et descendent tout d'une pièce dans les vallées, en rasant et détruisant tout sur leur passage.

Les dangers les plus menaçants pour Barèges viennent des crues subites du Bastan. Ces inondations ont pour effet de détruire les maisons du elles bourg; peuvent également entraîner la perte ou l'altération des sources thermales. Ces crues sont causées soit par la fonte rapide des neiges, soit par des orages ou des pluies torrentielles, soit par le débordement des lacs situés dans les vallées supérieures. La digue de Louvois, construite en amont de Barèges, a préservé bien des fois ce bourg d'une entière destruction.

Tous ces phénomènes sinistres sont liés à l'état de dénudation des grands sommets.

Les causes qui agissent de concert pour produire la destruction permanente des montagnes sont : 1° le déboisement; 2° le décharnement des pics; 3° l'affouillement des eaux; 4° l'arrosement des prairies; 5° la culture des céréales sur les pentes inclinées, et 6° le parcours des bestiaux.

Le déboisement est dû à l'incurie des montagards, qui sont presque tous bergers et ont un intérêt immédiat qui les aveugle sur leurs intérêts éloignés, beaucoup plus importants. Dans un pays déboisé, les sources de la vie se tarissent, l'herbe elle-même finit par manquer, le désert s'en empare peu à peu, les orages, les avalanches s'y déchaînent. Le défaut de bois rend une région inhabitable par le manque absolu de combustible; il faut du bois pour se chauffer l'hiver et toute l'année pour faire bouillir la marmite. Le charbon ne peut pas se faire sans bois. Les habitants de Luz en sont réduits actuellement, pour chauffer leurs fours, à aller chercher, à dos de mulet, dans les parties les plus inaccessibles de la montagne, des tiges de rhododendrons, que leur altitude avait protégées jusque-là. Dans quelques années, cette ressource elle-même sera épuisée. Cette imprévoyance appauvrit et dépeuple des contrées qui pourraient être prospères; aucune industrie ne peut s'y introduire et pourtant le Bastan possède en lui-même une puissance motrice immense jusqu'à présent improductive.

Les populations émigrent vers la plaine où la vie est plus facile. Les basses vallées sont également victimes de l'état de dénudation des montagnes; les orages, les pluies, les grêles, que les pics boisés auraient attirés et absorbés, sont plus fréquents dans les plaines; elles sont plus exposées aux inondations, les eaux n'étant pas retenues dans les parties élevées des bassins. On sait que les forêts attirent les nuages, les fixent, détruisent l'électricité en la disséminant sur les cimes multipliées des arbres; les terrains boisés s'opposent à la prompte descente des eaux; les feuilles des arbres en retiennent une partie, qui est absorbée ou renvoyée dans l'air par cette immense surface d'évaporation; une autre partie s'arrête sur les végétaux, herbes ou mousses qui tapissent le sol; l'autre s'infiltre doucement pour former des sources permanentes ou pour gagner les bassins intérieurs. Les racines des végétaux, grands et petits, fixent les terres, qui ne se dégradent plus; les neiges, coupées et retenues par les tiges des arbres, ne peuvent plus donner lieu aux avalanches; elles fondent sur place.

Il serait ici superflu d'énumérer les bienfaits du reboisement et les dangers de l'état actuel des choses; le procès est jugé;

des lois et des règlements sévères doivent imposer le remède à des maux que l'incurie des montagnards perpétue.

Le décharnement des pics est la conséquence du déboisement; il y a là une cause lente de destruction et d'affaissement, c'est la caducité envahissant les grands reliefs du globe. On a calculé que les sommets des Alpes et des Pyrénées s'abaissent de 1 à 2 mètres tous les cent ans. Ces dégradations sont la source de nouveaux désastres.

Les affouillements des gaves et des ruisseaux ruinent le fond et les berges des ravins, entraînant la terre végétale et les matériaux de transport; ils usent à la longue les roches elles-mêmes. Ces débris sans cesse charriés envahissent peu à peu les plaines, exhaussent les continents, tendent à niveler la terre et à combler les mers.

Sans porter nos regards si loin, nous pouvons constater que les environs de Barèges offrent l'image de la désolation; c'est un pays en dissolution, et si l'on n'y porte un prompt remède, il sera tôt ou tard ruiné de fond en comble.

Parmi les autres causes qui activent la destruction, il faut citer l'irrigation des prairies, qui se pratique sans discernement; cette habitude des arrosements continus détache les terres et favorise leur glissement vers les parties déclives; les eaux s'infiltrent dans les terrains meubles et viennent sourdre à la base des plateaux qu'elles minent peu à peu.

Les labours sur les pentes trop rapides sont aussi très pernicieux; ils désagrègent les terres et rendent leur chute plus facile; c'est ce qui arrive sur les parties de la montagne qui avoisinent Saint-Justin, où les champs, bien plus étendus autrefois, disparaissent progressivement pour laisser la roche a nu.

Enfin, la vaine pâture est un fléau pour ces contrées; elle en achève la ruine, en détruisant les derniers efforts de la végétation, pour réparer ses pertes et maintenir la stabilité des terrains.

Le gazonnement et le reboisement des montagnes doivent donc être poursuivis avec soin et persévérance, jusqu'à un succès complet.

Il faut avec rigueur régler le parcours des troupeaux et le restreindre peu à peu, l'intérêt particulier et aveugle devant céder devant l'intérêt général. Il faut modifier les pratiques des cultures actuelles. Le pays doit se transformer progressivement et l'industrie des habitants prendre un autre cours.

Pour s'opposer aux ravages du Bastan, il faudrait redresser son lit et l'endiguer complètement dans la traversée de Barèges, en établissant un tunnel pour l'écoulement des eaux, lorsque les neiges amoncelées en obstruent le cours.

La sécurité de Barèges et celle de l'hôpital militaire dépendent absolument de ces travaux.

Je n'insisterai pas davantage sur l'application des moyens les plus propres à améliorer et à sauvegarder le pays que j'étudie. Ces questions sont parfaitement élucidées aujourd'hui et l'administration des forêts s'en préoccupe avec sollicitude. Elle fait tous les ans des études et des travaux pour soutenir les terres et préserver les pentes d'une destruction complète. Je formulerai seulement le vœu de voir ces procédés de préservation et de prospérité promptement réalisés dans toutes les Pyrénées et poussés jusqu'aux parties les plus élevées de la chaîne.

CHAPITRE VI.

Flore.

La végétation des environs de Barèges est extrêmement riche et variée; on y trouve un mélange des plantes des plaines et de celles des sommets qui viennent se joindre à cette altitude qui leur sert de limite supérieure pour les unes, inférieure pour les autres. Les plus nombreuses cependant forment là une station botanique particulière que nous essaierons de caractériser. Les hauteurs qui dominent la vallée offrent une collection de végétaux qu'on chercherait vainement plus bas; ils appartiennent à la région alpestre.

En général, la végétation de Barèges est en retard de deux mois sur celle des plaines basses : aussi au 1er juin, époque de l'ouverture de la saison thermale, trouve-t-on une campagne qui offre l'aspect du printemps naissant. Les rayons du soleil ayant une puissance calorifique plus grande dans les hautes régions que dans la plaine, l'évolution végétale y est plus rapide, pour être terminée avant les froids précoces.

Le spectacle varie à mesure qu'on s'élève dans la vallée; peu à peu, l'on voit diminuer les splendeurs de la végétation qui ornent les bassins inférieurs. En sortant de Luz, de beaux peupliers, des noyers bordent la route, puis ils disparaissent; les jardins sont remplis de fleurs, à Barèges, elles sont très rares; les montagnes de la gauche sont dénudées; à droite, un bois épais de hêtres domine le bourg, mais on voit au-dessus la tête chauve de l'Ayré; les parties supérieures de la vallée ne portent pas d'arbres, c'est la limite de la végétation arborescente, on n'y voit plus que quelques génevriers rabougris.

Au-dessus des plateaux, à 2,000 mètres d'altitude, la montagne du nord est couverte de roses des Alpes; la montagne du sud est surtout garnie de rhododendrons ; il n'est pas possible d'imaginer une plus riche parure pour ces agrestes pelouses.

Au Tourmalet, ce sont les beaux iris bleus qui dominent et les touristes les plus indifférents ne manquent jamais d'en cueillir des gerbes.

Le premier savant qui herborisa sur les bord du Bastan fut le médecin Fagon, qui accompagna à Barèges, en 1615, le duc du Maine ; il découvrit plusieurs espèces nouvelles, telles que : *vicia Fagonii, angelica ebulifolia, melissa pyrenaïca, antirrhinum semper virens, bartsia Fagonii*, etc.

Pour la région des Hautes-Pyrénées, nous devons citer M. Philippe, de Bagnères, auteur d'une flore estimée, et M. Bordères, de Gèdre, qui, modeste instituteur, a su se faire un nom dans la science et est en relation avec les plus célèbres botanistes de l'Europe.

Ces montagnes ont été explorées par une foule de savants illustres ; nous citerons Monge et Darcet, Saint-Amand, Ramond, Passumot, Palassou, Lapeyrouse, Léon Dufour et, dernièrement, M. Debeaux.

Au pied du pic du Midi, près de l'observatoire de Sencours, à la place même où mourut, en 1741, le célèbre astronome Plantade, existe une inscription ainsi conçue : *Le docteur Léon Dufour, naturaliste, a fait sa dernière ascension au pic du Midi de Bigorre le* 8 *août* 1863, *à l'âge de* 83 *ans.*

L. Dufour avait fait sa première excursion dans ces lieux 65 ans auparavant.

Autour de Barèges, sur les bords du Bastan et du Rioulet, sur les pelouses qui avoisinent la forêt, dans les prairies et les lieux humides, l'on rencontre en abondance, de juin en septembre, les plantes suivantes, qui caractérisent la région :

Thalictrum aqui legifolium, L.
Helleborus viridis, L.
Caltha palustris, L.
Meconopsis cambrica, Vig.
Nasturtium pyrenaicum, R. Br.
Arabis sagittata, Dec.
Cardamium latifolia, Vahl.
Sisymbrium acutangulatum, Dec.
Erucastrum obtus angulum, Rchb.
Alyssum calysinum, L.
Viola cornuta, L.
Cerastium arvense, L.
Malva moscata, L.
Geranium phœum, L.

Ononis natrix, L.
Antyhllis vulneraria, Var. Dillen.
Trifolium alpestre, L.
Id. *moretanum*, L.
Tetragonolobus siliquosus, Roth.
Orobus luteus, Dec.
Rosa tomentosa, Smith.
Alchemilla vulgaris, L.
Sedum dasyphyllum, L.
Id. *rupestre*, L.
Saxifraga aizoides, L.
Astrantia major, L.
Myrrhis odorata, Scop.
Galium Lapeyrousianum, Jord.
Knautia dipsacifolia, Host.
Vicia pyrenaïca, Pourr.
Vicia orobus, Dec.
Tussilago farfara var. major.
Senecio viscosa, L.
Cirsium mons pessulanum, All.
— *palustre*, Scop.
— *riviculare*, Linck.
— *eriophorum*, Scop.
— *odontolepis*, Boiss.
Carlina acaulis, L.
— *vulgaris*, L.
Gentiana campestris, L.
Symphitum tuberosum, L.
Myosotis alpestris, Schm.
Erinus alpinus, L.
Scrofularia alpestris, Gay.
— *canina*, L.
Pedicularis verticillata, L.
Verbascum nigrum, L.
Mentha candicans, Crantz.
Galeopsis tetrahit, L.
Brunella grandiflora V. *Pyrenaïca.*
Teucrium pyrenaïcum, L.
Globularia medicaulis, L.
Thesium pratense, Erhr.
Salix incana, Schr.
Id. *phylicifolia*, L.
Betula alba, L.
Orchis latifolia, L.
Id. *maculata*, L.
Id. *conopsea* V. *Pyrenaïca.*
Id. *viridis*, L.
Cephalanthera ensifolia, Rich.
Epipactis lalifolia, All.
Crocus multifidus, Ram.
Scirpus compressus, Pers.
Aspidium aculeatum, Swartz.
Lycopodium inundatum, L.

Les espèces originaires des hautes vallées qui croissent sur les bords du Bastan, près de Barèges, sont : les *arenaria verna, gypsophila repens, astrocarpus sesamoïdes, myricaria germanica, astragalus depressus, oxytropis pyrenaïca, linaria alpina*, L., *origani folia* et *pyrenaïca*.

La forêt qui domine Barèges est principalement composée de hêtres *(fagus sylvestris)* de tous les âges ; les parties basses sont jeunes, mais, à mesure qu'on s'élève, on rencontre des sujets plusieus fois centenaires, surtout après avoir passé l'*allée verte*. D'autres arbres varient un peu le paysage aux abords du village ; je citerai les beaux tilleuls *(tilia platyphylla)* de l'hôpital militaire. Sur la lisière de la forêt, autour de l'hospice civil, à la promenade horizontale, plusieurs espèces de sorbiers *(sorbus aria, s. aucuparia* et *s. chamœmespilus)*, des bouleaux, des pins, des mélèzes, etc. Les arbrisseaux sont représentés par des saules nains, des noisetiers, l'aubépine, le sureau, l'églantier, le cytise aux grappes jaunes et odorantes et le sureau aux baies écarlates. Dans les parties supérieures de la forêt, on rencontre le sapin (*abies exelsa*), le génevrier nain et des sous-arbrisseaux tels que : bruyères, rhododendrons, busserole *uva ursi*, airelle myrtile, framboisiers, ronce, etc.

Le botaniste qui parcourt les sentiers de la forêt trouve en abondance les plantes suivantes :

Anemone vernalis, L.
Ranunculus aconitifolius, L.
Isopyrum thalictroïdes, L.
Lychnis diurna, Sibth.
Crocca Gerardi, Gren. et God.
Orobus luteus, Du.
Epilobium montanum, L.
Saxifraga umbrosa, L.
Id. *rotundifolia*, L.
Artrantia major, L.
Conopodium denudatum, L.
Asperula odorata, L.
Galium vernum, Scop.
Knantia dipsacifolia, Host.
Adenostyles albifrons, Cass.
Solidago virga aurea, L.
Carlina acanthifolia, All.
Id. *acaulis*, L.
Id. Var. *caulescens* Dec.
Præmanthus purpurea, L.
Mulgedium Plumieri, Du.
Crepis blattorioides, Vill.
Id. *lampsanoïdes*, Frœl.
Id. *paludosa*, Mœnch.
Hierarcium auricula, L.
Id. *vulgatum*, Koch.
Jasione perennis, Lam.
Phyteuma spicatum, L.
Pimula veris, L.
Id. *elatior*, L.
Gentiana campestris, L.
Veronica montana, L.
Id. *officinalis*, L.
Id. *Ponœ*, L.
Euphrasia officinalis, L.
Scrofularia alpestris, Gay.
Lathrea clandestina, L.
Betonica alopecuros, L.
Galeopsis tetrahit, L.
Orchis viridis, L.
Id. *chlorantha*, L.
Narcissus pseudo-narcissus, L.
Paris quadrifolia, L.
Paridisia liliastrum, Bert.
Scilla lilio-hyacinthus, L.
Tofieldia calyculata, Wahl.
Luzula pilosa, Vild.
Carex flava. L.
Phleum Bœhmeri, Nibel,
Cynosurus echinatus, L.
Polypodium dryopteris, L.
Polysticum filis mas., Roth.
Asplenium filis fœmina, Bern.
Blechnum spicans, Roth.

Si l'on s'élève au-dessus de la forêt, vers les croupes qui terminent l'Ayré, on pourra recueillir : les *anemone vernalis*, *ranunculus Gouani*, *silene rupestris* et s. *acaulis*, *dianthus del-*

toïdes, geum rivale, trifolium alpinum, saxifraga stellaris var., *clusii, arctostaphylos uva ursi, campanula rotundifolia, gentiana acaulis; geranium sylvaticum, herniaria pyrenaïca. paronychia polygoni folia, homogyne alpina, arnica montana, soldanella alpina, daphne mezereum*, etc, ; et plus haut encore les *thalictrum aquilegi folium, ranunculus pyreneus, anemone Narcissi flora, cotoneaster vulgaris, sedum brevifolium, semper vivum montanum* et s. *arachnoideum, lygusticum pyrenaicum, lonicera nigra, gnaphalium dioicum et* G. *sylvaticum, hieracium neo-cerinthe, vaccinium uliginosum, saldonnella alpina, plantago carinata, salix pyrenaica, nigritella angustifolia, luzula pediformis*, etc.

Il est à remarquer qu'à cette hauteur, c'est-à-dire au-dessus de 2,000 mètres, on ne rencontre plus de plantes annuelles.

Sous les ombrages de la forêt, au pied des arbres et sur les rochers, végètent de nombreux cryptogames parmi lesquels nous signalerons de belles variétés de mousses : *barbula, barthramia, bryum, mnium, potytrichum* etc. ; des hépatiques : *jungermania complanata, reboulia hemispherica;* des lichens : *cetraria, cladonia, peltigera, solorina, stricta*; des champignons : *polyporus perennis*, P. *versicolor, sphæria fragiformis*, etc.

Les herborisations faites sur le versant opposé de la vallée, sur les pentes de Labats-Blancs permettent de récolter des plantes différentes, car ici, en raison de l'exposition en plein sud, de la différence du terrain, du défaut d'abris, de l'absence des arbres, on a affaire à une station botanique spéciale ; ainsi on rencontre successivement, à mesure qu'on s'élève sur les plateaux : les *iberis forestieri, astragalus monspessulanus, eryngium Bourgati, buplevrum falcatum, campanula rapunculoides, salix caprea, saxifrago azoïdes, cirsium monspessulanum, primula farinosa, pinguicula grandiflora, mentha sylvestris* var., *candicans, tofieldia caliculata, schœnus compressus*, etc. Au-dessus des plateaux on voit les *thalictrum minus, dianthus monspessulanus, campanula glomerata, phyteuma orbiculare, linaria pyrenaica;* plus haut encore une élégante liliacée : *hyacinthus amethyssinus*, le *cochlearia officinalis* et le *saxifraga ascendens*, sans compter une foule de plantes déjà citées.

Si l'on a le courage et la force de gravir les sommets escarpés de la montagne, on fera une abondante moisson des végétaux suivants :

Trollius europeus, L.
Erysimum ochroleucum, Dec.
Reseda glauca, L.
Dianthus barbatus, L.
Silene italica, Fers.
Arabis ciliata, Brwon.
Alsine verna, L.
Hypericum Burseri, Lap.
Geranium sanguineum, L.
Potentilla caulescens, Ram.
Id. *alchemiloides*, L.
Rosa pimpinelli folia, Lap.
Id. *alpina* var. *pyrenaica*.
Alchemilla alpina L.
Cotoneaster vulgaris, Lind.
Euphorbium montanum, L.
Paronichia serpillifolia, Dec.
Sedum hirsutum, L.
Id. *brevifolium*, Dec.
Id. *rupestre*, L.
Sempervivum Boutignyanum, Bill.
Saxifraga exarata, Will.
Meum athamanticum, Jacq.
Aster alpinus, *L.*
Erigeron alpinum, L.
Solidago virga aurea. L.
Chrysanthemum maximum, Ram.
Arnica montana, L.
Senecio artemisiæ-folius, Pers.
Id. *doronicum*, L.
Carlina acanthifolia, All.
Centaurea scabiosa, L.
Campanula lanceolata, Lap.
Arctostaphylos uva-ursi, Spring.
Myosotis alpestris, Schm.
Gentiana lutea, L.
Linaria origanifolia, Dec.
Id. *alpina*, Chill.
Betonica alopecuros, L.
Id. *hirsuta*, L.
Teucrium pyrenaïcum, L.
Primula suaveolons, Bert.
Id. *pyrenaïca*, Mieg.
Salix pyrenaïca, Gouan.
Iris xyphoioides, Erh.
Allium fallax, Don.
etc.

Les produits que l'on peut tirer de ces ressources végétales variées se résument en bois de chauffage, fagots, bûches et souches ; en bois de construction ; feuilles pour litière et servant même à l'alimentation des bestiaux l'hiver ; quelques fruits sauvages, tels que framboises, fraises, baies de myrtille ; des champignons, bolets excellents, oronge rare, clavaires magnifiques ; l'inne, l'ammanite, la morille, l'agaric excelsus, l'helvèle à mître, le gymnopte nébuleux, etc. ; des plantes médicinales, la plupart très-actives : ellébore, aconit napel, belladone, digitale, cochléaria, valériane, arnica, fleurs de violettes, tussilage, gnaphalium, sommités fleuries de satureia montana et teucrium, bourgeons de sapin, fruits de ronce, racine de potentille, de bistorte, de gentiane, etc.

Enfin, il convient de citer les plantes cultivées à Barèges, qui consistent en prairies naturelles, champs d'orge, de seigle, de chanvre, de blé et de sarrazin ; les légumes qui réussissent le mieux sont les pommes de terre, les navets, les radis, les carottes, oignons. ail, persil, petits-pois, fèves. Les fruits sont rares, quelques pommiers et poiriers improductifs ; les groseilles viennent bien, ainsi que les fraises et framboises ; enfin, avec des soins et dans des jardins abrités, on parvient à faire fleurir des roses, des glayeuls, des œillets, des pivoines, des passeroses, des pavots, des giroflées et même des lilas.

CHAPITRE VII.

Faune.

Les grands animaux carnassiers qui hantent les montagnes des environs de Barèges sont l'ours brun et le loup. Ces hôtes dangeureux font la guerre aux troupeaux ; et lorsque l'abondance des neiges les chasse des lieux déserts et inaccessibles qui leur servent de retraite, ils se rapprochent des habitations et rôdent la nuit autour des bergeries.

Outre des chiens de garde de haute taille les pasteurs emploient des moyens ingénieux pour effrayer ces visiteurs incommodes. Ils établissent, sous un filet d'eau dérivé du torrent voisin, une espèce de bascule, qui porte à une de ses extrémités un récipient en bois et à l'autre bout un appareil de cloches et de grelots. L'eau tombe dans l'écuelle et la remplit bientôt ; l'écuelle pleine entraîne la machine, qui arrivée au bout de sa course, laisse vider l'eau : alors la bascule reprend brusquement son équilibre et fait agiter violemment les clochettes ; ce bruit intermittent et régulier suffit pour épouvanter et éloigner les animaux les plus affamés.

Les isards agiles (*antilope rupicarpa*) habitent aussi les montagnes glacées du centre de la chaîne, où ils défient l'adresse et la patience des chasseurs intrépides qui vont attendre, à l'affût, ces timides animaux près des défilés étroits qu'ils ont l'habitude de fréquenter. Le bouquetin (*c. ibex*), de plus en plus rare, s'y voit aussi quelquefois. Les amateurs de belles fourrure peuvent aussi espérer de rencontrer des renards, des chats sauvages, des loutres, ainsi que quelques blaireaux ; la belette et la fouine sont assez communes dans les parties basses de la vallée.

Les chauves-souris (*vespertilio murinus*) voltigent le soir autour des masures; elles ont un hivernage très-long; les souris et les rats, qui n'ont pas la ressource de dormir pendant la mauvaise saison, sont réduits à une affreuse disette par l'absence des habitants : aussi ces terribles rongeurs s'en prennent alors aux objets les moins comestibles. Les rives du Gave sont fréquentées par un rat particulier nommé *desman* ou rat musqué, dont les pattes de derrière sont palmées, et qui, par sa forme et son pelage, se rapproche de la taupe, qui ravage les prairies environnantes, tandis que le campagnol pullule sur les hauteurs du Tourmalet.

Les lièvres et les lapins ne se voient pas autour de Barèges, qui est un triste pays de chasse.

Les oiseaux ne sont pas non plus très-communs dans cette région, et la forêt est ordinairement solitaire et silencieuse. Il semble que les habitants ailés de l'air ne soient pas à leur aise à cette altitude; la raréfaction de l'atmosphère rend sans doute plus pénible leur respiration, qui est très-active, comme on le sait. Ce ne peut être le défaut d'aliments qui les chasse, car les insectes sont très-nombreux, et ils ne le sont autant que par l'absence de leurs ennemis naturels.

On ne voit pas d'hirondelles ni d'alouettes à Barèges, et, chose plus étrange encore, le moineau, qui s'accommode de tout et suit l'homme en parasite dans toutes ses stations, dédaigne complètement celle-ci.

Les bosquets, aux abords de Barèges, donnent asile à quelques fauvettes au doux ramage, à des roitelets, mésanges, etc. Les pacages élevés sont fréquentés par la bergeronnette grise et le traquet montagnard (*motacilla pyrenaïca*). On rencontre également quelques verdiers, quelques pinsons, de rares chardonnerets ou tarins.

Au voisinage des neiges habitent le *fringilla nivalis* et l'ortolan (*emberiza*), le lagopède ou perdrix blanche, le grimpereau des murailles (*certhia muraria*) et le merle de roche (*turdus saxatilis*).

Au passage d'automne, quelques cailles et quelques ramiers viennent se perdre dans la vallée; mais ces derniers ne donnent pas lieu à la chasse, si fructueuse et si célèbre des *palomiers* de Bigorre.

Aux bords du Bastan, on voit voleter quelques bécasseaux et merles d'eau; sur les plateaux, les corneilles et les corbeaux s'abattent en grandes bandes; les pies et les geais sont les hôtes les plus communs de ces régions, tandis que, sur les crêtes les plus élevées planent l'épervier et parfois le vautour rapace et l'aigle majestueux.

Les reptiles de la vallée du Bastan sont peu variés; cette classe n'est guère représentée que par le lézard gris commun et le lézard vert, la couleuvre à collier *(coluber natrix)*, qui hante la forêt et la péliade *(vipera berus)*, vipère dangereuse qui existe sur le versant sud de Labatsblancs; le crapaud, la grenouille, la rainette sont très rares; dans les lacs, quelques tritons ou salamandres aquatiques *(triton cristatus)*.

Le seul poisson a citer est la truite *(salmo fario)*, qu'on pêche dans les torrents, et l'ombre, ou truite des lacs *(salmo alpinus)*, qui est noire sur le dos.

Si la faune des vertébrés est très pauvre en types et en individus autour de Barèges, nous sommes dédommagés par la série des animaux inférieurs.

Les mollusques terrestres nous fournissent de grandes limaces noires très communes dans les bois, l'*helix nemoralis*, l'*helix lapicide* sur les murs de clôture, *pupa transitus* et *pyrenaïca*, *cyclostoma maculata* et *bulimus obscurus*; dans les eaux du Bastan : *helix hispida* et *bulimus lubricus*, tous deux de très petite taille.

M. Debeaux a publié dans le *Journal de conchyliologie* (janvier 1867) le catalogues des mollusques qu'il a rencontrés aux environs de Barèges; voir aussi : *Mollusques des Hautes-Pyrenées*, par MM. Fagot et le Général de Nansouty; Bagnères 1875.

ARION (limax) *rufus*, Linné; forêt de hêtres.
Idem *ater*, Lin.; partout.
Idem *albus*, Muller; rare, forêt.
Idem *fuscus*, Muller; rare, plateaux.
LIMAX *sylvaticus*, Draparnaud; forêt de hêtres.
Idem *maximus*, Linné; murs, commune.
VITRINA *elongata*, Draparn.; vieux hêtres, rarc.
Idem *pyrenaïca*, Férussac; carrières de marbre, rare.

SUCCINEA *arenaria*, Bouch-chant ; plateaux, rare.
ZONITES (helix) *olivetorum*, Gemlin ; Ayré, très rare.
Idem *nitens*, Michaud ; carrières, rare.
Idem *nitidulus*, Drap.; idem.
Idem *radiatulus*, Alder ; idem.
Idem *cellarius*, Muller ; forêt, assez rare.
Idem *cristallinus*, Muller ; carrières, rare.
HELIX *rupestris*, Draparnaud ; pic Capet, Labats-Blancs.
Idem *aspersa*, Müller, murs de clôture.
Idem *nemoralis*, Linné ; partout, commun.
Idem *ericetorum*, Müller ; grands sommets.
Idem *nubigena*, de Saulcy ; hauts pâturages.
Idem *carascalensis*, Férussac ; pic du Midi.
Idem *ignota*, Mabille ; Tourmalet.
Idem *limbata*, Draparnaud ; pied de la forêt.
Idem *hispida*, Linné ; forêt, commun.
Idem *rotundata*, Muller ; sommet de la forêt.
Idem *lapicida*, Linné ; Rioulet, commun.
Idem *costata*, Muller ; jardin de l'hôpital.
Idem *fruticum*, Muller ; pic Capet.
BULIMUS (helix) *detritus*, Muller ; plateaux.
Idem *obscurus*, Muller ; mousses, rare.
ZUA (helix) *lubrica*, Muller ; carrières, rare.
PUPA *quadridens*, Muller ; jardin de l'hôpital militaire.
Idem *Braunii*, Rossmassler ; idem.
Idem *Partioti*, Moquin-Tandon ; idem.
Idem *secale*, Draparnaud ; Saint-Sauveur.
Idem *pyrenœaria*, Michaud ; Midau, rare.
Idem *ringens*, Michaud ; carrières, rare.
Idem *Farinesii*, Ch. des Moulins ; Gavarnie, commun.
Idem *megacheilos*, Rossmassler, commun, partout.
Idem *triplicata*, Studer ; mousses, rare.
Idem *antivertigo*, Draparnaud ; Rioulet, rare.
CLAUSILIA *laminata*, Turton ; forêt de hêtres, rare.
Idem *nigricans*, Pultenay ; commun, partout.
Idem *abietina*, Dupuy ; base de la forêt.
Idem *Rolphii*, Leach ; sommet de la forêt.
POMATIAS *obscurus*, Dupuy ; bords du Bastan, rare
Idem *crassilabrum*, Dupuy ; carrières, commun.
LIMNÆA *minuta*, Draparnaud ; sources élevées, commun.
Idem *peregra*, Draparnaud ; Bastan, rare.
Idem *ovata*, Draparnaud ; lacs, torrents, rare.
Idem var. *glacialis* ; lac d'Escoubous.
Idem var. *thermalis* ; eaux thermales.

ANCYLUS *fluviatilis*, Gassies ; pierres des torrents.
Idem *gibbosus*, Bourguignat; fontaines des plateaux.
HYDROBIA *reyniesii*, Dupuy ; lac de la Piquette, rare.
Idem *casertanum*, Poli ; fontaine, sommet du Midau.
ACATINA *acicula*, Lam. ; jardin de l'hôpital.

Les annélides ne sont représentés que par le lombric ordinaire, ou ver de terre, et un *dragonneau*, ver filiforme de plus d'un mètre de long, de couleur noirâtre, n'ayant pas plus d'un millimètre de diamètre, parfaitement cylindrique, de la tête à la queue, qui est parfois bifide. Cet animal singulier, qu'on peut exactement comparer à une corde de violon, habite les bords des torrents, les sources les plus froides ; j'en ai trouvé plusieurs dans la fontaine du sommet de l'Ayré, dont les eaux n'ont que 4 degrés centigrades.

Plusieurs espèces d'araignées tendeuses et coureuses se livrent dans les maisons, les prés et les bois à leur industrie et à leurs instincts carnassiers ; aucune n'est dangereuse pour l'homme, les animaux venimeux étant rares à cette altitude dans nos régions.

Les insectes coléoptères sont extrêmement nombreux et variés ; on ne s'attend pas à ce que j'en donne une liste complète, je laisse ce soin aux entomologues de vocation ; je citerai les carabes, les cicindelles, les bupestres, les staphylins, les taupins ou scarabées à ressort, les lampyres ou vers luisants, les vrillettes ou lime-bois, et parmi ceux-ci, les *pissodes pini* qui s'attaquent aux arbres résineux, les *bostricus lineatus*, *b. stenographus*, *b. typographus* et *b. bidens* qui détruisent les troncs du chêne et du hêtre ; sur l'aune et le bouleau vivent les chrysomiles ; on rencontre aussi plusieurs bouviers, les hannetons, les cétoines dans le calice des fleurs ; les cantharides sur les frênes ; les divers charançons et coccinelles ont chacun leurs végétaux préférés.

Léon Dufour mentionne particulièrement, au lac d'Oncet, le *carabus pyreneus* et *c. cristoforii*, les *feronia xatartii* et *Dufourii*, *zobrus obesus*, *otiorynchus monticola*, etc. ; et, en montant au pic du Midi, un charansonite très rare : *dichotrachelus bigorriensis*, avec le *bembidium pyrenæum* et l'*otiorynchus prœlongus*.

Les plus communs des insectes sont les sauterelles, *acridium pedestre*, qui couvrent en quantités innombrables les pelouses et les pâturages élevés. Il est curieux de voir les grands sommets peuplés d'asphodèles, de scilles et de sauterelles, qui sont les hôtes ordinaires des plaines de l'Algérie.

Parmi les névroptères, citons les libellules ou demoiselles, qui fréquentent le bord des eaux, et les friganes, dont la larve aquatique se construit un fourreau avec du sable et couvre les rochers immergés dans certaines parties du Bastan; d'autres se façonnent, avec de petites pierres, une enveloppe en forme de carapace et adhèrent aux cailloux du bord de l'eau, à la façon des arapelles de la Méditerranée.

Les excroissances charnues et d'une belle couleur rouge qu'on voit fréquemment sur les feuilles du hêtre, et qu'on prendrait pour un fruit, sont dues à un *cynips* particulier, ou, d'après Léon Dufour, à un puceron. Le même ordre des hyménoptères comprend les fourmis de gazon et la foumi fuligineuse qui abondent dans la forêt; les paysans des plateaux élèvent quelques essaims d'abeilles; les guêpes sont aussi très communes, ainsi que les bourdons velus qui sucent le suc des fleurs.

Hémiptères. — Les punaises de bois sont assez rares et celles de lits encore plus; les pucerons couvrent les rosiers et les saules nains. Les lépidoptères ou papillons sont nombreux et variés; je me contenterai de désigner les genres et les espèces suivants : parmi les diurnes, *papilio feislhamelie, parnassicus mnemosine* et *apollo; satyres de Lefèvre, manto, euryale, gorgone, gorgé, arachné, dromus, pirrha, alcyon; polyomnatus coridon, hiere, gordius, virgorœa, hero, orbilutus, pierris callidica* et *simplonia, argynnis puphia, ino, palles; colies phicomone* et *cassilia*; parmi les crépusculaires : *zygena exculans, anthyllides, minos, trifolii, scabiosæ, hesperia comma; sphynx porcellus* et *bombiliformis*; parmi les nocturnes : *emythæa repertii, desydia torvaria; psyche plumelia; psodos trepidaria, horridoria* et *equestraria, hepialus pyrenæus, hercina pyrenaica* et *cericea; cleophana cymbalaria, noctua casia, lichena* et *algira; colimorpha irrorata;*

melanippe turbaria, tristataria; cleogine peletieraria, fidonia tesselaria; gnophos furvaria et *glaminata; anaitis rupestraria; tanagra charophyllæa; platypterix curvatula, anguiculata* et *falcula; bombix thau* et *agrestis lignifera*

Les dyptères sont représentés par des myriades de moucherons, de tipules, de cousins : ces derniers n'incommodent pas les dormeurs, comme dans les plaines du Midi ; les mouches domestiques sont rares dans les maisons bien tenues ; il n'en est pas de même d'une mouche (*homoxes*) qui habite les bois et qui, par les temps orageux, fait des morsures très pénibles ; les mouches bleues et vertes de la viande existent aussi, ainsi que l'hippobosque ou mouche de cheval. Enfin, dans les lieux d'aisances pullule une larve à queue de rat qui donne naissance à une grosse mouche velue ou *syrphe.*

Les aptères, puces et pous sont rares dans Barèges et y paraissent importés par certaines catégories de baigneurs.

Les bergers, dans leurs campements, en sont infestés.

Nous parlerons des animaux domestiques dans un autre chapitre.

Avant de terminer ce qui a rapport à la zoologie, il convient de citer quelques espèces qui habitaient, il y a peu de temps, ces régions et qui ont disparu insensiblement : ce sont les tourterelles, le faisan, le lynx et le cerf.

Enfin, si l'on consulte les gîtes ossifères des environs de Bagnères, on se convaincra qu'à l'époque antédiluvienne ces montagnes étaient fréquentées par des lions, des aurochs, des rhinocéros, des éléphants, des rennes, des élans, etc., toutes espèces vivant actuellement sous d'autres climats.

CHAPITRE VIII.

Météorologie et climat.

L'étude du climat de Barèges a une grande importance, pour les baigneurs d'abord, sur lesquels l'état de l'atmosphère exerce une influence manifeste, pour la science elle-même, qui a intérêt à connaître les phénomènes qui se produisent à cette altitude et leur action sur les êtres organisés.

On est très bien placé à Barèges pour dérober au ciel ses secrets : on est là dans un observatoire naturel au sein même du laboratoire où se forment les météores.

La température des localités situées à plus de 1200 mètres au-dessus du niveau de la mer n'a pas été jusqu'à présent étudiée d'une manière suivie sous aucune latitude.

On a pensé et écrit que les guérisons que l'on vient chercher dans les stations thermales ne doivent pas être attribuées seulement à l'action isolée des eaux, mais que le changement d'habitudes, de climat doit entrer pour beaucoup dans les cures obtenues; c'est surtout à Barèges que ce puissant modificateur doit être invoqué, et l'on peut dire que nos sources, merveilleuses dans leurs effets, sont situées dans un milieu atmosphérique qui doit aider singulièrement leur action.

J'espère faire voir que le climat de Barèges, qui étonne les baigneurs, a une influence très favorable sur la plupart d'entre eux. L'étude à laquelle je me suis livré démontrera aussi que, en dehors de la composition des sources, le climat de Barèges doit faire exclure de cette station thermale quelques-unes des affections qu'on y envoie sans réflexion et qui ne peuvent que s'aggraver à cette altitude.

Je vais donner d'abord les observations météorologiques prises à l'hôpital militaire pendant quinze années.

Phénomènes météorologiques caractérisant le climat de Barèges pendant les 4 mois de la saison thermale.

MOIS	Baromètre réduit à zéro. Altitude : 1232 mètres.	Thermomètre. Température moyenne.	Hygromètre. Humidité.	Etat du ciel. Nombre de jours			Pluie.		Vents régnants.	Nombre de jours	
				Beaux.	Nuageux.	Couverts	Nombre de jours.	Quantité en millimètres.		d'orages.	de brouilld.
Juin............	657,91	13,77	68,95	10,5	7	12,5	9	80,8	NO	3	5
Juillet..........	659,12	17	68,93	10	7	14	8	55,9	SO	7	8
Août...........	658,35	16,26	70,70	11	11	9	11	48,3	SE	6	7
Septembre......	657,15	14,33	71,16	10	9	11	9	87,1	SO	4	6
Moyenne générale	658,13	15,28	69,93	10	8	12	9	68	SO	5	6
Maximum absolu.	668	30	98	"	"	"	"	"	"	"	"
Minimum absolu.	639	2	21	"	"	"	"	"	"	"	"

Les observations ont eu lieu tous les matins, à neuf heures, et elles ont été répétées ou corrigées dans la journée, lorsqu'il est survenu quelque perturbation ou quelque phénomène nouveau. Une observation supplémentaire était faite, à midi 43 minutes, simultanément avec l'observatoire du pic du Midi et ceux de Paris, Londres et Washington.

BAROMÉTRIE.

La moyenne de la pression atmosphérique, pendant les quatre mois d'été, est de 658 millimètres, le plus grand maximum observé étant 668 millimètres et le minimum le plus bas 639.

Les variations diurnes périodiques du baromètre sont assez sensibles à Barèges; les plus fortes pressions correspondent à 9 heures du matin et à 9 heures du soir, les plus faibles à 3 heures du soir.

Les oscilations accidentelles n'ont pas une très grande amplitude, il est permis de supposer qu'en hiver elles sont plus étendues; cependant, les mouvements de la colonne mercurielle sont assez limités dans cette région. Cela dépend des vents qui, dans la vallée, n'ont jamais une grande violence, les courants aériens étant brisés et retenus par les hautes montagnes qui dominent Barèges et l'abritent au nord et au sud.

On a observé parfois des oscillations très brusques de la colonne mercurielle sans changement dans le temps, et des dépressions marquées avec le beau fixe; ce qui doit tenir à la rencontre des vents opposés des deux versants de la chaîne, qui forment un remous et des courants ascendants dont l'aspiration puissante amène des diminutions de pression dans les lieux voisins de l'axe du système orographique pyrénéen. Ce phénomène est visible au Tourmalet, où les courants opposés agissent sur les brouillards et les font monter verticalement avec une grande rapidité pour se perdre dans l'espace; nous avons été plusieurs fois témoin de ces singuliers mouvements aériens.

La moyenne du baromètre est, au bord de la mer, ou 0 mètre d'altitude, de 760 millimètres; à Toulouse, à 198 mètres d'altitude (observatoire), de 745mm565 ; à Barèges, à 1232 mètres, la moyenne n'est plus que de 658,13. On sait que cette pression diminue de 1 millimètre par 11 mètres d'élévation. Si l'on fait le calcul pour Barèges, on trouve que la moyenne barométrique étant à Toulouse de 745mm565, elle devrait être à Barèges de 651mm56, la différence d'altitude entre ces deux stations étant de 1,034 mètres; et par rapport à 760 millimètres, au niveau de la mer, elle doit être à Barèges, à 1232 mètres d'altitude, de 658 millimètres.

Il résulte de cette comparaison que l'on peut adopter les chiffres relevés par nous comme suffisamment exacts et que l'altitude de Barèges doit être désormais fixée à 1230 ou 1240 mètres au plus, nombre vérifié par la hauteur moyenne de la colonne mercurielle dans cette station.

Il nous reste un moyen d'affirmer encore les résultats de nos observations barométriques : c'est de constater le degré exact de l'ébullition de l'eau à cette altitude. D'après nos expériences, celles de M. Schœuffelle et les observations hyptométriques de M. Peteaux, l'eau bout à Barèges à 95°,5. Or nous savons que le chiffre donné par le calcul est, pour 1250 mètres, de 95°,7. Donc notre baromètre et par suite la station de Barèges sont bien à l'altitude déterminée par les derniers travaux géodésiques de la carte de France. Au sommet du Pic du midi, l'eau bout à 90°,8, c'est-à-dire à 10 degrés de moins qu'au bord de la mer.

Le poids de l'air sur le corps humain étant, à 0° d'altitude, de 18,068 kilogrammes, à 1250 mètres ce poids n'est plus que de 16,538 kilogrammes et l'allègement éprouvé est égal à 1530 kilogrammes.

Il est de remarque qu'on se fatigue moins dans les montagnes que dans la plaine, et, malgré la rudesse des pentes et la dépense des forces pour effectuer les ascensions, on ne ressent point une lassitude proportionnée aux efforts accomplis ; cela tient aux contractions alternatives des différents muscles mis en jeu pour gravir les pentes et les descendre, et aussi au poids moindre de l'atmosphère, qui rend le corps plus facile à déplacer.

La vapeur d'eau, par sa présence dans l'atmosphère, est une

cause fréquente d'erreur ; il est certain que l'air est d'autant plus transparent qu'il est plus humide ; et dans ces conditions s'il arrive un abaissement subit de température, il se fait une condensation qui peut amener de la pluie ou tout au moins des nuages ; ainsi l'on a tort de croire que l'air est pur quand on distingue les objets de très-loin ; c'est le contraire qui est vrai, et le montagnard ne s'y trompe pas, la vue des montagnes éloignées est pour lui un signe de pluie.

La transparence de l'air est d'autant plus grande qu'on s'élève davantage. Ramond a constaté expérimentalement que la puissance calorifique des rayons lumineux est plus considérable sur les sommets que dans la plaine. Sur le Pic du midi, ce savant enflammait des corps avec une très faible lentille ; il avait remarqué également que la transpiration est plus active dans les montagnes à cause de la diminution de pression de l'air ; il pensait que le développement des hommes était plus rapide dans ces régions et que les montagnards, plus vigoureux que les habitants des plaines basses et humides, avaient aussi une existence plus courte. Serait-il donc possible de mesurer sur les oscillations barométriques le degré d'énergie et d'activité des populations et la durée moyenne de la vie? Toutes ces questions très-intéressantes auraient besoin d'être reprises et élucidées.

Il n'a pas été fait, que je sache, d'analyse chimique de l'air sur les hauteurs qui nous environnent et au fond de notre vallée, c'est une lacune à combler. Il serait utile également d'instituer des observations ozonométriques et iodométriques très-intéressantes par la comparaison qu'on pourrait faire avec celles de la plaine.

On pourrait installer des appareils propres à recueillir les matières organiques en suspension dans l'air, pour vérifier sa puissance fermentescible due aux germes ou sporules qu'il contient.

Les oscillations barométriques observées à Barèges se répètent avec une extrême précision dans la plaine ; il en est de même des autres météores principaux. Pour mettre cette assertion en évidence, j'ai comparé des tables dressées à Toulouse, à Bordeaux, à Bayonne et à Barèges aux mêmes heures et avec des instruments semblables; on y remarque une coïncidence presque mathématique, et les courbes barométriques et thermométriques que j'ai tracées, avec les moyennes quotidiennes, sont presque exactement parallèles.

Barèges se trouvant sur la limite méridionale de la France, au centre et presque au sommet de la barrière qui nous sépare de l'Espagne, les observations prolongées faites dans cette station peuvent servir à découvrir la marche des marées atmosphériques qui nous viennent du sud; l'on a organisé les avertissements du nord et de l'ouest; l'observatoire du Pic du midi, nous annonce les tempêtes qui viennent en sens contraire et les crues redoutables des torrents pyrénéens.

L'administration des forêts vient de confier à ses agents des instruments avec lesquels on observera les phénomènes météorologiques à Barèges pendant toute l'année.

La hauteur au-dessus du niveau de la mer étant à Barèges de 1232 mètres, la longueur du rayon terrestre y est de 6,369,300 mètres, c'est-à-dire égale au rayon de la terre sous le 39° degré de latitude; ainsi donc, par son altitude, Barèges est comme rapproché de l'équateur de 3°,50′. La conséquence de ce fait, c'est que la vitesse de rotation du globe, qui, au au niveau de la mer et sous la latitude de Barèges, est de 342 mètres par seconde, est à Barèges environ de 360 mètres; elle est donc plus rapide, et la force centrifuge plus forte de 2 millimètres, tandis que la pesanteur est diminuée de 2^{mm}4.

La longueur du pendule, pour battre la seconde, doit avoir, sous la latitude des Pyrénées, 0^{m},993,20; à Barèges on ne doit plus lui donner que 992^{mm},88, pour obtenir des oscilations d'une seconde. Une pendule bien réglée à Paris doit donc être corrigée pour son emploi à Barèges; sans cela elle retardera d'une heure par mois.

Ces diverses données, dues au calcul, peuvent être modifiées par l'observation directe, parce qu'on n'a pas tenu compte de la moins grande densité de l'air, et par conséquent de sa résistance moindre à mesure qu'on s'élève, ainsi que de l'attraction spéciale des montagnes.

Il serait également important de déterminer les variations

électrométriques et magnétiques à Barèges; ce qui n'a pas été fait encore faute d'instruments. Bravais dans les Alpes, Forbes dans les Pyrénées, n'ont constaté aucune perturbation produite par les différences de niveau sur l'intensité horizontale du magnétisme terrestre.

En 1787, Reboul et Vidal firent dans nos parages diverses opérations de nivellement. La déclinaison de l'aiguille aimantée était de 19° et quelques minutes, son inclinaison de 60°,30′; la variation diurne fut la même que dans la plaine; le maximum de 2 à 3 heures et l'arc de variation de 12 à 15′.

Ils exécutèrent les premiers l'ascension au sommet du Néouvieille, réputé jusqu'alors inaccessible; ils montèrent et descendirent par la vallée de Lienz. Cette excursion se fait très-facilement aujourd'hui.

En 1842, Arago, Laugier, Mauvais, de l'observatoire de Paris, et Petit de Toulouse, firent simulanément des expériences sur le Canigou et au Vernet (Pyrénées-Orientales), sur l'intensité magnétique et les mouvements de l'aiguille aimantée; ils trouvèrent que : 1° les forces magnétiques diminuent à mesure qu'on s'élève dans la proportion de 1/100 par 2133ᵐ; 2° les variations diurnes sont instantanées en haut et en bas; 3° l'inclinaison a été plus faible de 5′ sur le Canigou (2785 mètres) qu'à son pied ; 4° l'amplitude des oscillations de l'aiguille aimantée décroît très rapidement, il ne faut que 250 oscillations au sommet, entre deux limites d'amplitude, pour que l'aiguille s'arrête, il en faut 400 dans la plaine.

Mais le vaste champ des études météorologiques ne s'arrête pas là ; nous arrivons maintenant à une des plus importantes, celle de la température.

THERMOMÉTRIE.

Les indications fournies par notre tableau, pour les mois de juin, juillet, août et septembre, sont précieuses; elles font voir que la température de la saison thermale flotte entre 2°, plus grand minimum, et 30° plus grand maximum; le mercure ne descend jamais au-dessous de zéro et ne monte pas au-dessus de 30°. Une seule fois nous l'avons vu atteindre 35°, le 28 août 1878. La moyenne générale est de 15°,28, c'est celle de Toulouse au mois de-mai. Les moyennes mensuelles ne s'écartent pas de 14° à 17°; le mois le plus chaud est juillet; le plus froid septembre; août est délicieux, juin très variable.

En l'absence d'observations régulières en hiver, il était difficile de connaître la moyenne annuelle de température et le climat réel de Barèges.

Pour obtenir cette donnée, j'ai étudié les diverses sources froides qui avoisinent la localité, et je me suis arrêté à la source *Mouré*, située derrière l'hospice civil, au pied de la forêt; elle émerge à l'exposition nord; elle est très abondante, et sa thermalité est constante en toute saison; l'hiver, au dire des habitants, elle paraît chaude et fume. J'ai plongé le thermomètre dans cette source par tous les temps, au commencement et à la fin de l'été, après les pluies, les orages, les neiges, le brouillard, par 5 ou 6° de température ambiante et par 25 et 28°; toujours j'ai obtenu le même chiffre de 7°,2; mon instrument est excellent, très sensible, bien étalonné et gradué sur tige.

Il est donc permis d'adopter le chiffre de 7°,2 comme représentant la température moyenne du lieu; ce chiffre doit être exact, voici pourquoi : la température moyenne de l'année à Toulouse est de 12°,725, elle serait de 5°,5 plus élevée que celle de Barèges; en effet, la température des 4 mois d'été étant à Barèges de 15°,30, celle de Toulouse est de 20°, et cette différence de 5° dans les moyennes mensuelles se maintient toute l'année. Quant aux écarts extrêmes, nous connaissons les maxima; pour les minima, ils descendent à 10° et 15°. De telle sorte qu'il nous est possible d'asseoir ainsi les diverses moyennes mensuelles et les éléments du climat de Barèges :

Moyenne de :	Décembre........	0°	Hiver............	0°
Idem......	Janvier.........+	0,5		
Idem......	Février.........+	0,5		
Idem......	Mars............	3	Printemps.........	6°,5
Idem......	Avril...........	6,5		
Idem......	Mai.............	10		

Moyenne de :	Juin............	14°	Été..............	15°,3
Idem......	Juillet...........	17		
Idem......	Août............	16		
Idem......	Septembre........	14	Automne..........	7°,8
Idem......	Octobre..........	8,5		
Idem	Novembre........	2		

Mois le plus chaud : juillet. — Mois le plus froid : janvier.
Températures extrêmes : maximum + 30°; minimum — 15°

Il n'y a en réalité que deux saisons : une très supportable, d'avril à octobre, où le thermomètre oscille autour de 10°; une plus rigoureuse, de novembre à avril, pendant laquelle la température est souvent au-dessous de zéro.

Le thermomètre pacourt annuellement une échelle de 45° de — 15° à + 30°; cela n'a rien d'excessif, c'est à peu près ce qui se passe à Paris tous les ans et même partout. Il résulte de mes études sur divers climats que la température se meut dans une échelle de 45° ; que la moyenne annuelle d'un lieu est à égale distance des deux extrêmes, de façon que, connaissant ou le minimum ou le maximum ordinaires d'une localité, ou sa moyenne seule, on peut, avec un de ces éléments, trouver les deux autres ; c'est ce qu'il est facile de constater dans nos régions.

Ainsi, à Toulouse, moyenne thermométrique 12°,5, le maximum sera de 35°, en ajoutant le chiffre 22°,5 , qui est la moitié de 45°; pour le minimum , il sera de —10° , parce qne 12°,5 moyenne et 10° au-dessous de zéro font 22°,5 moitié de 45. Ainsi, à Barèges, 30° maximum connu donne 7°,5 de moyenne en retranchant 22°,5 et —15° de minimum.

Il est une dernière manière d'arriver au résultat que nous cherchons, c'est-à-dire à connaître très approximativement la température moyenne de l'année à Barèges. Dans les Pyrénées, un degré d'abaissement de la température moyenne correspond à 180m d'élévation. Si l'on fait ce calcul entre Toulouse et Barèges, on trouve que, la différence d'altitude étant de 1034 mètres, la différence de température est de 5°,6 ; la température moyenne à Toulouse étant de 12°,725, celle de Barèges doit être de 7°,125 qui se rapproche énormément du chiffre que nous avons adopté d'après la température constante de la source Mouré.

C'est donc un point bien acquis, et qui est vérifié de plusieurs manières, que la température moyenne annuelle de Barèges est de 7° à 7°,5. A l'observatoire du pic du Midi, station Plantade, altitude 2366^{m}, la moyenne de température annuelle n'est que de 2°,5; maximum +25, minimum —20. Au sommet du Pic, on peut admettre, en attendant des observations régulières, un maximum de +15° et un minimum de —30, moyenne annuelle —7°,5.

La persistance des froids en hiver et la courte période des chaleurs en été font que l'on est obligé de reculer beaucoup au nord si l'on veut trouver un climat comparable à celui de Barèges.

L'influence solaire varie beaucoup dans certaines positions, la latitude et l'altitude étant les mêmes; ce qui tient au nombre d'heures pendant lesquelles les rayons directs du soleil envoient leur chaleur bienfaisante. La végétation, la permanence des neiges dépendent beaucoup de l'exposition; c'est pour cela que le pic du Midi, malgré son élévation (2,900 mètres), n'a point de neiges perpétuelles à son sommet; c'est pour cela que le versant français, ou nord des Pyrénées, présente seul des glaciers. Il arrive fréquemment que des crêtes ou des pics élevés cachent le soleil une grande partie du jour, surtout en hiver. Sous ce rapport, Barèges n'est pas très favorisé; enfoncé dans une gorge étroite, fermée au sud-est et au nord-ouest par des montagnes élevées, l'astre radieux ne lui apparaît que longtemps après son lever et disparaît bien avant son coucher réel.

Au pied des Pyrénées, par 43°,30, latitude moyenne de la chaîne, le soleil, au solstice d'été, se lève à 4 h. 22' et se couche à 7 h. 39'; pour Barèges, à la même époque, il n'apparaît le matin qu'à 5 h. 50' et disparaît à 6 h. 10' du soir, on ne le voit que 12 heures au maximum.

A l'équinoxe d'automne (21 septembre), le lever et le coucher normaux ont lieu à 5 h. 47' du matin et 5 h. 59' du soir; pour Barèges, à ce moment de l'année, le soleil se lève à 8 h. 15' et se couche à 5 heures; il y a donc toujours une perte ou différence avec la plaine de 2 à 3 h. 1/2.

L'hiver, la différence est plus considérable encore, de façon que l'apparition du soleil n'est plus que de six heures, de 9 heures du matin à 3 heures de l'après-midi, et, comme les jours sereins sont rares, on voit quelle faible quantité de calorique est départie, pendant la moitié de l'année, à cette vallée.

Par compensation, à mesure qu'on s'élève, les rayons du soleil ont une action calorifique plus énergique, à cause de la transparence et de la moindre densité de l'atmosphère. Comparativement à la température de l'air à l'ombre, la chaleur des rayons directs et celle du sol sont plus considérables sur les sommets qu'au niveau des plaines : aussi la végétation et la vie, en général, y sont plus rapides, plus actives pendant les mois d'été, ce qui permet aux productions naturelles de récupérer le temps perdu pendant leur long sommeil d'hivernage.

L'intensité des rayons solaires sur les montagnes se démontre par la rapidité avec laquelle on allume des corps avec une faible lentille, par l'éclat des couleurs, la puissance de la vue, l'instantanéite des images photographiques, la fréquence des érythèmes solaires ou coups de soleil, contre lesquels les touristes s'arment de voiles et de couvre-nuques plus ou moins gracieux.

Cette augmentation de la chaleur, à mesure qu'on s'élève, avait fait dire à Darcet, à la suite de sa dissertion snr la dégradation des Pyrénées, que, d'après ses expériences et celles de Guiot, faites au pic du Midi et au pic d'Ayré, au-dessus de Barèges, le mercure du thermomètre monte en raison directe de l'altitude. Il y a là une erreur d'observation flagrante, qui a déjà été relevée par Lapeyrouse.

J'ai renouvelé ces expériences et démontré que, sur les montagnes, la chaleur diminue *à l'ombre* et augmente *au soleil* à mesure qu'on s'élève.

HYGROMÉTRIE.

L'humidité de l'air n'est jamais excessive à Barèges ; le degré de saturation est rarement atteint, et le psychromètre permet de constater que la tension moyenne de la vapeur flotte entre 8,35 et 10,04, moyenne générale : 8,95 ; tandis que l'humidité relative oscille entre 21. et 90, moyenne de 68, pendant les mois d'été. Il est permis de supposer que l'hiver il n'y a pas de grands changements dans ces chiffres, car, pendant les froids extrêmes, la sécheresse doit être grande, et la pluie, très rare, est représentée, à cette altitude, par de la neige qui n'imprègne pas l'air d'humidité. Par suite de cet état relativement faible de l'humidité de l'air, l'évaporation est très active dans ces régions à la surface du sol ; le rayonnement y est excessif, le refroidissement des corps exposés rapide, la rosée abondante, la dessiccation des terres après les pluies très prompte, etc.

Les différences de température entre les couches inférieures et supérieures de l'atmosphère produisent des condensations de vapeur et, par suite, la formation de brouillards sur les hauteurs. Ce phénomène est très commun à Barèges et constitue un des inconvénients de son climat. Au-dessus des plateaux, à 2000 mètres, les brouillards règnent, en été, presque tous les jours et mettent souvent obstacle aux plaisirs des touristes en les privant du spectacle qu'ils se proposent dans leurs ascensions.

Généralement, les matinées sont sereines ; c'est vers midi que se forment les brouillards ou nuages, ils se massent sur les flancs de Labats-Blancs, remontent vers le fond de la vallée jusqu'au Tourmalet, restent là immobiles, les vents n'ayant aucune action pour les déloger, tandis qu'à Luz on jouit d'un beau ciel et que le pic du Midi émerge souvent de cet océan de vapeurs qui baigne ses pieds.

Ces brouillards se forment sur place par l'action du soleil brûlant sur un sol humide et par la condensation des vapeurs dans un air refroidi; nous avons souvent été témoin de ce phénomène; le sol détrempé fume et dégage des vapeurs visibles; la terre a donc, comme la peau humaine, une transpiration sensible et insensible. D'autres fois, après les pluies survenues dans la plaine, l'air échauffé et raréfié des sommets forme un courant d'aspiration : alors les vapeurs montent, s'élèvent en grandes masses, comme un rideau de théâtre, ou bien rampent et glissent le long des parois de la vallée, s'accrochent aux cimes, s'endorment dans les bas-fonds, combinent et dégagent leur électricité, fomentent des orages, se résolvent en pluie ou en neige, ou disparaissent comme par enchantement, suivant la température des couches qu'elles traversent. Ce qui fait la fréquence des brouillards à Barèges, c'est que cette localité se trouve dans la région moyenne des nuages. Ceux-ci sont quelquefois plus bas, à 800 mètres le matin; mais très souvent plus haut, à 1800 mètres presque tous les jours l'après-midi.

Ces mouvements atmosphériques sont ici d'une brusquerie dont on n'a pas idée dans la plaine; il est parfois curieux de voir cet envahissement des nuages s'opérer en quelques minutes, sous les yeux et sous les pas de l'observateur attentif et du touriste désappointé. L'apparition des brouillards ne tient qu'à une différence de température; aussi un brouillard peut être intense sans qu'il y ait pour cela plus d'humidité dans l'air que lorsque les vapeurs accumulées sont invisibles. C'est pour cela qu'on admet un *brouillard sec !*

Je passe la description du spectacle saisissant dont on est fréquemment témoin dans ces régions, lorsque, ayant gravi les grands sommets, on voit onduler à ses pieds les vagues d'une mer de nuages où gronde le tonnerre et que sillonnent les éclairs.

ÉTAT DU CIEL, PLUIES, ORAGES.

Malgré la position désavantageuse de Barèges, le temps est souvent beau en juillet et août, assez beau en septembre, très variable en juin. D'après nos relevés météorologiques, en juin et en septembre, on peut compter sur 10 jours sereins, 12 jours de temps couvert. En juillet et août, la moitié du mois le ciel est serein, et l'on n'a à craindre que 4 à 8 jours de mauvais temps.

Le brouillard enveloppe Barèges, en moyenne, 6 jours par mois.

Les orages viennent souvent déranger le temps en été. La pluie dans la plaine amène toujours dans la montagne un abaissement de température et des brouillards.

Comme nous l'avons fait voir plus haut, le temps à Barèges est tout à fait lié à celui qui règne au pied et au nord des Pyrénées, et même dans toute la France. Il serait facile de prouver que tous les accidents météorologiques de la plaine ont leur retentissement dans nos montagnes.

On est donc à Barèges dans une région météorologique qui correspond à celle du S.-O. de la France, ou climat girondin. Il serait intéressant de savoir si le nord de l'Espagne possède un climat analogue et participe aux mêmes fluctuations dans les phénomènes de l'air. L'observatoire du pic du Midi nous renseignera à ce sujet et surtout lorsque les observations seront organisées sur les deux versants de la chaîne.

Les phénomènes météorologiques étudiés sur les sommets élevés ont une importance réelle et peuvent rendre de grands services à la science. Mû par cette idée et doué d'un caractère énergique, le Général de Nansouty, dès 1874, s'est installé à l'hôtellerie du pic du Midi, au col de Sencours, à 2374 mètres ; il y a passé depuis tous les hivers, communiquant avec la plaine par un service postal très irrégulier et par un fil télégraphique dont l'existence aérienne a été bien menacée pendant deux ans, mais qui, en 1879, a été enfoui et soustrait à tous les accidents qui entravaient les transmissions.

En 1876, un observatoire météorologique a été fondé au sommet du Puy-de-Dôme, à 1463 mètres au-dessus du niveau de la mer.

Un établissement du même genre a été construit, en 1879, au mont Ventoux, dans la vallée du Rhône, à 1920 mètres d'altitude.

Bientôt la construction d'un observatoire permanent sera terminée au sommet même du pic du Midi, à 2877 mètres, et permettra d'étudier les phénomènes célestes et aériens dans des régions jusqu'ici inexplorées, ou qui n'ont été visitées incidemment que par des touristes intrépides ou d'audacieux aéronautes.

Depuis plusieurs années, nous avons été associé à ces travaux intéressants, et pendant la saison thermale nous avons relevé tous les jours à Barèges des observations qui étaient prises simultanément à l'observatoire du pic du Midi, à Bagnères, à Paris, à Londres et à Washington (Amérique). Les résultats obtenus sont coordonnés et publiés par la Société Ramond, qui a eu l'initiative heureuse de ces travaux et qui est encouragée dans ses efforts utiles par l'adhésion des savants du monde entier et la souscription des départements voisins intéressés à connaître les phénomènes qui se passent dans les altitudes pyrénéennes.

A Barèges, le nombre des jours de pluie est de 9 en moyenne par mois, en y comprenant les orages; la quantité d'eau mesurée au pluviomètre égale 68 millimètres, ou 7 millimètres et demie par jour de pluie. A Toulouse, en été, il y a onze jours de pluie par mois, donnant 49 millimètres un tiers d'eau, ou 4 millimètres et demi par jour de pluie.

D'où il résulte qu'à Barèges il pleut moins souvent qu'à Toulouse, mais que la quantité d'eau qui tombe est bien plus considérable.

Les orages sont assez fréquents; on en compte cinq par mois, 20 ou 21 pour toute la saison. Ils sont, en général, de courte durée, mais leurs ravages n'en sont pas moins affreux. Les éclairs répétés, le grondement du tonnerre répercuté par mille échos, la masse des eaux qui se précipite, offrent l'image d'un cataclysme effrayant. Cependant la foudre frappe de préférence les sommets élevés et rarement le fond des vallées; sous ce rapport, Barèges est en pleine sécurité.

La grêle est un phénomène très rare dans notre vallée.

C'est principalement en juillet que les nuages chargés d'électricité passent sur nos montagnes. Leur marche est très régulière; ils viennent toujours du sud-ouest; ils semblent se former sur les hauteurs du Vignemale et de Gavarnie, passent obliquement au-desssus de Barèges, pour se perdre vers le pic du Midi et la vallée de l'Adour.

Les pluies, qui surviennent par le nord-ouest, avec abaissement subit de la température, déposent de la neige sur les sommets qui avoisinent Barèges. Ce phénomène a lieu en juin et en septembre, deux et trois fois par an; en juillet et août, il se présente une fois tous les deux ans. Ces neiges éphémères s'arrêtent à l'altitude de 2,000 mètres; elles descendent rarement plus bas. Le thermomètre, sous leur influence, tombe au-dessous de 10°, mais jamais à zéro.

La neige ne tombe à Barèges même que très exceptionnellement pendant la saison thermale, et jamais en juillet et août. Les 24 et 25 septembre 1866, une couche épaisse de neige couvrit tout le pays. Les 23 et 24 juin 1875, pendant que des pluies diluviennes amenaient la terrible crûe de la Garonne et de l'Ariège et les désastres du faubourg Saint-Cyprien, à Toulouse, il tombait de la neige à Barèges et sur toutes les hauteurs environnantes.

Ce n'est que vers le mois de novembre que les montagnes prennent leur blanc manteau d'hiver, qu'elles ne quittent ordinairement qu'en mars.

Il peut arriver exceptionnellement que la neige fonde, même en hiver, dans les parties exposées au midi, mais, le plus souvent, elle s'accumule en couches superposées de plusieurs mètres de hauteur. Les ravins sont comblés, les torrents ne coulent plus que sous des tunnels qu'ils se creusent à travers les neiges accumulées dans leur lit; les routes, les sentiers disparaissent, les croupes des montagnes s'arrondissent, les anfractuosités s'effacent, le pays prend une autre physionomie; les forêts couvertes de givre, les escarpements décorés de stalactites de glace, les cascades solidifiées, le froid intense, l'absence de tout être animé, donnent au pays un aspect sibérien.

En 1875, dans une communication faite à l'Académie des sciences de Toulouse, j'ai résumé quelques remarques sur la *neige rouge*, phénomène que j'ai pu étudier pour la première fois, près de Barèges, en 1873; j'ai pu constater que cette coloration singulière est due à un cryptogame, déjà décrit sous le nom de *Protococcus nivalis.* J'ai dessiné sous le microscope cette production qui teinte d'un rose tendre de vastes surfaces de neiges, principalement vers le Tourmalet et à la base du Néouvieille.

La *neige noire,* signalée dans les Alpes, n'a pas encore été découverte dans les Pyrénées; c'est une variété de *P. nivalis,* forme *nigricans.*

VENTS.

Les vents qui règnent à Barèges sont peu variés; ils n'ont que deux directions dans le sens de la vallée. Celui de l'ouest à l'est est de beaucoup le plus fréquent; il dérive des vents du sud-ouest et du nord-ouest qui soufflent régulièrement dans cette région et qui règlent la marche des nuages au-dessus des montagnes dans les couches supérieures de l'air. Quelquefois, le vent du sud-est se fait sentir; il est la conséquence du siroco d'Espagne, qui vient d'Afrique, et embrase l'air de son haleine brûlante; mais il dure peu, est moins pénible que dans la plaine, mitigé par son passage sur les glaciers qui dominent Barèges au sud.

L'intensité des vents est toujours assez faible; si quelque tempête s'élève, elle amène les orages en été; en hiver, c'est le précurseur de quelque tourmente de neige.

Le vent d'est amène toujours le beau fixe. Quelquefois, une brise locale de l'est se lève le matin et le soir; elle est produite par l'échauffement des bas-fonds et l'appel plus frais des sommets; c'est le contraire dans le jour, à cause de l'ardeur du soleil qui brûle la crête des monts. Quand le soir la brise vient d'en haut ou du Tourmalet, c'est un signe de beau temps pour le lendemain; lorsque le mont Ardiden, à l'ouest, se couvre de nuages, c'est un mauvais pronostic.

La région des Hautes-Pyrénées est rarement le théâtre de tremblements de terre, à peine si quelques secousses sont signalées dans nos registres, elles passent le plus souvent inaperçues.

Chacun des quatre mois de la saison thermale peut être assimilé à un des mois du printemps ou de l'automne dans le sud-ouest de la France, par sa température moyenne et ses autres accidents météorologiques. Ainsi, le mois de juin ressemble au mois d'avril, le mois de juillet au mois de mai, le mois d'août au mois d'octobre, le mois de septembre au mois de novembre; de façon que les deux mois de grandes chaleurs, juillet et août, sont supprimés dans le climat de Barèges. Il y a deux périodes de mauvais temps à craindre, une au solstice d'été, une à l'équinoxe d'automne. Barèges est surtout possible entre ces deux époques, du 25 juin au 20 septembre.

En définitive, l'été à Barèges ressemble au plus doux printemps et l'on y souffre rarement de la chaleur. Quant au froid, il n'est jamais excessif pendant la saison des bains; il paraît surtout exagéré par le contraste que l'on éprouve en arrivant des pays de plaines; ce qui est précieux pour les étrangers, surtout pour les habitants du nord de l'Europe, qui se retrouvent là dans leur climat natal. Pendant l'hiver, Barèges passe pour inhabitable, c'est une erreur. Il existe en France des villes plus mal partagées sous le rapport du climat; sans sortir des Pyrénées, nous avons Mont-Louis, à 1588 mètres d'altitude, qui est habité toute l'année et possède une garnison permanente; Gavarnie, près Barèges, à 1335 mètres, n'est pas abandonné l'hiver, etc. Il y a donc là une exagération et un préjugé à corriger. L'hiver à Barèges est rigoureux; l'été, est des plus agréables; nous verrons plus loin que cette saison est extrêmement favorable dans une foule de cas pathologiques et pour certaines constitutions morbides.

La question de la contre-indication des eaux de Barèges par rapport à l'altitude et au climat reviendra souvent dans le cours de cet ouvrage. Dans l'étude des maladies, je parlerai des conditions hygiéniques locales; cette question sera discutée encore lorsque je m'occuperai des accidents de la cure thermale. Lorsque j'étudierai les maladies des habitants du pays, j'entrerai dans des détails sur les indispositions ou accidents produits par le séjour dans cette région élevée.

En considérant chacun des états particuliers de l'air, on peut en déduire facilement les conséquences physiologiques qui en découlent et que l'on observe sur les êtres organisés qui vivent ou sont transportés à cette altitude.

La diminution de la pression atmosphérique est le phénomène capital dans cet ordre de recherches. Il en résulte une accélération dans les mouvements respiratoires et un danger pour les personnes à poitrine délicate. On observe souvent des vertiges, de la tendance aux congestions, aux hémorrhagies.

L'air frais et pur des montagnes vient encore ajouter à la suractivité de certaines fonctions. L'appétit se réveille, les forces renaissent, l'exercice devient plus facile, l'organisme semble éprouver une rénovation. D'un autre côté, les personnes sanguines, disposées aux apoplexies, aux maladies du cœur, celles qui ont une lésion plus ou moins profonde des poumons, se trouvent très mal de leur séjour à Barèges, en dehors de l'action des eaux.

Il est donc très important de connaître la situation topographique et climatérique de notre station thermale.

Nous renvoyons à la deuxième partie de cet ouvrage l'étude des modifications physiologiques que peut produire le séjour des montagnes élevées et les effets qu'en ressent l'organisme sain ou malade.

Il nous suffit de faire pressentir ici que l'air et les eaux sont solidaires, que leurs effets, funestes ou salutaires, s'ajoutent. C'est la première fois qu'on envisage les résultats qu'on peut obtenir à Barèges sous le double point de vue du milieu hygiénique et des sources thermales, ces dernières ayant jusqu'à présent absorbé à elles seules l'attention des observateurs.

En terminant ce chapitre, nous ne nous dissimulons pas tout ce qu'il laisse à désirer. Ainsi nous aurions voulu donner des observations ozonométriques et iodométriques, des analyses de l'air ambiant avec les matières organiques qu'il contient; des observations directes du pendule, ainsi que les variations électrométriques et magnétiques ; la température à la surface du sol et à diverses profondeurs ; le rayonnement nocturne de la neige, des plantes, des roches, des terres cultivées ou incultes ; la mesure de la chaleur propre des rayons solaires selon les altitudes, l'intensité de la vitesse du son ascendant ou descendant, etc., etc.

Il suffit de creuser un sillon dans la science pour apercevoir un abîme à combler.

CHAPITRE IX.

Population, industrie locale, hygiène, etc.

Les habitants de la vallée du Bastan sont peu nombreux ; ils sont groupés dans une seule commune, celle de *Betpouey*, et dans le hameau de *Sers*, qui en dépend. Ces deux villages sont bâtis en face l'un de l'autre, à une altitude d'environ 1000 mètres, sur des terrasses qui dominent à droite et à gauche la route de Barèges à Luz.

Il existe, dans le haut de la vallée, des habitations temporaires, jusqu'à deux mille mètres environ ; ce sont des granges, des étables et des maisons, où les paysans viennent pendant la belle saison ; la plupart ont des propriétés dans la vallée de Luz, où ils passent l'hiver. Ces habitations d'été leur permettent d'exploiter et de soigner les prairies, les irrigations, de cultiver quelques céréales et d'abriter les troupeaux dans leurs premières migrations à la montagne.

Plus haut encore, existent des campements pour les bergers ; ces installations sommaires se composent d'enceintes en pierres sèches et à ciel ouvert pour parquer les bestiaux la nuit, et de huttes recouvertes de gazon, où les pasteurs s'abritent et dorment enveloppés dans leurs manteaux et couchés sur un lit de feuilles sèches.

On a, dans ces régions, l'image de la vie frugale et pastorale, sans besoins et sans soucis, des temps primitifs de l'humanité. Cette rude existence des montagnards, exposés aux intempéries climatériques des hautes régions, leur donne une constitution vigoureuse et bien trempée.

Les habitations temporaires que l'on voit autour et au-dessus de Barèges sont isolées, accrochées aux flancs des montagnes, groupées dans les parties dilatées des gorges et des vallées, et sur les plateaux qui offrent un certain développement horizontal du sol.

Ces maisons sont construites en pierres sèches; elles ont un toit de chaume. Le chaume est préféré à l'ardoise parce qu'il est plus chaud et ne se dégrade pas sous le choc des pierres qui roulent.

Les habitations sont défendues contre les avalanches par des éperons ou contreforts puissants, arrondis ou terminés en pointe du côté des versants supérieurs. Souvent le toit, adossé à la montagne, forme un plan continu avec la surface du sol, de façon à ne point laisser de prise aux éboulis de terre et de neige qui passent par-dessus la maison sans l'endommager.

Les contreforts destinés à protéger les maisons sont recouverts de terre ; on y cultive des légumes et des fleurs; ces jardins en terrasse se continuent avec les prairies, et il n'est pas rare de voir des moutons et des vaches paître ainsi sur le toit des granges.

Les intérieurs de ces habitations sont bas, enfumés, sordides, mal aérés ; les paysans y vivent en commun avec les bestiaux ; les fumiers encombrent les abords des étables et constituent un foyer permanent d'infection. Les meubles qui garnissent ces antres sont plus que rustiques et les ustensiles tout à fait primitifs.

La race primordiale des indigènes a subi diverses altérations par suite des invasions nombreuses qui ont sillonné le pays. Tour à tour Celtes, Ibères, Goths, Francs, Vascons, Sarrasins, les Aquitains de Bigorre ont apporté, par leur réunion à la France en 1620, un contingent hétérogène, dont l'assimilation a été pénible et qui conserve, après sa fusion, des scories où l'on reconnaît l'empreinte des dominateurs espagnols et arabes.

Les mœurs simples, le caractère sauvage et fier, la sobriété, les superstitions, tels sont les traits saillants d'un peuple que le contact de plus en plus fréquent avec les gens de la plaine tend à modifier tous les jours.

Les hommes sont trapus, vigoureux, d'un tempérament

bilieux-sanguin ; les femmes, d'un type plus agréable, ont une physionomie expressive et un air mélancolique.

La vallée de Luz a la réputation d'avoir été habitée autrefois par des géants de huit pieds de haut. On a découvert, à plusieurs reprises, dans la vallée, des ossements humains gigantesques ; on doit les rapprocher des squelettes déterrés près de Maillezais, en Aunis, et qui ont appartenu aux Alains, auxquels Sidoine Apollinaire donne une stature des plus élevées.

Les vêtements des hommes ont changé depuis le commencement du siècle et se rapprochent de ceux de la plaine. Les Barégeois ont abandonné le drap brun, la culotte courte, les guêtres de laine blanche et le bonnet pointu ; le béret est conservé ainsi que les sabots à pointe relevée qu'ils portent en toute saison.

Les femmes ont la robe de bure, le jupon rouge et le capulet blanc ou rouge ; les uns et les autres portent, contre le mauvais temps, un manteau brun à capuchon qui ressemble beaucoup au *pelone* des Corses ou au *burnous* des Arabes.

Les Barégeois sont intelligents, leur imagination est vive, leur caractère doux et affable ; ils sont très reconnaissants des moindres bienfaits. Dans un pays où chacun est propriétaire, il y a peu de pauvres ; cependant on voit beaucoup de mendiants, et les petits enfants ont la mauvaise habitude de tendre la main aux passants. L'argent gagné pendant la saison thermale n'est pas toujours employé à améliorer le bien-être de la famille et à amasser des réserves pour la morte-saison. De déplorables habitudes se sont introduites dans ces paisibles vallées et l'intempérance des deux sexes est un objet d'étonnement pour le voyageur.

Les femmes sont vite usées par les rudes travaux des champs, auxquels elles participent ; leurs couches sont presque toujours heureuses, quoiqu'elles ne prennent aucun soin pour en prévenir les dangers et les suites. Le nombre des enfants est en général restreint par suite de la vieillesse anticipée des femmes. Les nouveau-nés s'élèvent facilement, sans accidents ; on les sèvre de bonne heure et on les nourrit souvent au biberon. Les petits enfants sont portés suspendus dans une pièce de lainé nouée sur les épaules, ils reposent sur la poitrine ou sur le dos de leur mère, et, dans cette situation, il n'embarrassent ni les bras ni les mouvements dans les sentiers difficiles de la montagne.

Les légendes superstitieuses et les histoires, où domine le merveilleux, tiennent l'attention en éveil pendant les longues soirées d'hiver, à la clarté fumeuse des éclats de bois de pin, pendant que les femmes filent le lin ou la laine et que les hommes réparent les instruments aratoires. On raconte alors que le diable, possesseur de tous les métaux, fait sonner parfois une grosse cloche au pic de *Campana*, près du Tourmalet; puis viennent sur le tapis les fées du pic de Bergons au-dessus de Luz, et les chèvres légendaires de la chapelle d'Héas, etc.

La langue que parlent les montagnards de Barèges est brève et nette, romane, mais assez éloignée du patois du Midi. Montaigne trouvait le langage des Pyrénées *beau et masle, autant nerveux, puissant et pertinent, comme le français est gracieux, délicat, abondant.*

On retrouve dans l'idiome de Bigorre des mots latins, français, italiens, espagnols, arabes, anglais, et des expressions qui viennent des Goths et des Celtes; c'est donc un mélange curieux à étudier et dont les poésies locales des Despourrins, des Noguès, des Fabien Laborde, des Gaston Sacase ont conservé toute la grâce naïve et le parfum antique. Nous avons donné dans notre 1re édition quelques fragments de ces poésies.

Une particularité qui frappe les étrangers, c'est l'aptitude de ce peuple à parler le français; il n'est pas de berger, perdu dans les solitudes pastorales, qui ne puisse soutenir une conversation avec les étrangers, et cela en bon français, sans accent. Les paysans de la Gascogne ne sont pas si avancés; ils sont, du reste, moins instruits, car tous nos montagnards ont été à l'école et savent lire et écrire, ce qui est bien plus rare dans la plaine.

Si l'intelligence est bien nourrie, l'alimentation du corps laisse beaucoup à désirer. Les habitants de la vallée font usage d'un pain grossier, composé de farines mélangées de blé noir et de seigle; le plus souvent ils se contentent d'une pâte faite avec du lait et de la farine de maïs. Quelques légumes, le lait, le fromage, varient le régime; on sale un porc tous les ans dans les familles aisées. La viande de boucherie est inconnue, si ce n'est aux grandes fêtes qui donnent lieu à quelques sacrifices de moutons. On boit l'eau de la fontaine; mais le dimanche, hommes et femmes se rendent au cabaret, où l'on fait des libations pour le reste de la semaine. L'amour du vin est excessif dans les pays privés de la vigne; la température y est aussi pour quelque chose.

Le séjour prolongé dans les montagnes finit par faire disparaître les effets physiologiques tenant à l'altitude; cependant la race a dû subir une modification particulière, destinée à réagir contre les influences permanentes de la vie au sein d'un air raréfié. Malgré cela, les montagnards sont sujets aux congestions pulmonaires, à l'asthme, aux maladies du cœur, aux rhumatismes.

La scrofule et les affections tuberculeuses sont communes dans la montagne. La pellagre ne se rencontre pas à Barèges, ni le goître, qui est fréquent dans les vallées moins élevées. Pour moi, le goître est dû à une influence atmosphérique, accidentelle ou chronique ; de là le goître aigu et le goître endémique, héréditaire, constitutionnel.

Les pays à goître sont ceux qui sont les plus humides, les moins exposés au soleil ; aussi, dans les montagnes, ce sont les vallées étroites, basses, situées au pied des chaînes qui sont principalement atteintes; à Barèges, pas de goîtres; à Argelès, beaucoup plus. C'est une variété de lymphatisme ou d'étiolement, comme pour les plantes soustraites aux rayons solaires.

Dans le département des Hautes-Pyrénées, plaine et montagnes, le nombre des exemptés de la conscription pour cause de goître est de 37,6 sur 1000 conscrits.

Les maladies épidémiques visitent rarement ces hautes régions. Le choléra, lorsqu'il fit invasion dans les Pyrénées, en 1854, ne dépassa pas les altitudes de 600 mètres. La fièvre typhoïde a fait quelques rares apparitions à Barèges.

Les fièvres intermittentes sont inconnues à cette altitude, et, si parfois quelques accès se montrent, ils surviennent chez des malades qui ont eu déjà des fièvres, réveillées par l'influence du climat ou du traitement thermal.

Le scorbut a régné autrefois épidémiquement dans le pays.

La syphilis est commune et grave; l'ignorance ou la honte des malades leur faisant négliger de traiter les premiers accidents, on a souvent à combattre des désordres effrayants.

La diarrhée et la dysenterie règnent presque tous les ans pendant la saison thermale. On ne saurait les attribuer aux chaleurs; on se rejette sur la fraîcheur des eaux pour en trouver la cause.

Il est certain qu'il y a une influence générale qui éprouve les baigneurs et les habitants, et qui demande à être surveillée et prévenue par des précautions hygiéniques; les plus certaines sont l'usage d'une ceinture de flanelle, des vêtements chauds, ne pas boire d'eau pure surtout lorsqu'on a chaud, faire un choix d'aliments faciles à digérer, ne pas outrepasser les doses d'eau minérale prescrites, etc.

La variole est rare dans la contrée; elle est combattue efficacement par l'usage de la vaccine, qui a été introduite dans le pays il y a cinquante ans. La rougeole règne quelquefois au printemps.

J'ai parlé plus haut de l'alimentation des montagnards, ce qui me conduit à énumérer les ressources qu'ils tirent de la culture du sol. Les troupeaux constituant leurs principales richesses, ils donnent un grand soin aux prairies, qui sont irriguées avec intelligence et produisent plusieurs coupes, dont la première, et la principale, a lieu fin juin, et la deuxième, moins abondante, aux premiers jours de septembre. Ces prairies sont fumées ensuite, soit avec les réserves faites dans les étables, soit en parquant, la nuit, les troupeaux au moyen d'enceintes mobiles.

Pendant l'été, les bestiaux sont conduits vers les pelouses qui tapissent les sommets et les hautes vallées; ils trouvent là une herbe courte et rare, mais extrêmement nourrissante. C'est à cette époque qu'on fait tondre les moutons, opération qui a lieu à Luz, où les pasteurs conduisent, à tour de rôle, leurs dociles animaux, porteurs de cloches énormes qui résonnent au loin.

Sur les plateaux qui dominent Barèges et même sur les pentes les plus inclinées, existent des champs ensemencés tous les ans et sur lesquels l'on récolte du seigle, de l'orge, un peu de froment et du sarrasin ou blé noir. Ces céréales n'arrivent pas toujours à complète maturité ; dans ce cas, on les emploie comme fourrages. La récolte la plus abondante et la plus sûre est celle du sarrasin. On fait aussi un peu de chanvre, et à mesure qu'on descend dans la vallée, les champs s'agrandissent et deviennent d'un revenu plus certain.

Le seigle et le blé se sèment en octobre, l'orge est confiée à la terre en avril, le blé noir en mai ; toutes ces récoltes se font dans le mois d'août.

L'assolement est le suivant : à une récolte sarclée succède une céréale, puis une jachère. Ce système improductif et suranné devrait être changé. Il faudrait semer une année des pommes de terre, la deuxième année une céréale, la troisième année du trèfle ; le roulement serait préférable et n'épuiserait pas la terre.

Les instruments aratoires sont très simples et très légers ; la charrue, devant être conduite sur un sol accidenté et très meuble, a besoin d'être maniée facilement et ne donne qu'un labour superficiel.

Nous avons dit que les pâturages, les irrigations des prairies et le défoncement des terres sur les pentes étaient des causes de destruction très active dans les montagnes. Pour porter un remède efficace à cet état de choses, il faudrait changer complètement les usages locaux et transformer les cultures et l'industrie : c'est là avant tout l'œuvre du temps.

Les quelques jardins cultivés autour de Barèges produisent des pommes de terre, des carottes, des navets, des choux, de la salade, des fèves, le tout en petite quantité. Les seuls fruits qui arrivent à maturité sur les lieux sont les fraises et les framboises. Il ne serait pas impossible d'acclimater et de faire produire, avec des soins, d'autres légumes dans cette région.

Le lait des brebis sert à faire des fromages grossiers peu

estimés; il en est de même dans toutes les Pyrénées : avec le lait de vache, on obtient un beurre excellent, mais qui se conserve difficilement par suite des procédés défectueux de sa fabrication. On le fait au moyen de peaux de chevreaux brutes, dans lesquelles on secoue la crême pendant plusieurs heures. Cette méthode est tout à fait conforme à celle employée par les Arabes.

Dans les montagnes, on conserve le lait au frais dans le courant des sources dont la température très basse est de 4 à 6°. Les vases sont de bois de sapin et d'une seule pièce, ainsi que les cuillers dont on se sert pour boire.

Le mouton des Pyrénées est blanc ou noir; c'est une race particulière, à laine longue et soyeuse, montée sur de longues jambes et dont la tête fine est portée par un long cou ; le nez est busqué, la corne enroulée autour de l'oreille; cet animal, très rustique, ne se fatigue pas et peut tondre l'herbe la plus rare sur les cimes les plus ardues ; cette race est susceptible d'amélioration par le croisement avec des types purs; la laine et la chair y gagneraient beaucoup.

L'espèce bovine, vaches et veaux, appartient à la race de Lourdes; elle est de petite taille, de couleur jaune, très bonne laitière et perfectible par la sélection. Il n'y a pas de bœufs dans la montagne.

Enfin, le cheval est de la race de Tarbes, *navarraise* ou *bigourdane*, dont je n'ai pas besoin de faire ici l'éloge. C'est l'émule du cheval arabe, auquel il ressemble par la taille, la finesse des jambes, le fonds et l'ardeur.

Les montagnards élèvent aussi quelques ânes et de beaux mulets, que les Espagnols recherchent beaucoup et viennent acheter sur les marchés de Gavarnie et de Luz.

La pêche de la truite est encore une ressource pour le pays. Cette pêche devrait être défendue dans les hautes montagnes dès le mois de septembre, parce que c'est à cette époque qu'a lieu le frai ; tandis que, dans les vallées basses, cette opération chez ces poissons n'a lieu qn'en octobre et novembre.

Outre l'élève du bétail, l'industrie des montagnards de Barèges s'exerce sur le tissage des étoffes de laine propres aux vêtements des paysans et dans quelques fabriques de tissus plus fins et plus élégants, connu sous le nom de *barèges;* ce sont des couvertures, qes draps et des objets de toilette très chauds, quoique très légers.

Les autres animaux domestiques qu'on rencontre à Barèges sont quelques chèvres, qui accompagnent les troupeaux de moutons; des cochons qui réussissent très bien, mais qui engraissent difficilement; le croisement avec les races anglaises produit de bons résultats : les jambons de Bayonne doivent leur réputation à cette pratique; des poulets médiocres, des poules mauvaises pondeuses; quelques canards pas assez multipliés et qui sont là dans un pays et un climat excellents pour eux; de rares essaims d'abeilles, qui supportent difficilement les rudes hivers, mais qui trouvent en été une abondante moisson de fleurs à butiner sur les montagnes; enfin, des chiens magnifiques, race des Alpes, variété des Pyrénées, d'une belle stature, aux longs poils, gardiens vigilants des troupeaux, doux pour leurs maîtres, terribles pour les étrangers et les maraudeurs à deux ou à quatre pattes.

Les habitants des hautes vallées des Pyrénées ont donc peu de ressources; ils laissent perdre ou négligent des produits excellents ou des moyens puissants que la nature a mis à leur disposition. Ils pourraient utiliser, pour la litière, les feuilles sèches et une foule de plantes. Leur fumier est incomplet, car ils laissent perdre le purin, n'ayant pas de fosses pour le recueillir. Si leur pays n'était pas déboisé, ils se serviraient de la puissance motrice des torrents pour établir des usines, des scieries, etc.

Mon savant et regrettable ami Théron de Montaugé, dans ses belles études sur l'*Agriculture du pays toulousain,* publiées en 1869, donne, sur les cultures et les bestiaux des Pyrénées, des renseignements précieux que l'on consultera avec fruit.

Sous la directioin intelligente de M. Calvet, inspecteur des forêts, l'administration poursuit avec zèle l'établissement des *fruitières* et autres améliorations destinées à augmenter et utiliser les produits pastoraux dans les hautes vallées de la chaîne.

On pense généralement que l'industrie et les cultures sont

commandées par la nature du pays et du climat; mais l'influence de la race y a une grande part; suivant ses besoins et ses intérêts, elle tire diversement parti des ressources locales.

Le montagnard des Pyrénées est ennemi du progrès; pour lui, toute amélioration est une spoliation. Les travaux de préservation et de reboisement contrarient ses habitudes; il résiste à ces empiètements de la science et de la civilisation.

Cependant il est nécessaire qu'il change de pratiques. Les pasteurs se feront bûcherons, charbonniers; ils exploiteront les mines, les carrières; ils mettront à contribution la force prodigieuse des gaves qui coulent improductifs à leurs pieds.

Leurs troupeaux les nourrissent, mais ils sont la ruine du pays. C'est une transformation progressive à opérer, et par elle l'aisance et même la richesse pourront être introduites dans des vallées que la routine menace de rendre désertes et désolées.

Les montagnards émigrent vers la plaine et jusqu'en Amérique, il faut arrêter ce mouvement de dépopulation, dont MM. Lacointa et Fuster ont indiqué les causes et le remède pour notre région du Sud-Ouest.

CHAPITRE X.

Description des établissements militaires et civils.

L'établissement thermal, commencé en 1861, terminé en 1864, est construit en pierres de taille de Lourdes. Il présente un bel aspect architectural ; mais il a fallu, pour augmenter le débit des sources et donner plus de projection à la douche, abaisser le niveau du terrain et enterrer en quelque sorte le bâtiment. La façade est donc en contre-bas du sol, ce qui l'écrase; de plus, les piscines se trouvent en avant de cette façade, ce qui est fort disgracieux.

L'établissement est constitué par une grande nef, à voûte élevée, un peu étroite pour sa hauteur. Voici ses dimensions intérieures : largeur, 7 mètres; longueur, 52 mètres; hauteur, 21 mètres.

A droite et à gauche, règnent les salles de bains, précédées d'un cabinet de toilette. Toutes les baignoires sont adossées aux réservoirs des sources; les naissants de chacune d'elles émergent dans les réservoirs; il n'y a donc aucune perte ou altération possible dans la température et la composition des eaux. Celles-ci sont employées à leur température naturelle, sans qu'il soit besoin de les faire chauffer ou refroidir, avantage énorme, que leur thermalité, voisine de celle du corps humain, permet de réaliser, ce qui est impossible dans les autres stations thermales.

Les sources de Barèges qui, pour certaines maladies, seraient jugées trop chaudes peuvent être tempérées au moyen de sources minérales sulfureuses un peu plus froides; de cette façon, on n'a jamais de mélange hétérogène.

De plus, les eaux de Barèges étant les plus stables, les moins altérables de toute la chaîne des Pyrénées, on peut apprécier de suite les divers motifs de leur efficacité merveilleuse et de leur incontestable supériorité.

Une seule source nouvellement captée, celle de *Louvois* ou du *Tunnel*, est chauffée pour augmenter les ressources balnéaires et les applications thérapeutiques de Barèges ; mais les anciennes sources, celles qui ont fondé et perpétué la réputation de ces thermes, sont administrées à l'état naturel.

On a critiqué la construction des cabinets de bains à Barèges ; on leur a reproché de n'être pas assez aérés. C'est là une appréciation qu'il convient de rectifier. Les cabinets sont hermétiquement clos, voûtés et précédés d'une antichambre qui s'oppose à toute déperdition de gaz et de chaleur. C'est là le caractère particulier de la balnéation à Barèges, de concentrer, autant que possible, la *buée*, de plonger le malade dans une atmosphère saturée des vapeurs émanant de l'eau minérale; aux bains, à la douche, à la piscine, cette disposition a été maintenue avec raison; elle avait produit d'excellents résultats dans les installations primitives de Barèges, il fallait la conserver dans les nouvelles.

En entrant dans l'établissement, on trouve, à droite, deux cabinets, n°s 32 et 33, alimentés par la source *Dassieu*, une des plus faibles de la série. Ensuite, viennent les bains Polard (n°s 26, 27, 28, 29, 30 et 31), les plus précieux par leur énergie moyenne, pouvant s'appliquer au plus grand nombre des cas, surtout aux personnes faibles et nerveuses, aux femmes, aux enfants; ces bains ont 37°, et peuvent être mitigés par la source de la *Voûte* ou de *Bordeu*, qui n'en a que 29.

Puis on arrive aux *Douches*, alimentées par la source du *Tambour*, la plus chaude de Barèges, elle a 44°; Il y a trois douches : le n° 1, la plus forte, et les n°s 2 et 3 qui sont égales en calibre et en projection.

Ces douches sont défectueuses ; elles produisent des résultats admirables; mais leur administration est incommode ; le jet est fixe et ne peut être dirigé au gré du malade, qui est obligé d'exposer successivement, et dans des attitudes pénibles, les diverses parties du corps qui doivent être soumises à la douche. La force de projection est également insuffisante. Ces douches seront améliorées et augmentées sous peu. Deux cabinets de toilette sont annexés à chaque salle de douches, afin qu'il n'y ait pas un instant de perdu; on se déshabille dans l'un et l'on se rhabille dans l'autre.

Telle qu'elle est installée à Barèges, la douche est aussi une étuve; elle est d'une très grande énergie; tout le monde ne peut pas la supporter, et on l'a vue produire des accidents congestifs graves et même mortels pour avoir été prise d'une façon inopportune, ou trop prolongée, ou appliquée sur les parties qui correspondent à des organes délicats et importants.

Après les douches viennent les bains de *l'Entrée*, nos 21, 22, 23, 24 et 25, dont la température est de 41°; ce sont les plus forts de Barèges; un deuxième robinet, adapté à chaque baignoire, permet de les tempérer avec la source de la *Chapelle*, qui n'a que 30°. Avec un tiers de la Chapelle et deux tiers de l'entrée, on forme un bain à 37° qui est très puissant, que les personnes sanguines, nerveuses, irritables ne peuvent aborder, mais qui convient parfaitement aux natures torpides, aux tempéraments lymphatiques, aux maladies indolentes, chez lesquelles on ne craint pas de réveiller un état aigu.

Viennent ensuite le *Bain neuf* et l'*ancienne Gency*, nos 18, 19 et 20; ce sont des sources excellentes, d'une température de 38° et dont l'administration a une action modérée, plus forte que celle de *Polard*, moins énergique que *l'Entrée*.

Au fond de la nef, est le cabinet du directeur des thermes.

On rencontre ensuite la douche ascendante, peu employée à Barèges, mais qui pourrait être utilisée avec avantage dans les cas que nous spécifierons dans la troisième partie de cet ouvrage.

Les bains de la *Chapelle* suivent; ils sont réchauffés par la source *Louvois*, laquelle alimente encore les bains nos 11, 12, 13, 14 et 15. Au no 10 est le bain hygiénique, à l'eau douce chauffée.

Le no 9 contient les appareils de pulvérisation et les douches locales, oculaires, auriculaires, nasales, buccales et pharyngiennes.

Ensuite vient le chauffoir au linge.

Les bains du *Fond* (nos 5, 6, 7 et 8) ferment la marche; ils sont en face des Polard, avec lesquels ils ont une grande analogie d'action; mais leur température est plus basse, 32°, et assez variable, parce que le réservoir et la source qui les alimente sont situés de l'autre côté de l'établissement; aussi leur a-t-on adjoint un robinet de *Louvois* et un robinet du *Tambour*, ce qui permet de varier beaucoup leur action.

Au no 4 est la salle de gargarismes, les cabinets nos 2 et 3 sont destinés aux bains de pieds pour hommes et pour dames.

Les buvettes sont au centre, à droite, devant les douches. Il y en a trois : celle du milieu dérive du *Tambour*, celle de gauche de *Saint-Roch*, celle de droite de *Ramond*.

La gamme balnéaire de Barège se compose de 8 tons, dont le plus faible ou le plus bas est Louvois, puis la Chapelle, puis Dassieu, puis le Fond, puis Polard, puis l'ancienne Gency, puis le Bain neuf, puis l'Entrée.

La neuvième source, le Tambour, est administrée en douches et en boisson.

La deuxième buvette celle de *Saint-Roch*, est employée aussi pour les gargarismes ; La douzième source, celle de Bordeu, sert de réfrigérant aux Polard; elle est située en dehors de l'établissement, sous la rampe qui conduit à la promenade horizontale.

Une source, celle des Boucheries ou de Troy, n'est point employée actuellement pour les bains; elle coule dans le haut de Barèges, au milieu d'une petite cour; sa température est de 21°, elle contient beaucoup d'azote. Il est fâcheux que cette source ne soit pas utilisée, ainsi que plusieurs autres, qui ont été négligées ou perdues dans le nouvel aménagement.

Voici les dimensions des salles de bains et de douches. Les cabinets où l'on se baigne varient très peu de grandeur; ils ont en général 3m30 de hauteur, 2m80 de longueur, 1m80 de largeur; ils cubent donc 16m50; les vestiaires qui les précèdent n'ont guère que 10 mètres cubes.

Les baignoires sont d'une forme disgracieuse, enfoncées dans le sol, qu'elles dépassent très peu; elles sont toutes en marbre d'un gris noirâtre. L'adoption du marbre pour les baignoires, rendu obligatoire par la nature de l'eau minérale, a un grave inconvénient : c'est d'absorber une grande quantité de calorique aux dépens de l'eau du bain. Les baignoires de métal mince et enrobées d'émail seraient bien préférables. L'ouverture des conduits pour l'arrivée de l'eau minérale est placée à la partie inférieure, ainsi que le déversoir.

La capacité de ces baignoires est de 270 à 280 litres; leurs dimensions mesurent 1m40 de longueur, 0m50 de hauteur, 0m40 de largeur moyenne, car elles sont rétrécies de haut en bas et de la tête aux pieds.

Les trois cabinets pour les douches ont une capacité égale; ils ont 2m55 de hauteur, du sol au sommet de la voûte; largeur, 2m50; longueur, 3m; ils cubent 19 mètres. Les cabinets destinés à s'habiller et se déshabiller ont 2m55 de hauteur, 1m80 de largeur, 2m30 de longueur : cubage, 10m50.

L'orifice du robinet de la douche n° 1 a un diamètre de 15 millimètres; l'eau vient immédiatement du réservoir avec une pression toujours égale ; son jet a une hauteur oblique, du robinet au sol, de 1m70. Il existe des ajutages variés, en arrosoir, etc., suivant les indications médicales à remplir ; des tabourets, des écrans, des sandales en bois sont mis à la disposition des malades. La colonne d'eau dans les deux petites douches nos 2 et 3, qui sont égales, n'a que 8 millimètres de diamètre; la pression et la hauteur du jet sont égales à celle du n° 1, ou grande douche. La douche n° 1 débite 12 litres à la minute, 120 litres en dix minutes et 180 litres en un quart d'heure; les douches nos 2 et 3 ne donnent que la moitié de ce débit. Chaque salle de douche est pourvue d'un robinet d'eau froide, dont on peut se servir pour prévenir ou combattre les accidents qui pourraient se produire.

Tous ces cabinets de douches et de bains sont voûtés et reçoivent le jour d'en haut au moyen d'un vitrage en forme de pyramide, protégé par un treillage en fil de fer et l'hiver par un capuchon en bois épais et garni de ferrures. Les cabinets de bains ne reçoivent de l'air que par la porte du vestiaire, laquelle s'ouvre sur la grande nef de l'établissement. Les douches ont deux portes qui communiquent avec les vestiaires d'entrée et de sortie; ceux-ci reçoivent, par voisinage, un appoint de calorique qui forme une transition heureuse entre l'air extérieur et l'air confiné et surchauffé de la douche, qui est une véritable étuve.

Toutes les sources réunies alimentent les piscines, c'est-à-dire que l'eau qui se perd aux buvettes, le trop-plein des réservoirs, le courant des douches, la vidange des baignoires, etc., sont réunis dans un bassin commun où existent de nombreux filtres; de là ce mélange des eaux, qui forme en quelque sorte la moyenne ou la résultante des sources de Barèges, se rend, par deux conduits égaux, aux deux piscines civile et militaire; le trop-plein de ces piscines remplit la piscine des indigents, placée en avant des deux autres. Ces trois piscines sont à peu près semblables comme disposition et dimensions; je décrirai l'une d'elles lorsque je parlerai de l'hôpital militaire. En sortant des piscines, l'eau minérale se jette dans le Bastan. Il est regrettable qu'on n'ait pas songé à construire là un bassin à ciel ouvert pour faire baigner les animaux.

Nous avons vu que le nombre des baignoires dont on peut disposer à Barèges est de 31 en tout, car les cabinets 18, 22, 29 et 33 sont à deux baignoires. Aussi, malgré la latitude donnée par les piscines, qui ne sont dédaignées par personne, on ne peut donner, au maximum, par jour que 500 bains de baignoires et 300 bains de piscine; on ne peut donc traiter au plus que 800 malades à la fois; de là résultent parfois un encombrement et des difficultés inévitables.

Nous avons inscrit la source Barzun dans le tableau suivant, quoiqu'elle ne soit pas dans le même établissement et qu'elle appartienne à une autre administration. Elle constitue une ressource précieuse pour la localité.

Températnre, débit, degré sulfurométrique et emploi des sources de Barèges.

NOMS des SOURCES.	TEMPÉRATURE en degrés CENTIGRADES.	DÉBIT.	DEGRÉ SULFURO-MÉTRIQUE.	EMPLOI.
Tambour..	43°5	50,000[l]	13°40	3 Douches, 1 Buvette, Bains locaux.
Entrée....	40°9	15,000	12°80	6 Baignoires,
Bain-Neuf..	37°	9,000	12°56	2 Baignoires.
Gency.....	36°8	8,000	12°60	2 Baignoires.
Polard.....	37°	38,000	8°20	7 Baignoires.
Dassieu....	36°	12,000	7°52	3 Baignoires.
Le Fond...	32°1	2,000	6°48	4 Baignoires.
Chapelle...	31°	24,000	6°56	4 Baignoires (Réfrigérant de l'Entrée et du Bain-Neuf).
Bordeu....	27°	20,000	8°40	Réfrigérant de Polard et de Dassieu.
St-Roch...	32°8	6,000	12°00	Douche ascendante. Gargarismes. Pulvérisations, 1 Buvette.
Louvois...	24°6	25,000	6°88	Réchauffe ou tempère 7 Baignoires, en alimente 3.
Ramond...	26°8	1,500	6°40	1 Buvette.
Barzun....	29°5	100,000	10°8	7 Baignoires, 1 Buvette. Douches variées.
TOTAL...		310,500[l]		

Les bains militaires se donnent dans le même établissement. D'après la convention passée entre le syndicat de la vallée et le Ministre de la guerre le 31 août 1845, le service militaire dispose d'une piscine particulière qui lui est exclusivement affectée; il occupe toutes les douches huit heures par jour, et les baignoires seulement deux heures, de 3 à 5 heures du matin.

L'hôpital militaire est un vaste et beau bâtiment, à deux et trois étages, avec plus de 300 ouvertures extérieures, portes et croisées. Il est borné au nord par le Bastan, au sud par la rue de Barèges. Il mesure 18 mètres à l'est, 87 mètres de façade au midi, 43 mètres à l'ouest; 85 mètres au nord et couvre une surface de 4,732 mètres carrés, sans compter les dépendances, promenoirs, etc., situés de l'autre côté du torrent, avec lesquels l'hôpital communique par un pont à l'américaine, réservé pour son usage exclusif.

L'emplacement n'est pas heureux. Avec une audace toute guerrière, l'hôpital présente le flanc à l'avalanche et le dos au Bastan; c'est le point le plus dangereux de la localité. Cependant nous devons reconnaître qu'on a tiré un parti excellent du terrain. Nous ne pouvons que louer l'heureuse distribution des salles, leurs dimensions, leur aération, l'agencement des locaux, les facilités de communication, etc., qui font de l'hôpital de Barèges un monument digne de sa destination.

Le pavillon des officiers est le premier édifice qui se présente en arrivant à Barèges; il ne porte aucun ornement d'architecture, mais il frappe par sa masse imposante et son développement. Un mur de trois mètres d'épaisseur lui sert de cuirasse, sur sa face nord, contre les atteintes de l'avalanche et les affouillements du torrent.

Il est composé de trois étages et d'un rez-de-chaussée; en bas, le réfectoire vaste et confortable, une salle de billard, une bibliothèque, une salle de lecture.

Les trois étages sont identiques; ils sont parcourus chacun par un long corridor central, allant du sud au nord, sur lequel s'ouvrent les chambres qui prennent jour sur les deux façades est et ouest; celes à l'ouest sont à deux lits et affectées à des lieutenants; celles de la face opposée n'ont qu'un lit et sont destinées aux capitaines; il existe à chaque étage 15 chambres, en tout, 45 chambres et 69 places; les officiers supérieurs et autres en congé logent en ville.

L'ameublement des chambres d'officiers est très convenable et parfaitement tenu. Une sonnerie électrique met chaque malade en communication avec les infirmiers de service.

Un tunnel spécial fait communiquer le pavillon des officiers avec la piscine; mais, pour aller aux bains particuliers et aux douches, les malades doivent sortir de l'hôpital et traverser la rue de Barèges. Le trajet est heureusement très court. Un service de chaises à porteurs est nuit et jour à la disposition des militaires qui ne peuvent aller à pied aux bains.

Le bâtiment central possède deux ailes en retour sur la rue, avec une cour fermée par une belle grille. Cette cour a été très heureusement transformée en jardin.

Le rez-de-chaussée est destiné aux divers services, tels que la pharmacie, la cuisine, la dépense, l'office, les bureaux de l'administration, quelques magasins, les chambres de garde, le cabinet du médecin en chef, la salle des conférences et enfin la chapelle, qui n'est que provisoire, en attendant que Barèges soit doté d'une église plus décente que la grange qui est actuellement destinée aux usages du culte.

Les étages supérieurs de l'hôpital sont desservis par de beaux escaliers situés aux deux extrémités. Chaque étage se compose d'une salle de 4 lits pour adjudants sous-officiers, une salle de 28 lits pour sous-officiers.

Puis trois salles, de 24 lits chacune, occupent le bâtiment central; dans l'aile de l'est, une salle de 10 lits et une de 13 lits. Au deuxième étage, même répétition; dans les combles, des magasins, le casernement des infirmiers, etc.; à chaque étage, des lavabos à eau courante pour la toilette des malades.

De l'autre côté du Bastan existent les dépendances de l'hôpital, qui consistent en un promenoir ombragé de magnifiques tilleuls, une buanderie, une salle de bains, un jardin qui produit des fleurs et des légumes très variés, et sert à démon-

BIBLIOTHÈQUE NATIONALE R.F. IMPRIMÉS

trer qu'on peut acclimater à Barèges une foule de plantes que les indigènes croient impossibles sous leur climat.

Des allées serpentent sur les flancs du coteau; une eau vivifiante les arrose, et les malades impotents vont y faire des promenades et des stations plus salutaires pour eux que le séjour dans les salles.

J'ai dit qu'un tunnel, de 22 mètres pour les officiers et de 67 mètres pour les soldats, conduit les militaires malades à la piscine, en passant sous la rue de Barèges.

La piscine est dans un caveau voûté bâti en pierres de taille, où l'air est singulièrement modifié par l'humidité, les émanations minérales et gazeuses, et la chaleur concentrée; on s'y habitue pourtant très facilement. La température de l'air est de 30°, celle de l'eau de 36°. Les dimensions de la salle de la piscine sont de 6m40 de largeur, 4m15 de longueur, 3m de hauteur du sol à la voûte surbaissée, à travers laquelle un jour douteux arrive par un vitrage grillé; sa capacité atmosphérique est donc de 79m68 cubes. Lorsque la piscine est occupée par 10 officiers, ils disposent chacun de 7m96 cubes d'air; les séries de sous-officiers et soldats, qui sont de 12, ne donnent à chacun d'eux que 6,64 mètres cubes pour respirer pendant une heure.

Il y a là déjà des conditions particulièrement puissantes dont l'expérience a consacré les bons effets, et qui caractérisent la balnéation de Barèges. L'eau arrive à la piscine par un orifice de 6 centimètres de diamètre, situé à la partie inférieure de la cuve, sur la paroi opposée à la porte; ce conduit débite 75 à 80 litres d'eau à la minute; il remplit le réservoir en 45 minutes.

La piscine militaire jouit, en outre, en vertu de la convention de 1845, d'un filet d'eau *vierge*, dérivé de la source du Tambour; ce filet doit donner réglementairement, nuit et jour, 4l66179 par minute, ou 280 litres par heure; il lui faudrait 15 heures à lui seul pour remplir la piscine.

La hauteur de l'eau dans le bassin est de 87 centimètres; un déversoir situé à cette hauteur porte le trop-plein dans la piscine des indigents.

La capacité totale est de 4 mètres cubes, ou de 4,287 litres; si l'on retranche 70 litres pour la place occupée et l'eau déplacée par chaque baigneur, on trouve qu'il reste 350 litres pour chaque officier et 290 litres pour chaque sous-officier et soldat se baignant, les premiers par séries de 10, les derniers par séries de 12.

Un des avantages de la piscine, c'est de pouvoir s'y livrer à des déplacements, à des frictions, à des massages, mouvements qui sont très utiles dans une foule de maladies.

Quelques personnes ont de la répugnance pour la piscine et le bain en commun ; d'autres n'y peuvent aller à cause de leur âge, de leurs infirmités, ou par le caractère de leur profession ; ce sont là des causes d'exclusion dont il faut tenir compte.

Quant à la répugnance, elle se conçoit ; mais elle disparaît bien vite en raison des avantages et du bien-être éprouvés par ceux qui sont admis à la piscine. Toutes les observations s'accordent à démontrer que, dans les conditions que doit apprécier le médecin, il n'y a aucun inconvénient à redouter pour la santé dans l'usage des bains de piscine, et toute appréhension au sujet de la promiscuité des maladies doit être éloignée ; il n'y a jamais eu d'exemple de contagion quelconque. D'ailleurs, les séries doivent être organisées de façon à réunir les mêmes catégories d'affections.

Quant à l'eau elle-même, elle est filtrée avant d'arriver aux piscines ; la plus grande quantité provient des réservoirs et n'a jamais servi ; de plus, elle se renouvelle sans cesse, et, la piscine mettant trois quarts d'heure à se remplir, on voit que l'eau d'une série ne sert jamais à la série suivante.

Nous étudierons dans les autres chapitres les qualités de l'eau et de l'air dans lesquels le baigneur de piscine est immergé.

L'hospice civil a été construit, de 1849 à 1856, avec les fonds recueillis par l'Evêque de Tarbes. Il est situé au pied de l'Ayré, à l'exposition nord, au-dessus de la digue de la Madeleine, dans un pli de terrain richement ombragé.

Sa position est pittoresque, mais elle n'est pas salubre ; les arbres, qui l'enveloppent et lui forment un cadre de verdure, entretiennent une humidité constante et s'opposent à une ventilation suffisante.

Sa façade est élégante, l'intérieur bien disposé ; seulement, les salles, tenues avec une grande propreté, sont difficiles à aérer par l'étroitesse et l'élévation des croisées, le manque de ventouses au niveau du sol et le défaut d'ouvertures opposées dans plusieurs d'entre elles. Des cabinets nombreux permettent de recevoir des pensionnaires à un prix modéré.

Une grande quantité d'indigents, au commencement et à la fin de la saison thermale, reçoivent l'hospitalité gratuite dans cet établissement et les soins du médecin inspecteur. Les sœurs de la Sagesse dirigent avec intelligence et dévouement tous les détails du service.

Il existe à Barèges une autre source minérale exploitée : c'est celle de Barzun, située à 500 mètres de Barèges, sur la route de Luz et au bord du Bastan. Cet établissement, construit en 1836, dont la renommée n'est pas assez étendue, offre des bains d'une efficacité merveilleuse dans une foule de maladies qu'il serait impossible de traiter à Barèges. La source Barzun a une action sédative, calmante de l'appareil nerveux, tout à fait opposée à celle des autres sources de Barèges, qui sont excitantes et dont elle offre un correctif précieux. C'est le remède à côté du mal. Il y a à l'établissement Barzun 7 cabinets de bains, une buvette très estimée, des douches ascendantes et descendantes, des appareils de pulvérisation, etc. ; la source n'a que 30° ; elle est chauffée au moyen d'un serpentin passant dans une chaudière d'eau bouillante qui la porte à 35° ; de nouveaux travaux de captage pourraient la ramener à sa chaleur primitive, qui était de 41° ; enfin, il serait facile de la conduire à Luz, et c'est là un projet dont l'exécution prochaine ne peut qu'accroître les succès de cette source et la prospérité de la vallée de Luz, en y attirant et fixant une foule de malades et de visiteurs qui hésitent à monter jusqu'à Barèges. Bientôt un chemin de fer viendra jusqu'à Luz, qui est appelé à devenir un centre thermal des plus attrayants et des plus fréquentés.

CHAPITRE XI.

Des eaux de Barèges, émergence, aménagement, constitution physique, chimique et organique des diverses sources.

J'arrive à une des parties les plus importantes de mon travail : on y trouvera des notions peu connues sur les eaux de Barèges, dont la constitution chimique a été étudiée avec un soin particulier par M. Filhol.

Je rapporterai également les observations faites par les médecins et les pharmaciens militaires qui se sont succédé à Barèges dans ces dernières années, et les expériences que j'ai faites tous les ans, lorsque j'étais médecin en chef de l'hôpital militaire.

Les eaux de Barèges sortent au contact d'un banc de calcaire de transition qui règne au fond et parallèlement à la direction de la vallée. Ce calcaire avoisine la naissance de toutes les sources sulfureuses de cette partie des Pyrénées.

Mais ce banc de marbre est recouvert par le terrain quaternaire, éboulis de terre, de sable, de cailloux et de blocs de granit qui, sous l'action des eaux, a comblé peu à peu la vallée.

C'est à travers ce terrain mouvant qu'on a dû capter et fixer les sources.

Les sources de Barèges sourdent de l'est à l'ouest, suivant une courbe légèrement elliptique, à concavité tournée vers le nord et dont le centre est occupé par le *Tambour ;* c'est la source mère, principale, de laquelle toutes les autres dérivent. La température et la minéralisation des divers griffons diminuent à mesure qu'on s'éloigne du Tambour, de façon qu'aux extrémités de la courbe, *Bordeu* à l'ouest, *Louvois* à l'est, sont les sources les plus faibles du groupe.

Le sol que les eaux traversent pour venir à la surface est fortement imprégné par leurs infiltrations; les dépôts et les combinaisons diverses ont formé un terrain particulier, silicifié, nommé *tapp* par les ingénieurs des mines, et qui présente un magma grisâtre, solide, résistant, bréchiforme, constitué surtout par du silicate de soude et du sulfure de fer.

La température des eaux de Barèges indique la profondeur probable de leur origine. Ainsi, en retranchant 7° pour la température invariable de la couche superficielle et ajoutant un degré par 30 mètres de profondeur, dont la chaleur s'augmente en allant directement vers le centre de la terre, nous avons le calcul suivant pour la source du Tambour : $45^{\circ}-7^{\circ}=38^{\circ}\times 30^{m}=1140$ mètres de profondeur verticale, en supposant que l'eau minérale ne perde rien de sa température originelle avant de parvenir à la surface. Le puits artésien de Saint-Louis, en Amérique, arrivé à 1125 mètres, donne de l'eau ayant 41° centigrades; le puits de Grenelle, à Paris, profond de 147^{m}, fournit de l'eau ayant 27°7.

L'ancien captage des sources de Barèges, à travers le tapp et le terrain meuble de l'alluvion, avait été obtenu au moyen de gros tuyaux de fer enfoncés aussi profondément que possible et servant à élever les eaux dans les réservoirs. Dans le nouveau captage, on a hardiment creusé le tapp et formé des cuvettes, dans lesquelles on a réuni tous les naissants d'une même source; puis on a bâti sur ces cuvettes des cheminées par lesquelles les eaux arrivent jusqu'aux réservoirs établis au-dessus de ces tubes d'ascension.

Ces appareils, en forme de *tambour*, ont été imités de celui qui existait à la source centrale et qui lui avait donné son nom. Cette opération du nouveau captage, périlleuse, délicate, a été conduite avec beaucoup d'habileté et couronnée d'un plein succès.

Les réservoirs étant adossés aux baignoires, comme nous l'avons dit, il résulte que l'on n'a à craindre aucune déperdition de température ou de minéralisation, surtout quand il s'agit de sources qui sont si peu influencées par les agents extérieurs comme celles de Barèges.

Il y aurait beaucoup à dire sur la classification des eaux minérales en général et des sulfureuses en particulier.

On donne ce dernier nom à toutes les sources qui dégagent de l'acide sulfhydrique; c'est à vue de nez qu'on les juge, et sans tenir compte de leur composition chimique réelle. Mais, pour beaucoup d'entr'elles, facilement décomposables, ce n'est plus l'élément sulfureux qui agit sur les lieux d'emploi, car il n'en reste pas un atome dans l'eau du bain. Dans celles-là, ce sont les principes alcalins qui agissent; dans d'autres, c'est un bain de soufre que l'on prend. Dans d'autres stations, ce sont les silicates qui dominent; dans d'autres, comme à Barèges, c'est un polysulfure et aussi les sulfites et hyposulfites qu'on administre sur les lieux d'emploi. On voit combien est variée et variable la nature et par suite l'action thérapeutique de ces diverses sources.

Analyse de la source de l'Entrée à Barèges, faite en 1860, *par M. Filhol.*

COMPOSÉS	Sulfure de sodium	0gr0344
	Chlorure de sodium	0,0544
	Silicate de soude	0,0974
	Idem de chaux	0,0091
	Idem de magnésie	0,0022
	Sulfate de soude	0,0169
	Iodure de sodium	traces.
	Borate de soude	traces.
	Phosphate de soude	traces.
	Oxyde de fer	traces.
	Matière organisée	0,0510

COMPOSANTS......	Chaux........................	0,0035
	Magnésie......................	0,0007
	Soude caustique...............	0,1004
	Potasse caustique.............	traces.
	Lithine.......................	traces.
	Acide borique.................	traces.
	Idem silicique..............	0,0630
	Idem phosphorique...........	traces.
	Idem sulfurique.............	0,0111
	Soufre........................	0,0141
	Chlore........................	0,0330
	Iode..........................	traces.

La connaissance chimique des eaux de Barèges a fait un grand pas depuis les travaux de M. Filhol. Pendant longtemps on s'en est tenu à des analyses imparfaites, tant par le peu de soin des opérations que par les incertitudes d'une science qui venait à peine de se fonder. Celle que nous donnons ci-dessus est le type de composition des autres sources, dont les éléments minéraux varient très peu de l'une à l'autre, ainsi que le poids des résidus fixes.

Poids des résidus fixes par litre pour chaque source de Barèges.

Tambour..........	0g2957	Dassieu...........	0,2635
Entrée............	0,2654	La Chapelle........	0,2072
Bain-Neuf.........	0,2688	Louvois............	0,2104
Gency.............	0,2365	Saint-Roch.........	0,2966
Polard............	0,2621	Bordeu.............	0,2498
Le Fond...........	0,2519	Barzun.............	0,2713

Ces résidus représentent une minéralisation très faible, aussi la densité des eaux de Barèges se rapproche beaucoup de celle de l'eau distillée; elle est à peu près de 1,00039.

La température, suivant les sources, varie de 24° centigrades à 45° au point d'émergence : sur les lieux d'emploi, elle ne s'écarte guère de la température du corps humain, ce qui permet d'administrer les eaux *à leur chaleur naturelle.*

L'eau de Barèges est limpide, incolore, inaltérable à l'air; sa saveur est faible, son odeur peu prononcée, se rapprochant de celle des œufs durs; elle laisse dégager une plus ou moins grande quantité de gaz azote, sous forme de petites bulles; elle dépose des filaments blancs, gris ou bruns, de matière organisée ou barégine; elle est plus ou moins onctueuse au toucher, ce qui tient à la barégine et à l'alcalinité.

Nos sources éprouvent peu de variations dans leur température ou leur composition. En comparant les diverses analyses publiées, si l'on tient compte de la diversité des instruments et des opérateurs, des circonstances qui ont accompagné et précédé les différentes expériences, telles que travaux de captage, d'aménagement, fouilles, infiltrations, etc., on s'explique les légères variantes présentées par les auteurs et les causes d'erreur qui ont influé sur les résultats obtenus.

Cependant, en considérant le moment de la saison thermale, les influences météorologiques, etc., on pourra trouver quelques fluctuations minimes qu'il sera indispensable de noter. Des expériences ont été faites, en 1869, par M. Fégueux, qui a constaté que les perturbations atmosphériques impressionnent peu les sources de Barèges, dont la température et la minéralisation ont une remarquable fixité. Des expériences du même genre ont été faites en 1877 par M. Barillé.

Le débit des sources est assez variable ; il n'est pas rare de voir des réservoirs voisins dévoiler leurs communications intérieures par des intermittences parallèles et des compensations d'écoulement. Pour remédier à ces inconvénients on a agrandi, en 1878, les réservoirs de chacune d'elles, afin d'assurer le service des bains d'une façon plus régulière.

Nous avons fait depuis 17 ans et vu faire, plusieurs fois par saison, des essais sulfurométriques sur toutes les sources ; les chiffres que nous donnons ci-dessous sont la résultante ou la moyenne de plusieurs centaines d'expériences. Nous y joignons les températures et la quantité de sulfure de sodium et de soufre contenus dans un litre eau minérale et correspondant à son degré sulfurométrique. La méthode qui a été suivie est celle de Dupasquier, perfectionnée par MM. Filhol et J. Lefort.

En 1865, M. Filhol a fait, sous nos yeux, à Barèges des essais qui ont confirmé ceux qu'il avait donnés en 1860, et la concordance de ses résultats avec ceux que nous avons obtenus nous-même donne à ceux-ci une grande certitude.

SOURCES DE BARÈGES.

	Tempér.	Degré sulfur.	Pour 1 litre d'eau. Sulfure de sodium.	Soufre.
Tambour.......	43°5	13°40	0gr041	0gr017
Entrée.........	40,9	12,80	0,038	0,015
Bain neuf.......	37,	12,56	0,035	0,014
Gency.........	36,8	12,60	0,035	0,014
Polard.........	37,	8,20	0,025	0,010
Le Fond.......	32,1	6,48	0,024	0,009
Dassieu........	36,	7,52	0,024	0,010
Chapelle.......	31,	6,56	0,019	0,007
Louvois........	24,6	6,88	0,019	0,007
Saint-Roch.....	32,8	12,00	0,024	0,010
Bordeu.........	27,	8,40	0,022	0,009
Ramond........	26,8	6,40	0,005	0,002
Barzun........	29,5	10,80	0,025	0,018

Il existe plusieurs autres sources qui ne sont pas utilisées, ainsi la source Troy, dont la température est de 21° et la sulfuration de 3°, la source du Rioulet, la source de Pointis, la source des Carrières, la source du Curé, etc., etc.

Outre les principes organiques détaillés dans les analyses ci-dessus, les sources de Barèges contiennent une matière organisée dont l'étude n'est pas encore complète, mais qui cependant est séparée en deux substances distinctes : 1° une matière organique azotée et iodée ; 2° des êtres organisés vivants, végétaux et animaux. La matière organique est dissoute dans l'eau de Barèges; elle s'en sépare par le refroidissement au contact de l'air; c'est pour cela que les sources les moins chaudes paraissent en contenir le plus et possèdent cette onctuosité agréable qui est une de leurs qualités; ce qui faisait dire à un auguste baigneur : « *Ces eaux sont du velours flottant.* »

Cette matière se dépose en quantités plus ou moins considérables dans les conduits et dans les réservoirs; elle est surtout abondante dans les baignoires de l'établissement Barzun; les piscines de Barèges en contiennent aussi une grande quantité, qui flotte dans l'eau agitée, sous forme de flocons, de filaments blancs, grisâtres, quelquefois colorés en noir par du sulfure de fer; cette matière accumulée forme une masse gélatineuse, filante, très azotée et contenant une grande quantité d'êtres microscopiques : conferves et rotifères. Longchamps lui a donné le nom de *barégine*, parce qu'il l'a découverte à Barèges; Alglada l'appelait *glairine*, à cause de son aspect albumineux; M. Béchamp distingue la glairine de la barégine.

La *barégine*, d'après M. Filhol, ne contient ni sucre ni cellulose; cependant l'eau minérale prise en boisson a souvent un goût sucré très prononcé, que nous attribuons à la cellulose de la glairine si facilement transformable en glucose. Cette divergence d'opinion s'explique par les variations extrêmes que l'on constate dans la présence de cette matière suivant l'époque de l'observation. 100 parties de barégine ont fourni 49 parties de cendres contenant :

Carbonate de chaux	28,00
Silice	16,20
Oxyde de fer	4,00
Chlorure de sodium	0,60
Carbonate de magnésie	traces.
Sulfate de chaux	traces.
Phosphate de chaux	0,20
Idem de magnésie	traces.
Total	49

Cent parties de barégine bien pure et bien sèche ont donné

3,5 d'azote; le carbonate de chaux y est également en abondance ainsi que la silice.

La sulfuraire, ou matière organisée, n'est pas très abondante à Barèges. Nous devons à M. Vincent, médecin distingué de la marine, une étude phycologique et zoologique des eaux de Barèges; déjà en 1857, M. Aulaguier avait présenté, sur ce sujet, un mémoire très étendu à l'Académie de médecine; en 1877, M. Mullet a communiqué à la Soiciété d'hydrologie médicale un travail dans lequel il détermine les plantes et les animaux microscopiques qui vivent dans ces eaux. Il est probable que la multitude de ces infiniment petits a une part assez active dans l'action médicatrice des sources minérales.

Il existe encore dans les eaux sulfureuses d'autres principes fixes ou accidentels qui mériteraient une étude particulière.

Ainsi le gaz azote paraît lié à la présence des matières organiques; il est plus ou moins abondant suivant les sources; son action thérapeutique est puissante, soit par sa dissolution dans l'eau, soit par sa présence dans l'air confiné des piscines ou des douches.

Pour M. Filhol, la prédominance de l'azote provient de l'action réductive de la matière organique sur l'oxygène de l'air et les composés désoxygénables de l'eau minérale.

Le dosage de l'azote contenu dans les eaux de Barèges a été fait pour la première fois en 1874 par M. Mullet et complété, en 1877, par M. Barillé. Il résulte de ces recherches, entreprises à mon instigation, que les sources de Barèges contiennent de ce gaz :

Barzun.....	26,44	centimètres cubes par litre.
Troy.......	22,18	» »
Louvois.....	19,42	» »
Entrée......	12,82	» »
Bain neuf...	12,58	» »
Dassieu	12,44	» »
Ramond....	12,18	» »
Polard.....	12,15	» »
Fond......	11,94	» »

Tambour...	11,30	»	»
Chapelle...	11,17	»	»
Gency.....	10,98	»	»
Bordeu.....	10,90	»	»
Saint-Roch..	10,48	»	»

Il existe en Espagne des sources tellement riches en azote qu'elles donnent lieu à une classe particulière d'eaux, dites *nitrogénées*, qui semblent avoir des propriétés toutes particulières dues à la présence de ce gaz.

Le calorique des eaux minérales est aussi un de leurs puissants moyens d'action, à tel point que l'on s'est demandé si elles ne possédaient pas un calorique spécial.

L'on a aussi soutenu cette thèse que la propriété des eaux minérales tient moins à leur composition chimique qu'à leur état électrique. Cette opinion a soulevé de grandes discussions et rencontré une grande résistance, principalement à la Société d'hydrologie médicale de Paris.

L'analyse spectrale des eaux de Barèges a été faite, en 1876, par MM. Mullet et Peteaux, au laboratoire de chimie de l'Ecole vétérinaire de Lyon, sur des résidus d'évaporation de la source du Tambour. L'examen, au spectroscope de Kirkoff et Bunsen, de la solution de ce résidu a donné :

1° Avec l'eau distillée : Raies du potassium, du lithium et du sodium;

2° Avec l'acide chlorhydrique : Raies du potassium, du lithium, du sodium et du calcium;

3° Avec l'eau régale : Raies du potassium, du lithium, du sodium et du calcium.

Ces expériences sont venues confirmer les données que la chimie avait déjà constatées.

De l'ensemble des notions qui précède, il est impossible de ne pas reconnaître que, dans la combinaison complexe et particulière des éléments des eaux minérales, il y a quelque chose qui nous échappe, un secret de la nature qui leur donne une vertu que les eaux artificielles ne sauraient atteindre ni imiter.

Un bain de Barèges ne contient que quelques grammes de

sulfure de sodium et quelques milligrammes d'autres principes et l'on en obtient des effets que ne produiraient jamais des doses centuples de médicaments analogues. C'est ce qui a fait admettre une vitalité propre aux eaux. La chimie détruit tous ces mystères que la raison repousse, mais elle n'a pas encore sondé totalement les profondeurs de cet arcane ; nous avons les éléments, mais c'est l'agrégation, la combinaison spéciale que nous ne pouvons découvrir et qui en font sans doute la puissance.

Nous ne voulons pas entrer ici dans la discussion des théories en présence sur les méthodes d'analyser les eaux sulfureuses et sur la nature du composé sulfuré qu'elles contiennent. Ces questions sont encore en litige, et nous laissons à leurs auteurs le soin de faire prévaloir leurs systèmes.

Nous sommes persuadé que la chimie n'a pas dit son dernier mot en hydrologie médicale; tous les jours, de nouvelles découvertes nous dévoilent la présence dans les eaux d'éléments nouveaux qu'on ne soupçonnait nullement. C'est par cette voie qu'on arrivera peut-être à trouver la cause de leurs effets thérapeutiques, si difficiles à expliquer actuellement.

Si l'on compare entre elles les diverses sources de Barèges dans leurs éléments principaux, on trouve les chiffres suivants, qui représentent leur température et leur richesse minérale relatives, prises sur les lieux d'emploi.

NOM DES SOURCES.	Température.	Sulfure de sodium	Chlorure de sodium.	Alcalinité.
		gr.	gr.	gr.
Dassieu	36°	0,02420	0,0454	0,1025
Polard	37	0,02488	0,0450	0,1023
Tambour	43°,5	0,04105	0,0720	0,1172
Entrée	41	0,03856	0.0544	0,1046
Bordeu	27	0,02239	0,0508	0,1010
Gency	35°,5	0,03520	0,0514	0,0896
Bain neuf	38	0,03545	0,0572	0,0996
Chapelle	31	0,01941	0,0400	0,0862
Saint-Roch (petite buvette)	31	0,02428	0,0725	0,1167
Fond	35	0,02428	0,0435	0,1002
Piscines	35	0,01950	»	»
Barzun	29°,5	0,02531	0,0520	0,1096
Louvois	24°,6	0,02010	0,0396	0,0867

Ces quatre qualités représentent, suivant moi : la température, le principe adjuvant ; le sulfure de sodium, le principe actif ; le chlorure de sodium, la digestibilité des eaux ; l'alcalinité, leur faculté d'absorption.

Nous allons classer les sources suivant leur température, leur sulfuration, leur digestibilité et leur alcalinité, afin de bien déterminer les différences qui les distinguent, sous ces différents aspects, et leur énergie relative, éléments d'appréciation très essentiels dans la pratique.

Température.	Sulfuration.	Chlorure de sodium.	Alcalinité.
Tambour......	Tambour.......	Saint-Roch.....	Tambour.
Entrée........	Entrée.........	Tambour.......	Saint-Roch.
Bain neuf.....	Bain neuf.......	Bain neuf.......	Barzun.
Polard........	Gency..........	Entrée.........	Entrée.
Dassieu.......	Barzun.........	Barzun.........	Dassieu.
Gency.........	Polard.........	Bordeu.........	Polard.
Fond.........	Fond...........	Gency..........	Bordeu.
Saint-Roch....	Saint-Roch.....	Dassieu........	Fond.
Chapelle......	Dassieu.........	Polard.........	Bain neuf.
Barzun........	Bordeu.........	Fond...........	Gency.
Bordeu........	Louvois........	Chapelle........	Chapelle.
Louvois.......	Chapelle........	Louvois........	Louvois.

Le Tambour tient la tête pour tout ; le Bain neuf vient ensuite, excepté pour l'alcalinité, qui est très faible ; Entrée, équilibre dans toutes ses qualités ; Polard et Dassieu, proportions moyennes ; Gency de même, mais plus sulfurée ; le Fond, faible en tout ; Saint-Roch, peu chaude, peu sulfurée, très chargée de sel, ce qui la rend très digestible ; la Chapelle, très faible ; Barzun, basse température, sulfuration assez forte, alcalinité prononcée ; Bordeu, température et sulfuration basses, alcalinité moyenne ; Louvois, faible en tout.

M. Filhol a étudié à Barèges l'air contenu dans les piscines et dans les cabinets de douches ; voici les résultats de ses recherches :

Sur 100 parties d'air confiné :

Lieux d'observation.	Quantité d'oxygène.	Azote.	Acide sulfhydrique.	Température.
Grande douche.	18,50	81,50	0,00115	35°,50
Petite douche...	20,10	79,80	0,00068	35
Piscine civile...	19,30	80,70	0,00055	30
id. militaire.	19,24	80,76	0,00055	30
id. des indigents.......	19,50	80,50	0,00022	30

La température de l'air dans les cabinets des douches peut varier de 33° à 37°5 ; elle est très difficile à supporter, et le corps ruisselle bientôt de sueur ; l'air a perdu ses proportions normales, il contient plus d'azote et moins d'oxygène, la quantité d'acide sulfhydrique est très restreinte. Dans la piscine, la température de l'air est de 30°, celle de l'eau 36° ; on éprouve en entrant une sensation de chaleur et d'oppression qui passe rapidement. L'air a aussi perdu de l'oxygène pour gagner de l'azote, l'acide sulfhydrique y existe dans une proportion insignifiante; un homme, dans la piscine de Barèges, absorbe en une heure un centimètre cube de ce gaz.

Les eaux de Barèges ont une grande stabilité, leur inaltérabilité au contact de l'air est très prononcée. M. Filhol pense qu'avec les eaux de Saint-Sauveur et de Labassère, ce sont les plus stables de la chaîne des Pyrénées.

Le contact de l'air agit plus lentement sur elles, elles ne dégagent pas de l'acide sulfhydrique en grande quantité et ne laissent pas déposer le soufre dans les conduits et les réservoirs, elles ne blanchissent et ne bleuissent pas, elles conservent leur transparence et leur limpidité, etc.

M. Filhol dit textuellement : « Il est impossible de ne pas » reconnaître que les eaux de Barèges sont, à égalité de tem- » pérature, beaucoup moins altérables que celles de Luchon et » d'Ax. Le sulfure de sodium restant à peu près inaltéré pen-

» dant toute la durée du bain, son action topique doit être » bien autrement énergique qu'à Luchon, Ax, etc. »

C'est encore M. Filhol qui a attribué le premier à la présence de la silice la propriété qu'ont certaines eaux sulfureuses de s'altérer promptement au contact de l'air ; celles de Barèges, ne contenant ni silice libre, ni silicates acides, doivent leur stabilité à cette circonstance.

M. J. Lefort (*Annales de la Société d'hydrologie*, t. IX, p. 306, 1863) a étudié comparativement l'altération éprouvée par les eaux de Barèges conservées à l'ombre ou exposées à l'action de la lumière et du soleil. Il résulte de ces expériences que l'action de la lumière vive, prolongée pendant dix ou douze jours, n'a produit qu'une modification insignifiante dans la quantité de sulfure contenue dans ces eaux.

L'inaltérabilité de l'eau de Barèges dans les bains et piscines n'est cependant qu'apparente ; la couleur verdâtre qu'elle prend faisait supposer qu'elle contenait alors un polysulfure.

M. Filhol, dans de nouvelles recherches faites en 1865, et auxquelles j'ai eu l'avantage d'assister, a trouvé que le monosulfure se décomposait en partie et que l'eau de la piscine, par exemple, était composée, pour un litre, de :

1° Monosulfure de sodium......	0g0067
2° Bisulfure de sodium.........	0,0077
3° Hyposulfite de soude........	0,0170
Total..............	0,0314

La composition chimique des eaux sulfureuses, au moment où le malade en fait usage, est très mal connue, et l'on n'aurait jamais songé à composer un bain de Barèges artificiel, comme il devrait l'être d'après l'analyse ci-dessus.

Il serait utile aussi de connaître l'altération que peut éprouver l'eau sulfureuse après le bain, après qu'elle a produit son effet sur l'organisme, quels sont les matériaux qu'elle a perdus, quelles sont les modifications que l'absorption ou le contact du corps humain lui ont fait éprouver.

Nous pourrons répondre plus tard à ces *desiderata* de la science hydrologique.

CHAPITRE XII.

De l'emploi des eaux de Barèges, des moyens balnéatoires et de leur graduation.

Les eaux de Barèges s'administrent en bains, en douches, en gargarismes, en bains locaux, etc.

Les diverses sources de la station offrent une gamme complète, en partant de *Louvois*, la plus faible, pour arriver à l'*Entrée*, la plus forte; mais ce sont les divers degrés d'une action à peu près uniforme. On peut graduer cette action, ou prescrire d'emblée le bain qui convient à la maladie, si l'on a une certaine expérience et l'habitude de manier les eaux; on se guide aussi sur les effets qu'en aura déjà éprouvés le malade. Lorsque l'on a affaire à un sujet nouveau, pour éviter les mécomptes, on fera bien de donner, pour commencer, un bain du *Fond*, ou un *Dassieu*, et d'augmenter progressivement la force des bains, en passant par le *Polard* et finissant par l'*Entrée*. Peu de personnes peuvent supporter ce dernier bain, qui est très excitant et dangereux pour certaines idiosyncrasies, pour les sujets nerveux, irritables, pour les tempéraments sanguins, disposés aux congestions. L'âge des baigneurs a une grande influence sur le choix du bain; les vieillards devront être traités avec ménagements; les enfants supportent parfaitement les eaux les plus fortes; les femmes nerveuses peuvent éprouver des accidents qu'il faut savoir prévoir et prévenir.

Sans empiéter sur la troisième partie de cet ouvrage, destinée à développer les applications thérapeutiques des eaux de Barèges, on peut dire, en général, que nos sources sont favorables aux tempéraments mous, lymphatiques, aux affections torpides, aux accidents qui dérivent du lymphatisme et du scrofulisme, aux lésions traumatiques survenues sur des sujets sans ressort, sans réaction, chez lesquels les tissus blancs, les ganglions, les articulations sont prompts à s'engorger, lents à se dégorger.

Ainsi, ce qui domine dans l'indication, c'est le tempérament, puis vient la diathèse, puis la nature de la lésion.

Les contre-indications se tirent des mêmes circonstances : les organisations nerveuses, irritables, à propension congestive, doivent être éloignées de Barèges. Les affections inflammatoires, ou les lésions qui ont de la tendance à repasser à l'état aigu, les altérations récentes ou anciennes des voies digestives, pulmonaires ou encéphaliques doivent être exclues de la thérapeutique de Barèges.

En appliquant la médication thermale, on aura soin de se tenir au-dessous de la dose qui peut être supportée; on n'y arrivera que graduellement.

Beaucoup de baigneurs sont envoyés à la *piscine*, qui a une action beaucoup plus puissante qu'aucune des sources séparées, dont elle est la résultante; en outre, le malade est plongé pendant une heure dans une atmosphère particulière; il y boit ordinairement un ou deux verres d'eau, de façon que l'action médicatrice s'exerce à la fois sur la peau, sur le tube intestinal et sur la muqueuse pulmonaire.

Dans la piscine, le malade exécute des mouvements, peut se livrer au massage, aux frictions; en outre, l'eau de la piscine a une température invariable, elle ne se refroidit jamais; c'est un grand avantage sur les autres bains et qui explique les succès qu'on y obtient et la préférence que lui accordent les baigneurs en général.

Quelques personnes ne peuvent la supporter; dans ces cas, on peut en mitiger l'action en diminuant la durée du bain et en recommandant l'immersion seulement d'une partie du corps, les membres inférieurs, par exemple. Un linge trempé dans l'eau froide et appliqué sur la tête est quelquefois nécessaire pendant le séjour dans l'eau.

La piscine remplace à Barèges les salles d'inhalation et de humage que l'on a instituées dans certaines stations thermales;

c'est aussi une étuve puissante et un bain de vapeur. On voit quelles applications variées et quels effets on peut obtenir de ce mode de balnéation.

Les douches de Barèges, malgré leur installation défectueuse, ont une grande puissance; administrées mal à propos, elles sont très dangereuses, et l'on doit interroger et examiner avec soin les malades avant de les leur prescrire; elles ne doivent durer que dix minutes à un quart d'heure au plus. On doit mettre un intervalle aussi grand que possible entre la douche et le bain, pour éviter une trop grande excitation. Il existe aux douches des ajutages destinés à modérer le jet, à le diviser, de façon à impressionner faiblement d'abord les organes auxquels on les applique. La douche à plein jet ne doit jamais être dirigée et surtout maintenue sur les parties importantes du corps. Il faut éviter de la faire tomber sur la tête, la face, la nuque, la partie antérieure de la poitrine et les parois abdominales.

En sortant du bain et de la douche, il est bon de se coucher et d'entretenir la sudation commencée sous l'influence de l'eau thermale.

On a voulu spécialiser chacune des sources de Barèges; peut-être est-ce possible: nous nous contenterons, dans ces études, de spécialiser la station, ce qui sera déjà un point très important.

L'efficacité, l'activité et la spécificité d'une source minérale ne sont nullement en rapport avec sa minéralisation, sa température et sa classification; il y a là quelque chose de particulier, une inconnue qui nous échappe et qu'il n'est pas possible de dégager dans l'état actuel de nos connaissances; nous nous contenterons de la démontrer par l'expérience clinique, par une espèce d'empirisme, en vertu duquel nous employons, du reste, une foule de médicaments moins complexes que les eaux minérales.

Ce que je viens de dire s'applique à la source Barzun, dont la composition chimique est peu différente de celle des eaux de Barèges et qui cependant a une action totalement opposée. D'après l'analyse, nous voyons qu'elle est aussi minéralisée que les autres sources de Barèges, que sa sulfuration par rapport à elles est moyenne, que son alcalinité est très élevée, qu'enfin elle contient beaucoup de barégine et surtout d'azote qui se dégage à l'état gazeux et couvre le corps de petites bulles lorsqu'on est dans le bain. Mais ces différences de composition suffisent-elles pour expliquer ses propriétés toutes particulières ? Evidemment non.

La source Barzun, par sa proximité de Barèges, est un élément très précieux pour combattre les irritations, les agitations produites par l'usage des bains du grand établissement. On peut aussi y traiter avec avantage une foule de maladies qui pourraient s'aggraver à Barèges et qui trouvent à Barzun un soulagement efficace. Je veux parler des affections nerveuses en général, de certaines névroses splanchniques, des affectations de la peau à l'état aigu, des plaies qui tendent à s'enflammer; enfin, des affections chroniques des organes génitaux et urinaires de l'homme et de la femme.

Sous le rapport clinique, comme sous celui de la composition chimique, la source Barzun se rapproche de celle de Saint-Sauveur, avec laquelle elle offre une frappante analogie d'action. Si donc Barzun est descendu à Luz, ce sera une grande perte pour Barèges.

On boit peu à Barèges, à l'encontre des autres stations, où l'on se sature d'eau minérale. L'expérience a appris que trois à quatre verres d'eau minérale par jour étaient la dose ordinaire que l'on devait ingérer; quelques personnes ne peuvent digérer l'eau du Tambour; d'autres, par leur âge ou l'état de leurs organes, ne doivent pas en boire; dans ces cas, on conseille l'eau de Saint-Roch, qui est plus légère, dont la température est basse, mais la minéralisation très accentuée, surtout en silicates alcalins et en chlorure de sodium; elle convient surtout dans les altérations des muqueuses et les catarrhes bronchiques, on l'emploie en gargarismes, en injections, en pulvérisations, etc.; la buvette Ramond est froide et elle est plus difficile à digérer que les deux autres.

Il est toujours bon de faire commencer les malades par les sources faibles avant de les mettre à la grande buvette; de cette façon, la tolérance s'établit mieux. Nous spécifierons dans une autre partie les maladies dans lesquelles il est tout à fait inutile de prescrire l'eau en boisson; ce sont, en général, celles qui n'exigent pas une modification de la constitution, et pour lesquelles on ne demande à la médication thermale qu'une action locale plus ou moins restreinte, plus ou moins énergique.

Une salle est destinée à administrer l'eau minérale en gargarismes. Le gargarisme est souvent prescrit à Barèges, soit dans les stomatites, les angines spécifiques, soit dans les pharyngites granuleuses, si communes et si rebelles, soit contre les laryngites chroniques, avec aphonie, d'origines diverses.

Ordinairement, on se gargarise avec la source Saint-Roch; celle du Tambour peut être employée à la fin de la cure et chez les personnes dont l'isthme du gosier est moins sensible que chez d'autres. Une recrudescence du mal se montre presque toujours au début du traitement; il ne faut pas s'en effrayer; on pourra suspendre, si la réaction est trop vive, et la combattre par les moyens appropriés. Voici quelques règles pour se bien gargariser :

Boire un demi-verre d'eau minérale avant le gargarisme et un demi-verre après; porter un verre d'eau à la salle des gargarismes, en prendre une bonne gorgée, relever et renverser la tête en arrière, prononcer à la *muette* les voyelles *a e i o u* trois ou quatre fois sans respirer; rejeter l'eau et recommencer la cérémonie aussi souvent que dure le verre d'eau.

Dans une autre salle, on prend les pulvérisations qui introduisent l'eau dans les cavités des fosses nasales et jusque dans les bronches et servent à modifier certaines affections des muqueuses; tandis que les douches filiformes locales sont appliquées sur le cou, autour des oreilles, des yeux, ou dans les profondeurs du pharynx et du nez.

Les douches ascendantes servent à donner des injections intestinales et vaginales d'une force modérée et à frapper les régions périnéale et anale; on peut en tirer un bon parti dans une foule d'affections qui ne semblent pas au premier abord justiciables des eaux thermales.

On emploie très souvent à Barèges les bains de bras et de jambes, que l'on peut aussi prendre à domicile; l'eau provient du *Tambour;* elle est mitigée par la source Louvois; on prolonge par ce moyen l'action locale de l'eau minérale dans certaines maladies atoniques qui, par leur position, permettent de l'employer.

CHAPITRE XIII.

Conseils aux baigneurs, règles à suivre et précautions à prendre.

Faut-il se préparer à venir suivre un traitement thermal? Je crois que, médicalement parlant, c'est une bonne chose. Il faut, par de légers purgatifs, débarrasser les voies digestives, combattre les diathèses par des dépuratifs, des rafraîchissants : sucs d'herbes, petit-lait, etc.; prendre des bains sulfureux artificiels, pour s'habituer à l'action du soufre, etc.

Il faut venir à Barèges du 20 juin au 20 septembre.

En arrivant aux eaux, il serait utile de se reposer des fatigues du voyage ; mais les baigneurs sont impatients de commencer leur cure, et ils vont, au débotté, goûter l'eau et faire leur première ablution.

Il est très important aussi de s'adresser d'abord à un des médecins exerçant dans la localité ; quel que soit le mérite du médecin qui a conseillé l'usage des eaux, une expérience personnelle est nécessaire pour pouvoir diriger le traitement thermal suivant l'infinie variété des cas, et les médecins ne peuvent connaître les mille détails nécessaires pour éviter les mécomptes et les dangers d'une cure prescrite à distance ; à plus forte raison les malades doivent-ils s'abstenir de prendre les eaux, surtout à Barèges, sans consulter un médecin spécial. Le moindre inconvénient d'une semblable conduite, c'est de ne pas arriver au but qu'on se propose, par l'ignorance des moyens propres à obtenir la guérison, outre que l'on s'expose à des accidents dont les conséquences peuvent être funestes. Pour prouver à quel point les médecins qui exercent loin des stations thermales sont peu au courant de l'action des eaux et des ressources locales, je dirai que le tiers environ des malades civils ou militaires envoyés chaque année à Barèges est atteint d'affections contre lesquelles les eaux ou le climat ne peuvent avoir qu'une action nulle ou nuisible. Cela n'a rien d'extraordinaire, en l'absence de tout renseignement précis sur la valeur curative de nos sources et sur les conditions hygiéniques du pays. Maintenant que mes Etudes sur Barèges sont répandues, j'espère que cette excuse n'existera plus pour les médecins et que j'aurai affranchi bien des malades du désagrément d'un voyage inutile, désagrément qui va quelquefois jusqu'au désespoir, lorsque cette dernière ressource, sur laquelle ils comptaient, vient à leur être refusée.

Les malades feront bien, dès leur première visite, de dévoiler à leur médecin toutes les circonstances qui ont accompagné ou précédé leur maladie. Le médecin des eaux, voyant pour la première fois un malade, a besoin de beaucoup de renseignements pour ne pas faire fausse route ; il n'a que peu de temps pour étudier son sujet ; son diagnostic doit être rapide et basé sur un examen que le malade doit compléter par tous les commémoratifs de la maladie. Une note du médecin ordinaire est fort utile pour atteindre ce but.

Pendant le traitement on doit garder un esprit libre de peines et de soucis, laisser de côté tout travail sérieux ; c'est là un des avantages du séjour aux eaux d'oublier toute préoccupation d'affaires, de profession Il faut fréquenter la société, ne pas manger seul et à part, se livrer à des distractions compatibles avec son état. Il n'en est pas de plus agréables que les promenades à pied dans la forêt et les grandes excursions à cheval ou en voiture. Il en est de ravissantes aux environs de Barèges, qui est situé au centre des Pyrénées et des merveilles que la nature y a prodiguées. Les courses classiques de Gavarnie, Saint-Sauveur et l'ascension du pic du Midi peuvent être exécutées dans la même journée, et il est peu de baigneurs qui ne puissent les exécuter.

Cependant il ne faut faire qu'un exercice proportionné à ses forces.

La transpiration doit être favorisée par tous les moyens possibles : aussi est-il important d'être toujours chaudement vêtu :

les habits d'été sont à peu près inutiles à Barèges. A part quelques heures de la journée, en juillet et août, il fait toujours très frais, et l'on doit surtout se préserver des abaissements de température qui ont lieu le matin et le soir. Les vêtements de toile, pour les hommes, et les toilettes légères, pour les dames, sont dangereux à notre altitude.

L'alimentation doit être réglée suivant l'appétit ; elle ne doit être nullement excitante. S'abstenir de viandes faisandées, salaisons, de vin pur, de café, de liqueurs fortes, de boissons glacées, etc. ; proscrire les acides et par conséquent les fruits, la salade, les limonades, etc. Les eaux sulfureuses ne sont assimilables qu'à l'aide des sucs alcalins de l'estomac, qu'il importe de ne pas neutraliser par les acides. Les dames suspendent la cure à certaines époques et s'abstiennent dans l'état de grossesse.

Eviter toutes les causes physiques et morales d'excitation, comme tout ce qui pourrait affaiblir l'économie ; l'abus des plaisirs même les plus légitimes est très nuisible. Ici, comme partout, modération en tout. Pas de colères, de discussions, de jeux effrénés. C'est presque la sagesse que je conseille ; c'est du moins une réforme dans les habitudes, et une trêve dans les passions. Rien de plus facile, quand on change de milieu hygiénique et social, que de combattre les mauvais penchants, et l'on verra combien la santé bénéficiera de cette nouvelle manière de vivre, car une foule de maladies chroniques sont justement la conséquence des dérèglements moraux et du mépris invétéré des lois de l'hygiène.

Les bains pris le matin ou le soir sont ordinairement préférés ; en effet, il est assez important de pouvoir se coucher en sortant du bain ; les personnes qui sont agitées par l'usage des eaux doivent se baigner le matin, de cette façon elles évitent les insomnies pénibles. Lorsqu'on a une douche à prendre, il faut mettre plusieurs heures entre elle et le bain ; si ces deux modes balnéatoires étaient trop rapprochés, on arriverait à une saturation trop rapide, qui forcerait à suspendre le traitement. Il est dangereux de dormir dans le bain.

Chez les personnes très impressionnables, on donne le bain

un jour et la douche le lendemain. Il faut suspendre le traitement thermal au bout de quinze à vingt jours et laisser au malade un repos complet de trois à cinq jours ; puis on reprend la cure et l'on arrive bien plus facilement au but, sans à-coup et sans entraves ; tandis que, si l'on n'interrompt pas la cure, on peut provoquer des accidents qui obligent à une interruption beaucoup plus longue. Jamais il ne faut forcer les doses, et l'on ne doit, en aucun cas, prendre plus d'un bain par jour.

Ne pas interrompre sans motifs la cure, ce qui peut la rendre incomplète ou infructueuse.

Les repas doivent être réglés de façon à mettre trois heures entre le moment où l'on a fini de manger et celui où l'on prend le bain ou la douche.

Il n'y a pas d'inconvénient à prendre quelque chose de léger pendant le bain ; mais généralement il est préférable de boire un ou deux des verres d'eau prescrits, les autres étant espacés dans le reste de la journée. Il ne faut pas se mettre à table en sortant du bain ou de la douche, et si l'on ne se couche pas, ce qui serait préférable, il faut au moins se reposer quelques instants : une demi-heure est nécessaire pour cela.

La durée et la température du bain sont déterminées par le médecin, suivant la maladie et le malade. Les bains tempérés peuvent être prolongés, mais les bains très chauds, celui de l'*Entrée*, par exemple, doivent être courts. Un thermomètre est nécessaire pour déterminer la température de l'eau, la sensation éprouvée en plongeant la main trompe souvent.

La boisson est aussi indiquée par le médecin ; il est d'usage à Barèges de boire trois à quatre verres d'eau minérale par jour ; en dépassant cette dose, comme le font certains malades, on risque de provoquer un dérangement des fonctions digestives et par cela même de troubler ou interrompre la cure thermale.

Il ne faut jamais plonger la tête dans le bain, à moins d'indication formelle ; on peut s'exposer à contracter des rhumes, des fluxions, des otites, des maux de dents, des migraines.

Respirer largement dans le bain ou la piscine pour absorber le plus possible d'air et de vapeurs.

La douche ne doit pas durer plus d'un quart d'heure ; il faut la surveiller bien plus que le bain, elle est beaucoup plus active.

Il faut en éloigner tous les baigneurs qui, par leur âge avancé, leurs prédispositions morbides ou des lésions organiques, peuvent faire craindre quelque accident.

Les cavités splanchniques, c'est-à-dire la tête, la poitrine ou l'abdomen, ne doivent jamais être exposées au choc direct de la douche. Des accidents graves et même la mort peuvent être la conséquence d'imprudences de cette nature. Ne jamais laisser plusieurs minutes le jet de la douche tomber sur un point fixe ; la promener le long des membres, autour des articulations, ou sur la colonne vertébrale : sans cela on s'expose à des inflammations locales, des érysipèles, etc.

Toutes les maladies n'exigent pas la boisson minérale ; on doit surtout s'abstenir d'exagération et ne pas dépasser les prescriptions et les doses conseillées par le médecin. Beaucoup obéissent à une propension contraire qui les entraîne dans des pratiques outrées dont ils sont les victimes.

Les verres d'eau minérale doivent être autant que possible pris à la source même et non portés à domicile : quelles que soient les précautious employées, l'eau perd dans ce trajet une partie de ses principes volatils ; elle se refroidit, ce qui la rend désagréable, indigeste, et lui fait perdre ses qualités curatives.

On doit boire une heure avant les repas ou trois heures après. Il faut faire un léger exercice, une petite promenade, après avoir bu. On ne coupe pas l'eau de Barèges ; le lait est le meilleur liquide que l'on puisse y mêler, si l'on ne peut la supporter pure.

Il est nécessaire de prendre des précautions en sortant du bain ou de la douche ; lorsque le temps est humide et frais, on se fait ramener chez soi en chaise à porteurs. Ceux qui n'usent pas de ce moyen doivent s'envelopper hermétiquement pour ne pas se refroidir, arrêter la transpiration et perdre l'effet du bain.

Le temps d'une cure à Barèges est plus long que ne se l'imaginent la plupart des baigneurs.

Il est de règle, dans une foule de stations thermales, d'y séjourner seulement de quinze à vingt jours.

Dans la grande majorité des cas cette période ne permettrait pas, à Barèges, d'obtenir des résultats satisfaisants.

Il est souvent nécessaire de composer avec l'impatience des malades, avec leur désir de rentrer chez eux, où des intérêts majeurs les appellent quelquefois ; ou bien leur bourse ne leur permet pas de prolonger trop leur séjour ; à tous ces motifs il peut s'en joindre d'autres que je ne veux pas développer. Pour la plupart des maladies compliquées, invétérées, qui viennent demander leur guérison à Barèges, il faut au moins quarante jours, pendant lesquels on peut prendre trente-cinq bains et vingt douches.

Voilà la cure ordinaire, moyenne ; c'est celle qui est accordée aux militaires, et elle ne suffit pas toujours ; bien souvent on est obligé de demander, pour quelques-uns d'entre eux, le bénéfice d'une deuxième saison, ce qui permet de porter le nombre des bains à 70 et des douches à 40 et même 50.

Il faut donc que les malades civils se fassent à cette idée qu'on ne peut obtenir d'effets sérieux et de modifications heureuses dans un état grave qu'à la condition d'insister sur le traitement thermal.

Les impatients n'ont rien à gagner ; ils doivent réfléchir que la dépense est moins forte en prolongeant son séjour, qu'en revenant plusieurs années de suite prendre un nombre insignifiant de bains sans en retirer de bénéfice curatif.

A des maladies longues, il faut un traitement prolongé, afin d'agir profondément sur l'organisme et sur les altérations locales.

On trouvera d'autres détails sur ce sujet dans le chapitre XX de la 2e partie, où je traite des incidents de la cure thermale.

CHAPITRE XIV.

Ressources locales.

Depuis Montaigne, on a souvent répété que les promenades et les distractions étaient un adjuvant nécessaire du traitement thermal; mais ceux qui ont voulu en faire la cause principale des résultats obtenus n'ont pas réfléchi que, si les distractions ne sont pas inutiles, elles ne sont pas indispensables et que ce qui produit surtout une perturbation avantageuse dans le déplacement occasionné pour suivre une cure minérale, c'est le changement des habitudes souvent vicieuses et l'influence du milieu hygiénique nouveau dans lequel les malades sont transportés.

A ce compte, on peut dire que Barèges, par son altitude et son climat, doit produire une modification prononcée sur les organismes déviés, et cette influence se combine de la façon la plus heureuse avec l'action des eaux pour en corroborer et en doubler les effets salutaires.

Nous devons nous occuper des ressources locales, parce que ces détails sont liés à l'hygiène des baigneurs; nous le ferons sommairement. Barèges n'existe que pendant quatre mois; c'est une espèce de campement où l'on apporte tout ce qui est nécessaire pour recevoir les étrangers pendant la belle saison. Cependant on a exagéré l'état précaire des moyens d'existence matérielle; ils sont aussi complets qu'ailleurs. Les plaisirs seuls y sont rares ou différents de ceux qui constituent ce qu'on appelle la vie des eaux.

Nous avons démontré qu'il existe des localités plus élevées que Barèges dont l'habitation est permanente; si quelques habitants abandonnent le pays pendant l'hiver, c'est qu'ils ont d'autres demeures et d'autres intérêts dans les basses vallées;

d'ailleurs, il reste à Barèges, pendant la mauvaise saison, un certain nombre de personnes qui n'y meurent ni de faim ni de froid.

En été, le climat de Barèges est délicieux, c'est le printemps de la plaine. Tandis que dans tout le Midi on est brûlé par le soleil, accablé par la chaleur, aveuglé par la poussière, macéré par la sueur, desséché par la soif, tourmenté par les insomnies, sans force, sans appétit, dévoré par les insectes ailés et *aptères;* tandis qu'on subit ce supplice affreux et que l'on boit tiède, à Barèges on respire un air pur et frais, on boit de l'eau frappée naturellement, on a bon appétit, bon sommeil, on jouit du paradis, tandis qu'en bas c'est l'enfer.

Pour les habitants des climats froids, ces avantages sont réellement précieux; mais, pour les populations méridionales, ce séjour est délicieux et les affranchit des moments les plus pénibles de l'année, des grandes et énervantes chaleurs de l'été.

Il n'y avait autrefois à Barèges que 40 à 50 maisons; il y en a actuellement plus de 100, dont beaucoup ont une belle apparence, des intentions architecturales et des ornements en marbre du pays.

Il existe plusieurs bons hôtels, des maisons particulières qui offrent une hospitalité sans luxe, mais où règnent la propreté et le bon marché; les familles y trouvent tout ce qui est nécessaire pour installer leur ménage et faire leur cuisine; on leur fournit les ustensiles indispensables, le linge de lit et de table.

On trouve à Barèges de la viande excellente, du pain de bonne qualité, des restaurants pour toutes les bourses; le vin laisse à désirer; il est prudent et salutaire d'apporter sa provision, d'autant plus que l'eau, délicieuse, mais froide, ne peut être bue pure sans danger et a besoin d'un correctif salubre. On trouve de la volaille, des œufs, du beurre, du lait, de la crème; les fruits et les légumes frais sont les seules choses rares et chères; les épiciers sont bien approvisionnés.

Le service est fait dans les hôtels et les maisons meublées par des filles dont l'amabilité et l'empressement sont calqués sur la générosité des baigneurs et la valeur des étrennes.

Il y a plusieurs cafés et trop de cabarets.

Il existe un cercle pour MM. les officiers et un autre pour les baigneurs civils; deux libraires, des coiffeurs, bottiers, tailleurs, etc., exercent leur industrie pendant la saison.

L'hospice civil reçoit des pensionnaires, principalement des ecclésiastiques.

Le mouvement général des malades s'est considérablement accru à Barèges dans ces dernières années. Il est actuellement, en moyenne, de 4 à 5,000 étrangers, se décomposant ainsi :

Malades payants	1400
Touristes et parents accompagnant les malades.	2000
Militaires à l'hôpital ou en congé	800
Indigents	600
Total	4800

Lorsque le chemin de fer sera terminé et viendra jusqu'à Barèges, ou tout au moins jusqu'à Luz, il est permis d'espérer que les malades et les étrangers seront encore plus nombreux, ce qui contribuera à augmenter la prospérité et la richesse du pays.

Tous les habitants ont une profession, ordinaire ou accidentelle, qui les met à même de profiter de la présence des étrangers; les uns sont baigneurs, porteurs; les autres guides, loueurs de chevaux, de voitures; aubergistes, propriétaires de maisons, domestiques, etc., etc.

Cependant nos montagnards n'ont pas l'esprit aventureux et entreprenant et ne savent pas instituer les agréments et le confortable qui demanderaient une mise de fonds pouvant rapporter plus tard des bénéfices.

Aussi le pays est triste; il n'a été fait aucun sacrifice pour le plaisir des yeux. Cependant quelques distractions seraient utiles pour arracher les grands malades à leurs souffrances et à leurs ennuis

Il est vrai qu'on ne vient pas à Barèges pour s'amuser ; on n'y rencontre que des baigneurs sérieux, demandant du calme, du repos et heureux d'oublier les soucis et les exigences de la vie sociale pour se consacrer entièrement à la guérison de leurs maladies.

Ici l'on hume à pleins poumons l'air vierge des montagnes, un *air qui n'a jamais servi,* et l'on songe avec effroi à cette atmosphère des villes viciée par mille immondices aériennes ; l'on a, pour rajeunir et raviver ses sensations émoussées, les grands spectacles de la nature, ce qui vaut bien cinq actes de drame ou de féerie à subir dans une salle de théâtre enfumée, où l'on absorbe une atmosphère et une littérature également frelatées.

Rousseau a dit qu'*une agitation violente, une maladie de vapeurs ne peuvent résister au séjour prolongé dans les montagnes.* Il est certain que l'éloignement momentané des grandes passions qui tourmentent l'esprit l'esprit et le cœur, les excursions, le plaisir d'observer une nature nouvelle et inconnue sont bien plus propres à seconder l'efficacité des bains que les bals, les concerts, la toilette et le jeu, et les émotions plus ou moins malsaines qui accompagnent ces plaisirs.

CHAPITRE XV.

Améliorations à introduire.

Les améliorations qu'il faut réaliser à Barèges se rapportent à la localité, aux agréments dont on peut l'entourer et à l'établissement thermal, dont l'aménagement doit subir quelques modifications urgentes. On a déjà fait quelque chose dans ce sens, mais il reste encore beaucoup à faire. Nous allons indiquer rapidement comment nous comprenons ces diverses améliorations, sujet que nous avons développé dans plusieurs articles insérés dans le *Journal de Barèges*. La station est entrée dans une ère nouvelle, elle a dépouillé l'enveloppe primitive qui abritait ses sources pour parer leur efficacité incontestable d'un monument tout à fait digne d'elles.

Les voies ferrées, en facilitant l'accès de nos vallées et le transport des malades, augmentent tous les ans l'affluence de ceux qui viennent demander leur guérison à ces thermes renommés; il est donc indispensable d'accomplir les modifications et les embellissements nécessaires.

A Barèges, on a longtemps pensé et l'on pense encore que les eaux ont une notoriété assez grande pour se passer de tout agrément, de tout confort. On a toujours négligé les réclames, et cependant, en face des sacrifices considérables que font les autres stations pour attirer et retenir les baigneurs, on est bien obligé de se parer un peu, si l'on ne veut pas être dédaigné et si l'on veut combattre les préventions injustes qui existent contre Barèges. Certaines personnes font du séjour de Barèges un spectacle affreux. Rien de plus faux, et il serait très facile de faire disparaître les quelques imperfections qui donnent lieu à ces récits exagérés, à plaisir ou à dessein. La vérité, c'est que, pour les personnes sérieuses, réellement malades, qui vont aux eaux pour se guérir et non pour étaler leur luxe ou leurs plaisirs, on trouve à Barèges toutes les ressources désirables ; il y manque un peu de l'élégance et du confort qui sont entrés dans les habitudes des classes aisées, et dont l'absence effraie surtout les étrangers, gâtés à ce sujet par les splendides installations de certaines stations thermales ou maritimes. On peut faire disparaître ces imperfections, voici comment : Il faut créer un jardin reliant la route et le bas Barèges avec la promenade horizontale; ce jardin, ombragé, orné de massifs, de jets d'eau, de bancs et sièges commodes, avec un kiosque élégant pour la musique, sera un lieu de réunion et de promenade très apprécié des malades qui ne peuvent aller au loin pour se distraire.

L'allée horizontale sera prolongée jusqu'à l'héritage à Colas ; on pourra y installer une laiterie, où les enfants et les valétudinaires se donneront rendez-vous pour goûter avec du lait, de la crême et du pain noir, cette friandise des habitants des villes.

Les ravages du *rioulet* étant désormais conjurés, on fera des plantations sur la route nationale et aux abords du village pour masquer les ruines et les amas de rochers amoncelés de ce côté. Les versants des plateaux seront complantés, afin de récréer la vue et de protéger les terres contre les infiltrations et les éboulements qui les minent peu à peu.

Le lit du Bastan sera endigué pour empêcher ses débordements désastreux ; un tunnel sera construit au pied du ravin de Midau pour donner passage aux eaux lorsque le lit du torrent est obstrué par les neiges.

Maintenant que les terrasses et les plantations faites sur la montagne ont éloigné toute crainte des avalanches, on pourra bâtir de belles maisons dans les endroits autrefois menacés.

Une place sera tracée en avant des piscines et de l'hôpital militaire ; une église, sous le vocable de Sainte-Marie des Neiges, sera élevée sur cette place, qui prendra le nom de place des Avalanches, pour perpétuer le souvenir des malheurs passés. Des boutiques élégantes entoureront cette place, où les marchands vendront le produit des industries particulières du pays : lainages dits de Barèges, bijoux et objets en marbre des Pyrénées, échantillons d'histoire naturelle, vues, photographies, etc.

Les piscines seront déplacées pour dégager la façade de l'établissement et en faciliter l'accès.

Un casino sera construit au-dessus ou à proximité des thermes, afin de permettre certaines réunions et distractions indispensables aux malades et aux bien portants, surtout le soir et lorsque les intempéries du climat ne permettent pas les promenades ou excursions, qui sont les grandes attractions du pays.

Les douches seront augmentées; on conservera celles qui existent, dont la puissance est affirmée par les nombreuses cures qu'on en obtient tous les ans; elles seront légèrement modifiées pour en rendre l'application plus commode; les cabinets recevront une ornementation et un mobilier plus convenables, mais leur forme, leurs dimensions, la nature de l'eau, les dimensions du jet, sa projection, etc., seront respectées.

On établira dans un autre local des douches variées, afin de répondre à toutes les indications médicales; et, pour une foule de cas ou de sujets qui ne peuvent aborder les douches du Tambour, on aura des douches à forte pression, chaudes, froides et tempérées, écossaises, en cercle, des appareils d'hydrothérapie, etc.

On réunira et on aménagera toutes les sources minérales qui ont été omises ou négligées dans les précédents captages; il y en a plusieurs autour de la station, dont la réunion apporterait un appoint précieux pour satisfaire le nombre toujours croissant des baigneurs. Dans le règlement intérieur, il y a aussi beaucoup à reviser, à adoucir; l'objectif constant d'une entreprise d'eau minérale, c'est, au point de vue moral, de guérir le plus grand nombre possible de malades ; au point de vue industriel, c'est de satisfaire le public en facilitant sa cure et son agrément.

Nous avons vu que le climat de Barèges est frais et variable, surtout en juin et septembre; l'été n'y dure réellement que deux mois, juillet et août. Ce séjour, qui est tonique et vivifiant, aide à l'action des eaux, comme nous le démontrerons plus loin ; il convient dans les maladies graves, qui sont le triomphe de Barèges; mais, pour certains baigneurs, il est défavorable et s'oppose aux bons effets du traitement; pour d'autres, il constitue une contre-indication formelle qui ne permet pas de les diriger sur cette station, ou les oblige à la quitter promptement.

On a pensé que l'on pourrait, avec avantage, faire descendre les sources de Barèges à Luz. Cette question, souvent posée, peut se résoudre affirmativement. Cependant, c'est là une épreuve dangereuse, remplie de difficultés matérielles et qui pourrait compromettre la réputation et l'efficacité de nos eaux, en altérant leur température et leur minéralisation et en privant les malades des effets bienfaisants de l'altitude, qui joue un grand rôle dans cette station. Outre cela, il faudrait déplacer des édifices construits à grands frais, indemniser les propriétaires possesseurs d'immeubles, etc. On voit de combien d'entraves est entouré un projet dont le principe lui-même, c'est-à-dire l'inaltérabilité des eaux par le transport, est contestable au point de vue chimique et médical.

Le propriétaire de *Barzun* va conduire cette source à Luz. C'est une tentative qu'il faut encourager, quoiqu'elle prive Barèges d'une ressource précieuse à plus d'un titre. Mais, l'eau de Barzun étant chauffée sur les lieux d'émergence pour être employée en bains, il n'y a pas grand inconvénient à la transporter ailleurs. Cette entreprise ne peut qu'être très profitable à la prospérité générale du pays; elle permettra de créer à Luz, dans une situation exceptionnellement avantageuse comme site et climat, un centre thermal qui servira à donner une extension très heureuse aux vertus remarquables de cette source. Cette expérience, en outre, permettra d'apprécier les pertes ou modifications éprouvées par une eau similaire de celles de Barèges dans le parcours des 6 kilomètres, exécuté avec toutes les précautions possibles, pour se rendre à Luz.

Si cette expérience réussit, et il n'en faut pas douter, on devrait alors conserver les établissements de Barèges et les exploiter pendant la saison d'été, du 15 juin au 15 septembre; pendant l'automne et le printemps, on ferait descendre à Luz tout ou partie des sources de Barèges pour alimenter un établissement annexe de celui de Barzun, ce qui constituerait une station sans rivale par ses ressources thérapeutiques variées et sa situation exceptionnelle.

Telle est la seule solution raisonnable de cette question importante.

Dans cette première partie de mes études sur Barèges, je me suis appliqué à faire connaître le climat et les eaux de cette localité, sur laquelle on n'avait que des renseignements incomplets ou erronés. Trois faits principaux se dégagent de ces investigations et justifient l'efficacité de cette station, ce sont : 1° climat tonique et vivifiant ; 2° stabilité remarquable des eaux ; 3° mode particulier de leur emploi ; c'en est assez pour expliquer leur renommée, dont la cause n'avait pas jusqu'ici été mise en évidence.

DEUXIÈME PARTIE.

EFFETS PHYSIOLOGIQUES ET PATHOGÉNÉTIQUES DU CLIMAT ET DES EAUX.

CHAPITRE XVI.

Effets de l'altitude.

Nous devons nous occuper actuellement de rechercher les effets pathologiques et physiologiques produits par le climat de Barèges et l'usage de ses eaux minérales tant sur l'homme sain que sur les malades.

Nous n'abordons qu'avec hésitation un pareil sujet, d'abord parce qu'il n'a jamais été traité dans son ensemble et que nous ne pouvons nous proposer que de donner un essai susceptible de se perfectionner par la suite; puis nous sommes arrivé à des résultats tout à fait nouveaux et qui tendent à modifier les idées reçues sur l'action générale des eaux.

Nos recherches ont été faites avec bonne foi, sans parti pris et avec toute la précision scientifique désirable. Nous les exposerons simplement, en appelant sur elles l'attention des hydrologues qui voudront bien les vérifier et, j'espère, les confirmer.

Les phénomènes et accidents observés à Barèges pendant la

cure thermale sont sous la dépendance de l'altitude, du climat de la station, ou produits par l'action des eaux. Ils sont pathologiques ou simplement physiologiques.

Nous allons donc étudier successivement les phénomènes dus à l'altitude, les accidents pathologiques développés par l'action du climat et par celle des eaux, les phénomènes physiologiques apparents dus aux mêmes influences; enfin, nous exposerons des expériences nouvelles et importantes sur les troubles physiologiques dont le malade n'a pas conscience, que le médecin peut seul constater et qui portent sur les grandes fonctions vitales de la nutrition : la circulation, la respiration, la chaleur animale, l'urination, etc.

Ce travail embrasse une série de recherches patientes, laborieuses, auxquelles nous nous sommes livré avec ardeur, convaincu qu'elles pourraient être utiles à la science hydrologique et aux progrès de la thérapeutique thermale.

Le fait capital qui domine dans la climatologie de Barèges, c'est la diminution de pression atmosphérique ; les autres phénomènes météorologiques qu'on y observe, température modérée, lumière vive, se rencontrent ailleurs, suivant les saisons et les climats, tandis qu'il est rare qu'on ait à habiter une position aussi élevée que celle de Barèges, et que l'on subisse pendant un temps aussi long les effets d'une différence d'altitude aussi prononcée.

Nous nous arrêterons donc sur les effets de cette altitude, qui sont très marqués, tant sur la population étrangère que sur les régnicoles.

1,200 mètres d'oscillation dans le sens vertical opèrent des transformations considérables dans l'ensemble de nos fonctions, et ces perturbations sont d'autant plus profondes que le transport à cette altitude est plus inopiné et le séjour plus prolongé.

Il n'a pas été fait d'études satisfaisantes sur cet intéressant sujet. Les ascensions rapides sur les pics élevés produisent des phénomènes éphémères, dont on ne peut rien déduire de positif, il en est de même des voyages aérostatiques ; dans ces deux cas, l'impression produite par la raréfaction de l'air n'a pas assez de durée pour pouvoir déterminer des troubles appréciables. Il en est de même lorsque l'on étudie les modifications que présentent les habitants des altitudes; il existe chez eux une assuétude qui les rend moins sensibles à ces influences et des effets de balancement physiologique qui peuvent tromper l'observateur. Les montagnards subissent des modifications de race qu'ils reçoivent en naissant, tandis que nous recherchons des modifications individuelles récemment acquises.

Les analyses qui ont été faites, en diverses parties du globe et à diverses hauteurs, prouvent que la composition chimique de l'air ne varie pas, quelle que soit l'altitude à laquelle on expérimente, les proportions d'oxygène et d'azote sont les mêmes; seulement, la densité change et celle-ci diminue très rapidement à mesure qu'on s'élève.

A Barèges, la pression baromérique moyenne est 658,3 en été, d'après les observations météorologiques recueillies pendant quinze ans. Le poids d'un litre d'air étant, au niveau des mers, de 13 centigrammes, ce poids ne sera plus à Barèges que de 0,112 milligrammes. L'oxygène figure, dans l'un et l'autre cas, dans la proportion de 20,80 %, ce qui donne 270 milligrammes pour le poids normal d'un litre d'oxygène, tandis que ce chiffre se trouve réduit à 230 milligrammes à la hauteur de Barèges, le déficit est donc de 40 milligrammes par litre pour ceux qui respirent à cette altitude. Il est vrai que ce poids varie suivant la pression et la température, mais nous basons nos calculs sur les moyennes du lieu.

Un demi-litre d'air est introduit, en moyenne, dans les poumons à chaque inspiration, l'on fait 18 inspirations par minute; l'absorption est donc physiologiquement de 9 litres d'oxygène par minute, ou 480 litres par heure; si l'on perd 40 milligrammes par litre, on aura, à Barèges, une perte de 21,60 grammes par heure, ou 518,40 grammes par jour.

A cela, il faudrait ajouter, pour certains baigneurs, une perte d'oxygène qui est évaluée par M. Filhol à 7 litres 37 centilitres pour une heure passée à la piscine, dont l'atmosphère est singulièrement modifiée.

Ainsi, les malades absorbent dans l'atmosphère du pays une

quantité d'oxygène qui peut être évaluée à 57 litres par heure, ou 9 litres de moins qu'au niveau des mers, ou 216 litres en 24 heures ; en ajoutant les 7 litres de moins pour les baigneurs de piscine, on a un total de 223 litres de perte d'oxygène par jour, ou 6,690 litres par mois, ou 6,480 litres par mois pour ceux qui ne se baignent pas. Ainsi, les personnes qui restent quatre mois à Barèges éprouvent un déficit de 25,920 litres, ou 2,900 grammes d'oxygène; pour les habitants permanents, la perte est de 77,760 litres, ou 8,790 grammes par an.

On voit à quelles quantités considérables s'élève la différence proportionnelle d'oxygène, et l'on comprend l'influence qu'un pareil déficit devrait produire sur l'organisme, s'il n'était contre-balancé, en partie, par l'accélération de la respiration et l'amplitude progressive de la poitrine.

La pression atmosphérique est un autre élément d'observation.

Le poids de l'atmosphère sur la surface du corps humain a été déterminé exactement : il est de 1k033 sur un centimètre carré, et sous la pression de 0,76; en nombre rond, 1 kil. pour un centimètre carré.

La surface du corps de l'homme varie à l'infini, la moyenne adoptée est de 1,500 centimètres carrés, un mètre et demi. La pression supportée par un homme adulte de moyenne stature est d'environ 1,500 kilogrammes, poids qui diminue à mesure qu'on s'élève dans les airs.

A Barèges, le poids de l'atmosphère est réduit à 1,280 kil.; la diminution du poids supporté par le corps humain est donc de 220 kilogrammes.

Les conséquences théoriques qu'on peut tirer des considérations ci-dessus, c'est que la respiration doit être plus accélérée à Barèges, et qu'au bout d'un certain temps l'amplitude de la poitrine doit augmenter pour faire compensation à un déficit d'oxygène qui deviendrait incompatible avec les besoins de l'hématose.

D'un autre côté, la diminution de pression atmosphérique favorise l'exhalation cutanée et la dilatation des gaz contenus normalement dans le sang.

La diminution de la pression atmosphérique, étant égale dans tous les sens à la surface du corps, se fait équilibre ; elle est compensée d'ailleurs par la tension plus grande des gaz intérieurs; mais la diminution du poids supporté est très appréciable; on a, sur les montagnes, plus d'agilité, plus de vigueur; on y exécute des courses qui seraient impossibles en pays de plaine.

Les autres qualités de l'air : fraîcheur, pureté, lumière intense, etc., le rendent plus vivifiant, plus excitant et concourent à la stimulation des fonctions organiques, principalement de la nutrition et de la rénovation des tissus; de là, une action bienfaisante manifeste sur les tempéraments débilités et les maladies chroniques.

Voilà ce que la physiologie théorique indique.

Voyons maintenant ce que donne l'expérimentation physiologique.

J'ai fait des expériences variées et nombreuses pour me rendre compte de l'influence de l'altitude sur les diverses fonctions de l'économie.

Le détachement des infirmiers envoyé tous les ans de Toulouse à Barèges me fournissait l'occasion excellente de vérifier les modifications imprimées par la différence de séjour sur une série d'hommes forts et robustes, transportés d'une altitude de 150 mètres, celle de Toulouse, à 1250 mètres, qui est celle de Barèges.

Le 4 mai 1867, à Toulouse, j'ai mesuré la poitrine de 86 infirmiers, avant leur départ pour Barèges. La circonférence pectorale, prise horizontalement au niveau des mamelons, m'a donné, pour ces 86 hommes, une moyenne de 871 millimètres au repos et 905 millimètres dans la plus grande amplitude obtenue par une forte inspiration.

Ces hommes sont arrivés à Barèges le 15 mai; ils n'ont pas pris de bains, et les observations ultérieures ont démontré l'influence seule du climat.

Le 25 juin, c'est-à-dire après 40 jours de résidence, leur poitrine, mesurée de nouveau, a donné les moyennes de 888 millimètres de circonférence au repos et 917 millimètres dans la plus grande expansion ; l'augmentation de circonférence a donc été, dans le premier cas, de 17 millimètres ; dans le second, de 12 millimètres.

Le 17 septembre, c'est-à-dire après un séjour de 4 mois à Barèges, les mêmes sujets, soumis à une nouvelle mensuration, ont fourni les résultats suivants : 900 millim. au repos et 930 millim. dans l'amplitude forcée ; c'est donc une acquisition moyenne nouvelle de 12 ou 13 millim. sur les mesures du mois de juin et une augmentation moyenne totale de 25 millim. (2 centim. et demi) dans l'amplitude et 3 centim. 29 millim. au repos, produite par leur nouveau séjour.

Il est donc incontestable que la poitrine de ces hommes a augmenté de capacité, en 4 mois, dans une assez forte proportion, par suite de leur transport dans une station dont l'altitude diffère de 1100 mètres avec celle qu'ils habitaient auparavant.

Une objection pouvait être faite à ces résultats : c'est que la suractivité fonctionnelle qu'ils accusent se portant également sur la nutrition, l'embonpoint progressif des sujets pouvait en imposer sur la capacité réelle de la poitrine par l'augmentation du tissu adipeux sous-cutané.

Nous ferons d'abord remarquer que, si l'accroissement de la circonférence pectorale était due au seul embonpoint des sujets, les mesures dans l'expansion et le repos resteraient exactement dans les mêmes proportions, tandis que nos expériences révèlent des différences notables dans l'accroissement obtenu dans ces deux divers états, ce qui prouve que cet accroissement est principalement la conséquence de la dilatation de la cage thoracique.

Pour arriver à une preuve plus directe, nous avons fait, une expérience confirmative de la précédente, en ayant soin de prendre le poids exact des sujets, afin de comparer leur acquisition matérielle totale avec l'augmentation du volume de la poitrine.

Nous avons soumis 14 infirmiers à une observation rigoureuse, avant leur départ pour Barèges, et après 35 jours de résidence dans cette localité.

Nous avons trouvé que l'acquisition en poids était de 1 kil.

286 grammes, en moyenne, variant de 1 à 4 kilogrammes, chez douze de ces militaires, et éprouvant une légère diminution chez deux d'entre eux, tandis que l'augmentation du volume de la poitrine a été en moyenne de près de 2 centimètres, ce qui est relativement plus considérable ; cet accroissement a pu aller jusqu'à 7 centimètres chez un des sujets ; enfin il a été général et existait même sur ceux qui avaient diminué de poids, ce qui est péremptoire.

Quant à la comparaison du pouls et de la respiration elle nous a permis de constater des faits qui sont en contradiction avec les théories classiques.

La moyenne du pouls des infirmiers observés à Toulouse est de 77,92, elle est très élevée et dépasse les chiffres normaux ; elle dépend des sujets mis en expérience ; par une coïncidence forfuite leur circulation est très active. Cette anomalie s'est continuée à Barèges, où la moyenne obtenue est de 74,07, chiffre très élevé par rapport à l'altitude et à la diminution du pouls qui en est la conséquence. Mais les différences proportionnelles sont exactes, elles se produiraient avec d'autres séries de sujets fournissant des moyennes inférieures.

Ceci démontre l'avantage de l'observation suivie sur les mêmes individus et les erreurs dans lesquelles on tomberait si l'on comparait les résultats obtenus sur les altitudes avec des chiffres supposés exacts ou normaux dans les plaines basses. On se tromperait souvent si l'on acceptait sans contrôle les données qui semblent acquises à la science et qui le plus souvent ne reposent que sur des observations mal faites ou des vues de l'esprit. En physiologie surtout, science née d'hier et qui doit servir de base à la médecine rationnelle, il faut se livrer à des revisions fréquentes, si l'on veut échapper aux causes d'erreur et éviter les mécomptes.

Ainsi, on admet généralement que le nombre des pulsations artérielles, qui est de 70 à 75 au niveau des mers, augmente progressivement avec l'élévation des lieux. Parot donne les chiffres suivants : 70 à 0 mètres, 75 à 1000 mètres, 82 à 1500 mètres, 90 à 2000 mètres, etc. A ce compte, le pouls à Barèges devrait marquer 78,5, il ne marque que 74,07 et encore ce chiffre est trop fort ; un plus grand nombre d'observations nous donnerait certainement une moyenne plus basse. Il en faut conclure que l'accélération du pouls, qui se produit pendant une ascension pénible et rapide, ne s'observe pas au repos, chez les personnes qui habitent des lieux élevés ; au contraire, le pouls diminue chez elles d'intensité, tandis que la respiration s'accélère légèrement. La corrélation entre ces deux fonctions, qui est de 1 à 4, est donc rompue.

J'ai voulu vérifier sur moi-même les faits énoncés ci-dessus. Mon pouls, consulté fréquemment à Toulouse, en 1867 et 1868, en dehors de toute agitation physique ou morale, le matin, au réveil, a toujours donné de 70 à 75 pulsations : moyenne très exacte 72,50 ; ma respiration, dans les mêmes circonstances, marquait 18 inspirations par minute, le quart des pulsations artérielles.

Ces investigations poursuivies à Barèges, sur moi-même, dans les mêmes conditions de régime, de repos, en dehors de tout traitement thermal, ont donné les résultats suivants : du 3 juin au 7 juillet 1868, mon pouls a varié de 63 à 72, moyenne 67,25 pulsations à la minute, diminution de 5,25 pulsations sur la moyenne de Toulouse. Ma respiration, pendant la même période, a légèremeut augmenté, elle a varié de 17 à 20, moyenne 18,22 un peu supérieure à ce qu'elle était à Toulouse, bien supérieure à ce qu'elle aurait dû être, si elle était restée normalement proportionnelle au nombre des pulsations, car alors elle n'aurait été que de 16,81 à la minute au lieu de 18,22 ; différence 1,41. Il est donc incontestable que, par la seule influence de l'altitude, la circulation diminue et la respiration augmente de fréquence.

Il est difficile de donner une explication plausible de cette anomalie, dans l'état actuel de nos connaissances physiologiques. On pourrait à peine se hasarder à dire que l'excitation des nerfs vasomoteurs périphériques, qui est produite par l'impression d'un air vif et frais, contracte les vaisseaux capillaires, et apporte un obstacle à la circulation en augmentant la tension vasculaire ; de même, par l'action directe de l'eau minérale, prise en bains, sur l'enveloppe cutanée et son système nerveux, nous verrons cet effet de sédation circulatoire se prononcer encore plus manifestement. Le traitement hydrothérapique par l'eau froide provoque des phénomènes semblables, que M. Béni-Barde attribue à l'influeuce du pneumogastrique, qui joue le rôle de nerf d'arrêt du cœur.

Quoi qu'il en soit, la pression barométrique exerce son action sur l'appareil circulatoire, et sur le système nerveux en général; les malades et les personnes valides sont manifestement impressionnés par les mouvements de l'atmosphère; et il ressort de ces recherches que, lorsqu'on consulte le pouls, il faudrait tenir compte de la hauteur du baromètre et de l'altitude de la localité, conditions qui peuvent faire varier en plus ou en moins les battements artériels et être cause d'erreurs dans les supputations cliniques.

Outre les phénomènes que nous venons d'exposer, il se produit, par suite de la diminution de pression atmosphérique, une dilatation et une tension plus grande des gaz contenus dans les vaisseaux sanguins.

Le sang veineux contient par litre :

Oxygène..............	11	centim. cubes.
Azote..................	15	—
Acide carbonique........	55	—
TOTAL.......	81	—

Le sang artériel renferme par litre :

Oxygène..............	24	centim. cubes.
Azote..................	13	—
Acide carbonique.......	64	—
TOTAL......	101	—

Pour M. Schœuffèle, qui a étudié la question à Barèges même, ces chiffres deviennent, à la pression de 65 centimètres : 94,780 pour le sang veineux et 119,640 pour le sang artériel ; l'augmentation du volume des gaz intra-vasculaires serait donc, en moyenne, de 11,25 pour 100 à l'altitude de Barèges. Cet accroissement est peu sensible, il ne saurait donner lieu à des accidents comparables à ceux décrits au Mexique par M. Jourdanet, sous le nom d'*anoxyémie* ou anémie des altitudes; en effet, ce n'est qu'au dessus de 2000 mètres que le mal de montagnes, dans les ascensions rapides, et l'anoxyémie chez les habitants permanents, peuvent s'observer. Les autres effets des altitudes moyennes, comme celle de Barèges, sont une suractivité évidente des fonctions de nutrition, l'accroissement de l'appétit et des forces digestives, la coloration de la peau sous l'influence de l'air vif et d'un soleil ardent. La lumière intense, qui règne dans les lieux élevés, rend les individus qu'elle frappe bruns, colorés, vigoureux; elle agit sur la circulation périphérique capillaire et sur la plasticité.

Ainsi, à côté des bains minéraux, on trouve, dans les stations élevées, des bains d'air pur et de lumière vivifiante.

Les remarquables travaux de M. Paul Bert ont fait faire un grand pas dans la connaissance des phénomènes qui se produisent dans l'organisme sous l'influence des hautes pressions ou de la décompression atmosphérique. Il en ressort cette donnée précieuse : que ce n'est pas la diminution de pression, qui cause le malaise éprouvé par les aéronautes et les touristes dans leurs ascensions au-dessus de certaines limites, c'est la diminution dans la quantité d'oxygène nécessaire pour l'entretien normal des fonctions organiques, ou plutôt ce sont les changements de la tension de l'oxygène ambiant et les modifications qui en résultent dans les processus chimiques de la nutrition. Ces belles expériences ont déjà reçu des applications pratiques. On a la précaution maintenant, quand on s'élève en ballon, d'emporter des provisions d'oxygène pour réparer le déficit qu'on va subir; on accorde aux ouvriers, qui travaillent dans les caisses à air comprimé et aux plongeurs, un mélange d'azote, destiné à corriger l'excès d'oxygène qu'ils absorbent. Quant aux applications thérapeutiques, on sait que les maladies les plus graves de l'appareil respiratoire sont améliorées par le séjour dans les cloches à air comprimé; mais on n'est pas aussi bien fixé sur les résultats qu'on obtiendrait sur les malades atteints de fièvres ou d'inflammations, en les soumettant à une décompression capable de déprimer le pouls et d'abaisser la température. On voit qu'il y a là des applications nouvelles et des succès à espérer pour ce qu'on a appelé la pneumatologie médicale.

La sécheresse de l'atmosphère favorise les sudations abondantes entretenues par la diminution de pression ; ces sudations sont aussi le résultat du traitement thermal. L'altitude et l'action des eaux s'unissent donc pour provoquer, dans les fonctions organiques, des effets favorables à la cure des maladies. Les sécrétions urinaires et sudopariques sont activées, la rénovation rapide des tissus en est la conséquence et, par suite, l'économie se trouve débarrassée des matériaux inutiles et des éléments morbides qui l'assiègent. Il est évident que ces bienfaits ont aussi leurs inconvénients, et doivent établir la base des contre-indications du climat de Barèges dans certaines conditions de santé.

Dans les lignes qui précèdent j'ai voulu démontrer les effets physiologiques provoqués par le séjour à l'altitude de Barèges ; cette étude n'avait jamais été entreprise ni essayée avant moi. Je vais maintenant rapprocher ces effets de ceux produits par l'usage des eaux.

CHAPITRE XVII.

Action sédative des eaux de Barèges sur la circulation et sur la température du corps humain.

Les eaux minérales sont de véritables médicaments; leur action thérapeutique, si énergique, si variée, le démontre suffisamment. Lorsqu'on veut se rendre compte de leur mode d'action on est réduit à des théories fort vagues, qui ne reposent sur aucune donnée précise.

La thérapeutique médicale actuelle est fondée sur l'empirisme. L'action curative des médicaments a été enseignée par l'expérience traditionnelle de leurs effets sur les maladies. Cette base féconde a suffi pendant longtemps dans la pratique et nous en sanctionnons tous les jours l'exactitude. Cependant les thérapeutistes de nos jours ont pensé qu'il y avait lieu de réviser cette action, d'en scruter les effets et d'en démontrer scientifiquement les résultats; alors les applications en deviendraient plus sûres et plus rationnelles.

D'après les leçons de Cl. Bernard, les maladies sont soumises à des lois de même nature que celles qui régissent les phénomènes ordinaires de la vie; pour M. Sée, il n'y a pas, à vrai dire, de médicaments, ni de médications spécifiques qui aillent détruire dans les corps animés l'être subtil et de raison appelé maladie; il n'y a que des modificateurs physiologiques de la structure et des fonctions des organes élémentaires ou composés.

Ces considérations ont conduit à l'expérimentation physiologique des agents thérapeutiques.

J'ai pensé que les eaux minérales avaient besoin aussi de ce contrôle scientifique.

Un des résultats les plus surprenants auxquels je suis arrivé, en entrant dans cette voie, c'est la découverte de l'action sédative des eaux de Barèges sur la circulation. Jusqu'alors la théorie classique de l'excitation produite par les eaux minérales était acceptée par tout le monde. Quelques faits contradictoires avaient été relevés à Uriage et à Luchon, mais ils avaient eu peu d'écho. Aujourd'hui que mes expériences ont été publiées, qu'elles ont reçu la sanction de l'Académie de médecine de Paris et de la Société d'hydrologie médicale, il n'y a plus de doute possible et ma démonstration est regardée par tous les gens compétents comme définitivement acquise à la science.

Il ressort des expériences que j'ai faites à Barèges en 1866 et 1867, et insérées dans la Revue médicale de Toulouse en 1868, que, sous l'influence des bains et douches de Barèges, le pouls diminue de fréquence, et de 66,50 pulsations à la minute, moyenne relevée sur 100 malades, avant la cure thermale, descend à 58,68 pulsations, en moyenne, chez les mêmes malades, après 30 bains de piscine et 15 douches.

Il y a donc là une action manifeste, évidente, qui doit frapper les esprits non prévenus.

Je ne donne pas le détail des diverses expériences auxquelles je me suis livré pour établir l'action sédative des eaux de Barèges sur la circulation, elles ont été contrôlées et vérifiées par tous les médecins qui ont exercé à Barèges depuis 15 ans; une seule protestation s'est élevée : M. le Dr Grimaud, médecin inspecteur des thermes de Barèges, s'étant placé dans d'autres conditions que moi, n'est pas arrivé aux mêmes résultats. Il m'a été facile de prouver que mon honorable confrère s'était trompé; j'ai publié de nouvelles recherches (Ann. de la soc. d'hydrologie, t. XXII, 1877), tout à fait concluantes sur ce sujet.

Quant aux conséquences qu'on m'a accusé de vouloir tirer de mes expériences, elles sont toutes théoriques et j'en fais bon marché; pourtant il est impossible que les faits que j'ai mis en lumière ne modifient pas les idées que l'on a professées jusqu'à ce jour sur le dynamisme des eaux. Ce sont ces modifications que j'ai fait entrevoir et qui ne feront que se confirmer par la suite, j'en ai l'intime conviction.

Si l'on analyse les symptômes éprouvés par les malades qui suivent une cure thermale à Barèges, on constate une excitation réelle, mais purement nerveuse, qui se traduit par de l'agitation, de l'insomnie, le réveil des douleurs névralgiques, etc. Or, cette excitation nerveuse, dont les malades ont conscience, est accompagnée d'une excitation nerveuse latente des fonctions organiques. Cette stimulation bienfaisante ne saurait être confondue avec l'excitation pathologique dangereuse qu'on a attribuée aux eaux sulfureuses en général, et à celles de Barèges en particulier. Cette excitation faisait la base de la théorie par laquelle les eaux ne guérissaient les maladies chroniques qu'en les faisant repasser à l'état aigu. Mes expériences ruinent de fond en comble cette théorie surannée. J'ai prouvé que, loin de produire des effets congestifs ou inflammatoires, au contraire ces eaux sont antiphlogistiques et ont une action sédative très marquée sur la circulation.

Il me reste à apprécier les variations de la température du corps humain sous l'influence de la cure de Barèges.

Des études nombreuses sur les modifications de la température normale ont été faites pendant le cours des fièvres graves et dans les paralysies générales et partielles; elles ont donné des résultats remarquables et servent à préciser le diagnostic et le pronostic des maladies aiguës. Quant aux maladies chroniques, si évidemment produites par des troubles de la nutrition, il serait fort utile de les soumettre à l'analyse thermique.

J'ai pensé qu'il fallait commencer, avant tout, à établir les modifications de la chaleur humaine auxquelles donne lieu le traitement thermal, qui agit précisément sur les fonctions de nutrition.

	1re Exp. Avant la cure.	2e Exp. 6 j. après.	3e Exp. 11 j. après.	4e Exp. 16 j. après.	5e Exp. 21 j. après	6e Exp. Fin de la cure.
1.	36°10	36°20	36°50	36°55	36°10	36°55
2.	36,75	36,70	36,40	36,90	36,60	36,80
3.	36,25	36,20	36,30	35,70	36,45	34,87
4.	36,90	36,60	36,75	36,37	36,80	35,20
5.	36,80	36,17	36,72	36,30	36,40	36,23
6.	37,00	36,75	36,50	36,20	35,80	» »

7.	36,50	36,57	36,50	36,60	36,20	36,25
8.	36,50	36,50	36,55	36,90	36,25	36,20
9.	36,50	36,00	36,65	36,50	36,57	36,45
Totaux.	329,38	327,59	328,89	328,02	327,17	288,65
Moyennes.	36,60	36,54	36,54	36,44	36,35	36,08

Tels sont les résultats que j'ai obtenus sur neuf malades chez lesquels j'ai suivi avec soin les variations de la température animale. *A priori*, et d'après les modifications éprouvées par le pouls, je pensais que la chaleur humaine devait baisser pendant la cure thermale, c'est ce qui s'est vérifié.

Les sujets choisis étaient de ceux dont la maladie ne pouvait nullement retentir sur la calorification générale ; ils étaient d'une bonne santé, dans toute l'intégrité de leurs fonctions, d'une vigoureuse constitution et dans la force de l'âge. Ils prenaient un bain de piscine tous les jours et quelques uns allaient à la douche tous les deux jours ; ils buvaient de deux à quatre verres d'eau minérale.

Leur température était prise sous l'aisselle, au lit, le matin, une heure avant le bain, 22 heures après le bain de la veille; c'est donc bien là un effet consécutif, permanent que nous constations, et non un de ces effets passagers, qu'on peut éprouver pendant ou immédiatement après l'immersion.

C'est ce qui explique les divergences qui se sont produites entre nos expériences et celles qui ont été tentées dans la même voie, mais non dans les mêmes conditions.

La température de ces malades était notée tous les cinq jours, à un centième de degré près.

La première observation (10 juillet) donne la température du corps avant qu'aucun bain n'ait été pris, c'est-à-dire le lendemain de l'arrivée à Barèges ; elle fournit une moyenne de 36°60, variant de 36°10 à 37°; c'est bien là la température moyenne de l'homme.

La 2e observation, après le 5e bain, indique déjà un abaissement moyen de la température d'un cinquième de degré ; cet abaissement a pu aller chez un malade jusqu'à plus de 3 cinquièmes de degré, ou 63 centièmes.

Les 3e et 4e observations montrent que la chaleur moyenne des sujets s'est un peu relevée, mais sans atteindre la température initiale.

Dans la 5e expérience, après 20 bains, la température baisse encore, et après le 25e bain elle descend, en moyenne, à 36°80 c'est-à-dire à 52 centièmes de degré, ou un demi-degré plus bas qu'avant l'usage des eaux.

Cette décroissance a pu aller, chez un malade, jusqu'à une différence de 1°20 ; chez un autre, de 1°30 ; chez un 3e de un degré 70 centièmes !

Il est donc incontestable que la température du corps humain s'abaisse sensiblement sous l'influence des bains de Barèges, ce que mes expériences sur la circulation pouvaient faire prévoir.

CHAPITRE XVIII.

Absorption cutanée et essai des urines.

La question fort importante de l'absorption cutanée dans les bains minéraux a exercé la sagacité de nombreux observateurs. Malgré le talent et les artifices déployés de part et d'autre, la question reste encore en suspens ; elle est d'ailleurs très complexe, environnée d'embûches et de causes multiples d'erreurs, que les savants, avec la meilleure foi du monde, n'ont pas su toujours éviter.

Avant tout, je veux déclarer ma conviction sur la réalité de l'absorption et l'affirmer par quelques preuves et considérations qui me semblent militer en faveur de cette opinion. J'ai fait également quelques expériences qui m'ont paru concluantes dans ce sens.

Je crois surtout que le problème est mal posé ; et il en est ainsi, parce que nous sommes encore fort ignorants sur les opérations de chimie vivante qui se passent au sein de l'économie animale.

On a voulu subordonner l'absorption à la température du bain ; nulle à 36° ou 37° et au-dessus, elle ne serait possible qu'au-dessous de la chaleur animale. Nous n'admettons pas cette distinction, elle est trop absolue. L'absorption peut se faire en même temps que l'exhalaison serait activée ; au-dessous de 35° l'exhalaison est moins forte, mais non abolie.

L'épiderme de l'homme en santé, au lieu d'être réfractaire à l'action de l'eau, est très hydrométrique au contraire, ainsi que les ongles et les cheveux. Rien de commun comme de voir, au bout d'une heure d'immersion dans l'eau, certaines parties de la peau être imbibées et comme macérées; après l'usage de plusieurs bains, la surface du corps, débarrassée de toutes ses impuretés, de tous les produits épidermiques et cornés, conséquences de certaines maladies ou des frottements professionnels, fait l'office d'éponge au contact de l'eau chaude.

J'ai fait à Barèges de nombreuses expériences sur l'absorption cutanée dans les bains. Les urines de plusieurs malades, ayant pris 20, 30 et même 40 bains, ont été essayées par les solutions de nitrate d'argent et d'acétate de plomb ; elles n'ont jamais décelé la présence du sulfure de sodium.

J'ai recherché si les urines de malades ayant pris un certain nombre de bains, *sans avoir bu d'eau minérale*, ne contiendraient pas des sulfites ou des hyposulfites. Pour cela, j'ai fait réduire les urines au dixième, par l'évaporation ; traitées par la solution de nitrate d'argent, j'ai constaté, au bout de quelques jours, que le précipité, placé dans l'obscurité, prenait une couleur noirâtre caractéristique, indiquant la présence de sulfites ou d'hyposulfites de soude.

Ces expériences répétées plusieurs fois ont toujours fourni le même résultat. Je me contente d'en donner le sommaire ; elles sont faciles à exécuter et tout le monde peut les vérifier et les exécuter avec le même succès. Mais la recherche des produits sulfurés dans les urines est entrée dans une phase nouvelle : si c'est à l'état de sulfite ou d'hyposulfite que le soufre est absorbé dans nos bains, il est hors de doute aujourd'hui, d'après les recherches de MM. Mialhe, Lefort, Filhol, Whœler, etc., que, à la suite des combinaisons de chimie vitale qui se passent dans l'organisme, les sulfites sont transformés et que c'est à l'état de *sulfates* qu'on peut les retrouver dans les urines. M. Maxwell Lyte emploie pour cela le *nitro-prussiate de soude*, qui a la propriété de colorer en bleu ou en violet les solutions de sulfures alcalins ou terreux.

Déjà, en 1867, M. Le Bret, M. Vincent et moi avons fait à Barèges quelques expériences de ce genre, sur les indications de M. Lefort. Nous avons traité comparativement les urines, avant et après une série de bains sulfureux, au moyen du chlorure de barium et avons dosé les sulfates précipités. Si le sulfate de baryte devenait plus abondant après une série de 10 ou de 20 bains, il y avait lieu de penser que l'acide sulfurique provenait de l'absorption des sulfates décomposés en traversant l'économie.

M. Le Bret a communiqué à la Société d'hydrologie (séance du 18 novembre 1867) le résultat des expériences entreprises sur lui-même, à Barèges, avec les plus grandes précautions pour éviter les moindres causes d'erreur. Les dépôts recueillis et conservés avec soin ont été soumis à l'examen de M. Lefort et ont donné lieu à une analyse chimique dont voici les résultats :

Dosage de l'acide sulfurique contenu à l'état de sulfate dans 1000 centimètres cubes d'urine.

Urine antérieure au bain (échantillon n° 1)	1 g.	5371
Urine après le septième bain (échant. n° 2)...	1	5054
Urine après le dixième bain (échant. n° 3)...........	1	5684
Urine après le quatorzième bain (échant. n° 4)........	2	0059

Il y aurait donc à tirer une conclusion en faveur de l'absorption progressive de la peau dans le bain sulfureux naturel, ajoute M. Le Bret, à en juger par les données de ces expériences qui ne sont présentées, bien entendu, qu'à titre de renseignement et de jalon, et qu'il y aura intérêt à vérifier et à poursuivre dans de nouvelles épreuves.

M. Le Bret fait observer aussi que ce n'est que du huitième au dixième bain que les sulfates apparaissent dans les urines en quantité notable pendant le traitement par les eaux sulfureuses ; ce n'est qu'à ce moment que l'absorption se traduit.

Des expériences du même geure ont été faites par MM. Tabourin ; Roussin ; Lambron, à Luchon ; Passabosq, à Bourbonne ; Champouillon, à Luxeuil, etc. ; elles ont donné des résultats identiques.

Pour nous, la question est jugée.

La principale objection faite à la possibilité de l'absorption, c'est la présence de l'enduit sébacé qui lubrifie la peau et empêche l'imbibition par l'eau du bain et la pénétration des principes qu'elle contient en dissolution.

Nous répondons que si les corps gras, les pommades médicamenteuses, pénètrent par les conduits sébacés en raison de leur nature similaire, les solutions aqueuses peuvent et doivent s'infiltrer par les conduits sudoripares, baignés d'un liquide où l'eau sert de véhicule aux autres matériaux, et cela en vertu de la loi physique qui favorise l'admission dans les tubes capillaires des liquides semblables à ceux qui les remplissent déjà.

En outre, les physiologistes et les chimistes, qui ont fait des expériences pour constater l'absorption cutanée dans les bains minéraux, ne se sont pas mis dans des conditions identiques à celles où se trouvent les baigneurs près de nos thermes.

Ainsi, pour la présence des substances minérales à la surface de la peau et des vêtements, elle est constante chez les personnes qui prennent une série de bains dans nos établissements. On s'essuie très sommairement en sortant de nos baignoires et de nos piscines, encore moins en sortant de la douche; on est très pressé de céder la place aux suivants; on revêt du linge (chemise, caleçon, bas) imprégné des substances salines déposées après évaporation de l'eau minérale; on est donc dans les conditions indiquées par M. Roussin comme les plus favorables à l'absorption.

Enfin il est urgent d'apporter un argument péremptoire auquel personne n'a songé et qui répond à toutes les objections : c'est que les eaux minérales naturelles, en général, et les sulfurées sodiques en particulier, contiennent, outre le sulfure de sodium, des sels alcalins et principalement des silicates, comme le demande M. Mongeot. Ces sels alcalins ont la propriété et aussi la fonction spéciale d'émulsionner l'enduit sébacé, de le saponifier au fur et à mesure de sa production et de permettre à l'eau minérale de mouiller et de pénétrer la peau d'une façon continue. Si cet effet n'est pas complet aux premiers bains, il est obtenu après quelques séances et c'est pour cela que les sulfates ne sont constatés dans les urines qu'après huit ou dix immersions détersives.

L'onctuosité de la peau, pendant et après le bain, est un signe de cette action saponifiante. Elle est attribuée à la présence de la matière organique, mais elle tient bien réellement à la combinaison de l'enduit sébacé avec les alcalis tenus en dissolution, et elle est d'autant plus prononcée que l'alcalinité des eaux est plus considérable. A Barèges, elle est plus remarquée et appréciée des baigneurs à la source Barzun qu'au grand établissement.

Il est donc indispensable que les expérimentateurs, qui veulent se mettre dans les mêmes conditions qu'aux sources thermales, pour vérifier l'absorption, ajoutent aux bains qu'ils prennent une certaine dose de sels alcalins, ce qui n'a pas été fait jusqu'à présent. Ce n'est qu'alors, s'ils n'obtiennent pas de résultats satisfaisants, qu'ils pourront nier l'absorption et l'effet curatif des eaux minérales.

Et encore, ne craindrions-nous pas d'affirmer que cet effet curatif peut être expliqué et suffisamment justifié par les circonstances suivantes :

Ainsi l'absorption, par la peau, d'une petite quantité, si l'on veut, des principes minéralisateurs contenus dans les eaux ; leur introduction par les portions de muqueuses immergées ; la quantité plus grande introduite chez les malades atteints de plaies, blessures, ulcères, etc., non cicatrisés, ou d'affections de la peau ayant altéré ou détruit l'épiderme ; enfin la respiration pendant une heure dans une atmosphère chargée de vapeurs et de gaz provenant de ces mêmes eaux ; ce sont là les voies multiples par lesquelles l'action médicamenteuse des bains se fait sentir ; en outre, on ne peut nier un effet physique, externe, agissant au moyen de la température, de l'électricité, de la matière organique et des composés chimiques pour produire une stimulation générale ou topique, par l'intermédiaire des nerfs dont l'expansion périphérique est en contact avec ces divers agents des eaux thermales.

Ce sont là des motifs suffisants pour nous faire admettre une action considérable des eaux, physique et chimique, physiologique et thérapeutique, action augmentée par l'usage de l'eau en boisson et dont les effets principaux se dévoilent, d'une façon apparente, dans les phénomènes organiques, par les altérations de l'urine, qui sont nombreuses et variées chez nos malades.

Nous avons vu que celle-ci, lorsqu'elle est trouble, devient fréquemment claire sous l'influence des eaux ; que les urines normales deviennent très souvent colorées, chargées d'urates, etc. ; de là, les vertus lithontriptiques attribuées à ces eaux ; de là la nécessité de nouvelles études cliniques et chimiques sur ce sujet.

L'étude des urines sédimenteuses dont se plaignent beaucoup de nos malades n'a jamais dévoilé la présence de matières insolites. Ces dépôts, analysés bien des fois, sont simplement composés d'urates de chaux et d'ammoniaque. Il suffit, pour s'en convaincre, de chauffer une partie de cette urine et de son dépôt dans un tube de verre à la flamme de l'alcool ; immédiatement elle reprend sa transparence ; c'est là le caractère qui distingue les urates. Cette simple opération suffit pour démontrer qu'on a affaire à un sédiment physiologique, augmenté sous l'influence des eaux de Barèges au début de la cure.

Quant à l'acide urique, il est quelquefois contenu dans les urines de certains de nos malades, atteints de rhumatisme, de goutte, etc., et sa production normale, exagérée sous l'influence de nos eaux, aggrave la position de ces malades, en favorisant les manifestations aiguës de la diathèse à laquelle ils sont sujets.

Depuis un certain temps on a cherché dans les déchets de la vie organique la mesure de l'énergie vitale, de l'état de santé et de maladie. Ces déchets, espèces de *scories* des combustions interstitielles, sont principalement l'acide carbonique expulsé par l'acte de la respiration et l'*urée*, produit de régression des subtances albuminoïdes, fournies par les éléments des tissus et les aliments.

Les variations de l'acide carbonique chez nos malades seront le sujet d'une étude ultérieure, d'autant plus intéressante que déjà l'altitude de Barèges, en dehors de tout traitement thermal, a une action très prononcée sur sa production.

Quant à l'urée, substance éminemment azotée, elle sort du torrent circulatoire en passant par le foie et les reins et est éliminée par les urines.

En 1879, nous avons recherché les modifications que la cure de Barèges pouvait apporter dans l'excrétion de l'urée. Nous avons, pour cela, soumis un certain nombre de malades à une expérimentation minutieuse et, avec l'aide de nos collaborateurs en médecine et en pharmacie, nous avons fait une foule d'observations et d'analyses, qui nous ont permis d'arriver aux conclusions suivantes :

La quantité d'urine, rendue dans les 24 heures, a en général augmenté, la densité de ce liquide a diminué notablement, son aspect physique a peu varié sous l'influence de la cure, le poids des résidus fixes, très élevé au début du séjour, a beaucoup diminué à la fin ; la réaction acide a été faible mais persistante ; la proportion d'urée, à peu près normale dans la plupart des cas, a baissé sensiblement et chez tous les sujets mis en observation. On s'est servi du procédé d'Esbach pour doser l'urée et l'on a fait plusieurs opérations afin de fixer les chiffres de chaque analyse; enfin, l'acide urique et l'acide phosphorique, abondants au début de la cure, ont sensiblement baissé à la fin.

Pour plus de détails, nous renvoyons aux *Mémoires de l'Académie des Sciences de Toulouse*, 1re sem., 1880. 8e série, tome 11. Comment devons-nous interpréter ces faits au point de vue de l'action des eaux ? Même en usant de la plus grande réserve, nous devons reconnaître que, tels qu'ils sont et par leur concordance harmonieuse avec nos autres recherches, ils ont une signification qui n'est pas sans valeur. Ainsi, l'excrétion de l'urée étant regardée comme une désassimilation, un phénomène de dénutrition, l'action reconstituante de nos eaux doit arrêter ce mouvement, le modérer, le ramener à ses conditions normales, physiologiques; aussi voyons-nous chez tous les sujets mis en observation ce produit diminuer notablement sous l'action vivifiante et stimulante des eaux et du climat de Barèges.

Dans d'autres stations, l'effet ne serait sans doute pas le même, et les essais tentés à Vichy, à la Bourboule, etc., ont démontré que, dans ces stations, la quantité d'urée était augmentée chez les malades atteints de glycosurie, de goutte, d'affection du foie, etc.

CHAPITRE XIX.

Electricité des eaux minérales.

L'électricité des eaux minérales a été considérée par Scoutetten comme cause principale de leur action curative.

Je n'ai pas l'intention de discuter cette question, ni d'entrer en controverse avec ce savant maître; cependant je ne partage pas entièrement sa manière de voir. Mon opinion s'est formée à Barèges en participant aux expériences curieuses de mon regretté confrère et ami le docteur Gigot-Suard, principal contradicteur de Scoutetten.

Le raisonnement de Gigot-Suard est séduisant. Si c'est à leur électricité que les eaux doivent leur puissance, cette électricité devra être en proportion de leur activité, de leurs effets plus ou moins prononcés sur l'organisme sain et malade. On ne peut refuser aux eaux de Barèges un pouvoir supérieur à celui de certaines sources de Cauterets, par exemple; elles ne sont pas supportées avec la même indifférence; leur température, leur minéralisation sont plus élevées; elles sont pures de tout mélange, sans réchauffement ni refroidissement; elles produisent des effets physiologiques plus prononcés et des accidents pathogénétiques plus dangereux, si l'on en abuse; enfin les cures qu'on y obtient ont quelque chose de plus extraordinaire, de plus saisissant, et s'exercent sur des maladies plus graves, sur des altérations plus profondes. Si cela est vrai, incontestable, les eaux de Barèges doivent fournir à l'expérimentation un degré électrique plus accentué que celles de Cauterets; et parmi les sources de Barèges, les plus faibles doivent donner un degré électroscopique moindre que les plus fortes. Eh bien! ces résultats, qui découlaient *à priori* de la théorie de Scoutetten, ne se sont pas réalisés sous nos yeux.

Toutes les fois que nous les avons interrogées, les eaux de Barèges n'ont produit qu'un écartement très faible des lames du galvanomètre, moindre que celui obtenu par les eaux de Cauterets, en général; et, parmi les sources de Barèges, celles de *Dassieu* et du *Fond* ont donné des degrés galvanométriques plus marqués que l'*Entrée* et le *Tambour*.

Le courant positif l'emporte à Barèges sur le courant négatif; l'électricité de ces courants est faible, elle est en rapport avec la stabilité de ces eaux. Les eaux les plus stables étant les plus actives et l'électricité y étant moindre que dans celles qui s'altèrent rapidement, le dynamisme des eaux minérales n'est donc pas en rapport avec l'électricité qu'elles développent, laquelle est due uniquement aux décompositions chimiques.

Enfin il est constant que l'électricité se développe dans une eau minérale exposée à l'air libre et d'autant plus vite que cette eau est plus rapidement décomposable.

De tout cela, il résulte que les eaux thermales sulfureuses possèdent une électricité propre en faible proportion, que cette électricité est positive à la surface et négative dans les couches profondes, ainsi que l'a établi M. Lambron, de façon à former dans un bain un couple complet, dont l'intensité est liée, non à la puissance curative des eaux, mais à leur décomposition chimique au contact de l'air. Aussi les courants électriques sont bien plus manifestes dans les sources sulfureuses instables, décomposables, qui passent pour les moins efficaces, et moins intenses dans les eaux fixes, qui sont réputées comme les plus puissantes de leur classe.

Je n'ai pas besoin d'ajouter que la théorie électrique de Scoutetten, reposant sur l'excitation constante produite par les eaux, est ruinée par mes expériences, qui établissent que cette excitation n'existe pas ou que du moins elle est purement nerveuse.

Cependant on ne saurait refuser aux eaux thermales une action électrique; mais elle est restreinte et non pas principale; elle est un des éléments de leur action, mais cet élément n'est pas exclusif, il se combine avec la thermalité, avec la minéralisation, etc., pour produire non une excitation générale, qui n'a pas lieu et qui est même remplacée, dans certaines sources, par une action sédative incontestable. Cette électricité tend à stimuler les fonctions de nutrition, en agissant sur les nerfs de la vie organique et aussi sur les nerfs de la vie de relation, comme nous en constaterons les effets dans la revue des phénomènes physiologiques exposée plus loin.

Cette électricité statique paraît résider dans les gaz des eaux minérales et particulièrement dans le gaz azote qu'elles contiennent en grande quantité, surtout celles de Barzun et de Louvois à Barèges.

CHAPITRE XX.

Incidents de la cure thermale.

Les accidents de la cure thermale sont assez fréquents ; mais il est difficile, quand on y regarde de près, de décider à quelle cause réelle on peut les rattacher.

L'imprudence des baigneurs est pour beaucoup dans leur invasion, soit qu'ils se livrent, sans défiance, aux intempéries de la saison, soit qu'ils affrontent, sans nécessité, les abaissements de la température ou les pluies et brouillards, dans des excursions intempestives, hors de proportion avec l'état de leurs forces.

Chez d'autres on peut attribuer quelques dérangements des voies digestives à des excès de table, et à l'ingestion des eaux vives et fraîches qui abondent dans nos montagnes.

Ces réserves faites, nous allons détailler les divers phénomènes pathologiques observés pendant la cure thermale de Barèges, et nous dirons un mot de chacun d'eux, pour en expliquer l'invasion et indiquer les moyens à employer pour les prévenir ou les guérir.

En quelques années, dans mon seul service de l'hôpital militaire, et sur 958 malades interrogés et suivis avec soin, j'ai relevé un total de 1190 accidents.

Sur ces 958 malades, 221, ou le quart environ, n'ont rien éprouvé. L'influence du climat et des eaux est donc nulle, ou passe inaperçue chez un baigneur sur 4,33, ou chez 3 sur 13. Les 737 malades, ou les trois quarts restants, donnant un total de 1190 phénomènes pathologiques ou physiologiques notés, il faut donc compter 1 accident et 6 dixièmes, ou 1 accident et demi par malade, ou 3 accidents pour 2 malades.

Le climat ne paraît pas avoir une grande influence sur la manifestation de ces accidents, pris dans leur ensemble, dont le nombre et la proportion semblent être à peu près les mêmes en toute saison; cependant la deuxième, c'est-à-dire celle qui commence le 10 juillet et finit le 20 août, donne lieu à moins d'incidents de toute sorte et est, par conséquent, plus favorable à la cure thermale.

Le nombre des accidents paraîtra excessif, au premier abord; mais cette impression s'efface si l'on considère que bien des malades éprouvent successivement plusieurs accidents, qu'il en est qui sont solidaires les uns des autres : ainsi constipation, céphalalgie, embarras gastrique, fièvres, sueurs abondantes, urines claires, etc.; que dans la durée de la cure, plusieurs incidents peuvent se succéder par des causes diverses, etc.

Nous avons rattaché tous les accidents observés sur nos malades à deux causes principales : les *eaux* et le *climat* ; et nous les distinguons en tant qu'ils sont *pathologiques* ou simplement *physiologiques ;* de là, quatre catégories qui les embrassent tous, mais qui sont bien loin d'être égales en nombre.

Ainsi, sur 1190 incidents de la cure pour 958 malades, ou, en nombre ronds, 1000 malades et 1200 phénomènes, il y en a 600, ou la moitié, qui sont produits par l'action pathogénétique des eaux, 150 dus à l'action du climat; en tout 750 pathologiques.

Les accidents physiologiques sont plus restreints; ceux dus à l'action des eaux sont au nombre de 382, et ceux qu'on peut attribuer au climat, c'est-à-dire à l'altitude et à la température, ne sont qu'au nombre de 43.

Nous classons ainsi les phénomènes observés pendant le traitement thermal :

1o Phénomènes dus à l'action du climat.......	Physiologiques...	Oppression..........	21	43
		Vertiges...........	15	
		Hémorrhagies........	7	
	Pathogénétiques .	Bronchites..........	65	134
		Angines............	30	
		Congestions........	5	
		Conjonctivites.......	10	
		Divers..............	24	

2° Phénomènes dus à l'action des eaux...	Physiologiques...	Agitation, insomnie. .	64	382
		Sudation..	127	
		Urination..	138	
		Divers..	53	
	Pathogénétiques..	Fièvre thermale......	42	520
		Eruption, poussée....	68	
		Troubles nerveux.....	138	
		Coliques.....	23	
		Constipations........	79	
		Diarrhées.....	87	
		Embarras gastr., etc..	83	
3° Phénomènes inhérents à la maladie en traitement, exaspérés ou réveillés....		Rhumatismes........	67	95
		Névralgies...........	19	
		Dartres....	9	
4° Manifestations de maladies latentes.........		Goutte.....	3	16
		Syphilis............	6	
		Uréthrites..........	7	

Nous allons d'abord dire un mot de chacun des phénomènes pathologiques qui s'observent à Barèges.

Les accidents produits par le climat sont peu nombreux ; ils s'élèvent au total à 134, en 4 ans, sur 958 malades; ils sont presque tous la conséquence des refroidissements causés par les abaissements de température, les brouillards humides et pénétrants, les pluies intempestives, qui se font principalement sentir en juin et en septembre.

Ces influences sont d'autant plus pernicieuses qu'elles s'exercent sur des sujets rendus plus impressionnables par l'usage des bains chauds quotidiens et par les imprudences des baigneurs. C'est pour cela qu'on recommande de ne porter que des vêtements de laine, parce que, si le soleil est ardent le jour, les matinées et les soirées sont toujours très fraîches dans les montagnes, surtout à notre altitude. Nous voyons dominer de beaucoup, parmi les accidents relevés, les bronchites et les angines qui comptent pour les deux tiers du nombre total.

Ces bronchites et ces angines ne sont pas toujours très graves; cependant elles obligent à interrompre le traitement thermal, et, si elles se prolongent, elles exigent que le malade soit renvoyé dans un climat plus favorable à son rétablissement.

Nous avons noté une centaine de ces accidents sur mille malades, proportion 1 sur 10.

Ce sont là les maladies qui dominent dans la pathogénie locale. Leur invasion a principalement lieu dans la première et lá troisième saison, qui sont relativement plus froides que la seconde.

Le climat de Barèges est donc pernicieux pour les personnes qui sont prédisposées aux affections de poitrine; c'est là un fait que l'on pouvait prévoir *à priori* et que l'expérience confirme. Nous verrons, au sujet de la mortalité, que des pneumonies ont enlevé quelques baigneurs militaires et que les phtisiques, envoyés indûment à nos thermes, ont dû fuir la station ou y succomber rapidement, emportés par des inflammations pulmonaires partielles, ou des hémoptysies foudroyantes.

En effet, la raréfaction de l'air dispose singulièrement aux hémorrhagies, et nous avons constaté quelques cas de ce genre bien faits pour frapper l'imagination et fixer irrévocablement l'esprit sur les dangers de la station dans certains cas de lésion organique des poumons.

Il est donc bien avéré que, si le séjour des montagnes, dans les altitudes moyennes, peut être favorable aux phtisiques, à la hauteur de Barèges ces maladies sont aggravées très rapidement.

Nous ne saurions trop insister sur ce point et prémunir nos confrères contre la tendance qu'ils pourraient avoir à diriger sur Barèges des malades non-seulement phtisiques, mais à poitrine délicate, à imminence tuberculeuse, ou lorsque déjà l'infiltration granuleuse a envahi une partie plus ou moins étendue des poumons.

Ces lésions sont très communes chez les scrofuleux; et comme la majeure partie de nos malades est sous l'influence de cette diathèse, il n'est pas rare que nous rencontrions des cas fréquents où l'état de la poitrine contre-indique formellement le séjour près de nos thermes.

Il est donc urgent de bien examiner la poitrine et de s'assurer scrupuleusement par la percussion, l'auscultation et les autres signes physiques et rationnels, si l'intégrité des fonctions respiratoires est complète avant de prescrire à un malade de venir à Barèges.

Chaque saison nous fournit l'occasion de renvoyer quelques individus chez lesquels cette précaution n'a pas été prise, et l'on comprend combien il est douloureux d'annoncer à un infirme qu'il ne pourra suivre un traitement thermal sur lequel il avait fondé les plus grandes espérances. C'est là la conséquence fâcheuse d'une désignation formulée trop légèrement et dans l'ignorance des conditions hygiéniques qui caractérisent notre station.

Si la publication de ces études sur Barèges servait à prévenir quelques-unes de ces erreurs, j'atteindrais un des buts que je me suis proposés en les écrivant.

Depuis quelques années on a cherché à prouver que les poitrinaires devaient aller chercher leur guérison dans les altitudes. On ne peut nier l'influence favorable d'un air pur, d'une vie calme, d'une alimentation lactée, contre cette affreuse maladie, mais de là à promettre des guérisons il y a loin. Dans les Alpes, on affirme que les phtisiques sont à peu près inconnus à une certaine altitude. Il n'en est pas de même dans les Pyrénées, et tous les ans nous constatons des décès pour cette cause parmi les habitants de la vallée, soit à Barèges, soit sur les plateaux environnants.

On peut admettre que, l'été, les poitrinaires épuisés par les grandes chaleurs de la plaine, le défaut d'appétit, les sueurs profuses, la diarrhée, etc., éprouvent un grand soulagement à venir habiter un milieu plus frais et plus tonique; mais faire passer l'hiver à ces malades dans des régions inhabitables même pour les personnes robustes, les exposer au froid intense qui y règne, aux tempêtes violentes, aux accumulations de neige, etc., c'est les condamner à un internement hermétique, et pour vivre dans un air confiné il n'est pas nécessaire d'aller si haut. Nous voulons bien qu'on établisse dans les Pyrénées des *sanatoria*, mais à la condition de régler ces stations à des altitudes différentes, suivant la nature des maladies qu'on veut y soigner : au pied de la chaîne, jusqu'à 5 et 600 mètres, les climats doux, convenant aux poitrines délicates, aux névropathes, aux asthmatiques, etc.; dans les altitudes moyennes, de 700 à 1,500 mètres, les climats toniques, réservés aux lymphatiques, aux scrofuleux, aux dyspepsiques, aux anémiques, etc. ; au-dessus, nous ne voyons que des dangers, sans applications profitables.

Lorsqu'on a voulu expliquer médicalement la cure de la phtisie par les altitudes de 2,000 mètres, on a prétendu qu'il se développait, sous l'influence de l'air raréfié ou de la diète respiratoire à laquelle les malades sont soumis, un emphysème pulmonaire, qui, par la compression exercée sur la matière tuberculeuse, en arrête le développement et en provoque la régression. Outre que cette explication est tout hypothétique, serait-elle prouvée, nous avouons ne pas être partisan d'une thérapeutique qui prétendrait guérir une maladie en lui en substituant une autre.

Les brochites, qu'on observe à Barèges, n'ont pas ordinairement un caractère très grave; elles ne s'accompagnent pas de symptômes inflammatoires très accusés, elles sont le plus souvent de nature catarrhale; ce sont de gros rhumes avec coryza, extinction de voix, expectoration abondante, qui se résolvent au bout de quelques jours par coction.

Il est toujours facile de se préserver de ces bronchites par les précautions hygiéniques usitées en pareil cas. Elles revêtent d'autres fois la forme de *grippe*, avec brisure des membres et fièvre à exacerbations nocturnes; le tout sans gravité et cédant au repos, à la chaleur, au régime, aux boisons délayantes, émollientes et pectorales, aux préparations opiacées, et bien entendu à la suspension du traitement thermal, première mesure de précaution à prendre dans tous les cas d'indisposition ou de maladie qui se présentent.

Les angines sont ensuite les plus fréquentes ; elles procèdent des mêmes causes hygiéniques que les bronchites, c'est-à-dire des refroidissements de la température, de l'humidité, des brouillards, qu'on voit parfois régner avec une certaine intensité en septembre et surtout en juin. Aussi la première saison est plus fertile en ce genre d'accidents que la troisième, et la deuxième, la plus chaude, en présente moins que les deux autres.

Ces angines sont le plus souvent tonsillaires, avec gonflement d'une ou des deux amygdales, quelquefois avec abcès ; souvent aussi l'inflammation se porte simplement sur le pharynx ; dans ces cas, il y avait antérieurement une irritation locale de nature herpétique ou syphilitique, des granulations ou des plaques muqueuses; mais ces exacerbations d'angines spécifiques doivent plutôt être attribuées à l'action des eaux prises en boisson ou en gargarismes.

Quant à l'*angine thermale*, cette irritation gutturale, qui semble si commune dans les autres stations sulfureuses, à Cauterets, à Luchon, et qui serait occasionnée, en dehors de toute influence climatérique et de toute lésion locale préexistante, par l'usage exclusif des eaux, nous avouons n'en avoir jamais observé aucun cas à Barèges, l'action élective de nos eaux ne se portant à l'isthme focique que si elle est sollicitée par une affection déjà existante dans cette région.

Il faut signaler aussi une tendance qu'ont les angines à s'aggraver sous le climat de Barèges; ce qui doit être attribué à l'altitude, à la diminution de pression atmosphérique et à la congestion des tissus périphériques et d'enveloppe qui en est la conséquence.

Ainsi nous avons signalé, comme étant endémique dans la vallée, le scorbut ou plutôt la stomatite et gengivite ulcérées; cette affection doit être attribuée, chez les pasteurs de la montagne, à une alimentation insuffisante ou trop uniforme.

Aux inflammations produites par l'impression de l'air froid et humide, il faut ajouter encore les conjonctivites assez fréquentes, les otites et fluxions dentaires, qui procèdent de la même cause.

Les ophthalmies sont assez fréquentes dans un pays où l'organe de la vue est généralement fatigué par l'intensité de la lumière.

Nous avons observé aussi quelques goîtres aigus survenus chez des militaires nés dans des régions où cette maladie est inconnue et qui l'avaient contractée en recevant directement sur leur cou nu l'impression d'un air très vif, alors qu'ils étaient en sueur.

Ces accidents ont rapidement cédé à l'emploi de quelques frictions iodurées et à l'application d'une couche de coton cardé, entretenant sur la partie une douce chaleur.

Cependant nous devons faire observer que le goître ne sévit pas dans la vallée de Luz et encore moins dans celle du Bastan. Cette triste maladie, en connexion avec le crétinisme, est surtout fréquente dans les vallées adjacentes et moins élevées, celles d'Argelès, de Gripp et de Campan.

Il n'y a à Barèges qu'un seul idiot, et il n'est pas goîtreux. Le goître endémique est surtout produit par l'humidité constante de l'atmosphère, le défaut d'insolation, etc. C'est une espèce d'étiolement de race qui doit être rapproché de la scrofule; aussi, que donne-t-on pour guérir le goître, pour le prévenir? L'iode, le spécifique de la scrofule.

Les asthmes sont aggravés à Barèges; c'est la conséquence de la raréfaction de l'air. Il est certain qu'un asthmatique a la plus grande peine à respirer dans notre atmosphère, même au repos; et s'il fait quelque promenade, son essoufflement arrive à son comble dans un pays où l'on ne peut sortir sans être obligé de gravir des pentes toujours très rapides.

Il n'y a rien d'horizontal à Barèges, qu'une promenade que la mode n'a pas adoptée, on ne sait pourquoi.

La congestion pulmonaire est parfois la conséquence des ascensions faites dans la montagne et chez certaines personnes prédisposées, à la suite des efforts constants faits pour amener dans le réseau pulmonaire la quantité d'air nécessaire à l'hématose.

Deux de nos malades ont présenté des cas de ce genre, en dehors de la cure thermale, car nous avons bien soin de séparer les accidents qui surviennent par l'action isolée ou simultanée des eaux et du climat, séparation difficile, parfois délicate et qui demande une certaine dose d'observation et d'expérience acquise.

La congestion cérébrale peut aussi être la conséquence du raptus sanguin précipité vers la périphérie par le défaut de pression atmosphérique et par l'action directe du soleil très ardent dans les altitudes. Deux fois nous avons relevé cet accident survenu chez des malades qui avaient fait une excursion prolongée sur les sommets environnants, la tête exposée sans défense aux rayons du soleil. Des coups de soleil ou érythèmes de la peau ont été aussi la conséquence de promenades semblables. Les rayons directs du soleil étant d'autant plus vifs que les couches d'air qu'ils ont à traverser sont moins denses. Aussi est-il prudent de se couvrir la tête et la nuque avec un voile épais ou un simple mouchoir, lorsqu'on parcourt les sommets dénudés.

On sait que, par suite de la diminution de pression, la transpiration cutanée est très active à la hauteur de Barèges; les efforts faits pour gravir les pentes produisent également une forte sudation. Sous l'influence de cette suractivité fonctionnelle de la peau, nous avons vu survenir quelquefois une éruption vésiculeuse confluente sur le tronc, le cou et les membres sans rougeur, de nos malades. Cette éruption, non inflammatoire, sans fièvre, sans démangeaisons, avait la plus grande analogie avec les *sudamina* des fièvres graves.

Quelques cas de fièvre intermittente, acquise dans d'autres régions, ont récidivé à Barèges par l'impression du froid éprouvé. Ces faits de fièvre intermittente, provoqués par le changement de climat, doivent être rapprochés de ceux très nombreux que l'on voit survenir chez les habitants des pays marécageux du Midi, transportés dans les régions plus froides où cependant leur santé doit s'améliorer peu à peu.

Il en est de même à Barèges, où toutes les cachexies et la cachexie palustre elle-même se modifient avantageusement.

Il reste enfin quelques névralgies acquises et des rhumatismes aggravés ou contractés à Barèges, qui signalent cette station comme peu salutaire pour ce genre d'affection, que les eaux ont en outre la propriété d'exapérer, comme nous le verrons plus loin.

Aussi, nous n'hésitons pas à proclamer cette vérité, et nous y reviendrons dans le cours de ces études : les rhumatismes musculaires et nerveux, les douleurs rhumatismales en général, ne sont pas le fait de Barèges; il faut, autant que possible, éviter de les diriger sur cette station que le climat contre-indique. Barèges doit être réservé aux lésions plus graves, telles que engorgements, raideurs, rétractions, paralysies, atrophies, etc., qui sont la conséquence du rhumatisme et lorsque celui-ci est tout à fait éteint.

Parmi les phénomènes pathologiques dus à l'action des eaux, le plus commun est la diarrhée; il est augmeuté par l'influence qui règne en été dans le midi et qui rend cette maladie très fréquente dans la plaine et un peu aussi dans la montagne.

Les accidents les plus fréquents ensuite sont : la constipation, l'embarras gastrique, la céphalalgie, les éruptions, etc. Mais si l'on prend par groupe d'affections similaires, il ressort de cette comparaison une notion fort précieuse, c'est que le nombre des affections franchement inflammatoires, provoquées ou réveillées par l'usage des eaux, est extrêmement restreint, tandis que les accidents de nature névralgique ou rhumatismale se produisent avec une extrême fréquence.

Ce qui vient à l'appui de notre théorie, confirmée par toutes les branches de ces études, c'est que, si les eaux de Barèges ont une action excitante, cette excitation se porte exclusivement sur le système nerveux.

Quant au système circulatoire, il n'est point troublé par l'usage des eaux, et c'est à peine si nous rencontrons, sur mille malades, une fois des palpitations de cœur survenues sous leur influence.

Les congestions cérébrales sont aussi fort rares, nous n'en avons noté que deux cas en quinze ans, et elles avaient été provoquées par l'imprudence des baigneurs.

Les éruptions déterminées par l'action de l'eau sulfureuse sur la peau sont rares; l'éruption spéciale nommée *poussée thermale* n'a été constatée que 46 fois en 4 ans, sur 958 malades; ce phénomène est donc moins fréquent à Barèges que dans les autres stations sulfureuses.

Les accidents pathologiques du traitement thermal se divisent en quatre groupes comprenant : 1° les symptômes présentés par l'appareil digestif; 2° les troubles du système nerveux; 3° les éruptions cutanées; 4° les fièvres; quelques accidents isolés terminent la liste.

Les symptômes développés du côté des voies digestives sont de beaucoup les plus fréquents, ils s'élèvent au chiffre de 272, c'est-à-dire à près de la moitié du nombre total.

La diarrhée tient le premier rang, mais elle n'est pas exclusivement la conséquence de l'usage de l'eau minérale; dans bien des cas, au contraire, elle paraît produite par les refroidissements si fréquents dans ce climat, ou par l'ingestion de l'eau trop fraiche des sources de la montagne. Cette eau éprouve beaucoup les baigneurs, lorsqu'ils la boivent pure et en dehors des repas; plusieurs même ne peuvent la supporter en aucune façon, elle leur cause des dérangements constants; aussi, à l'hôpital, a-t-on l'habitude de distribuer de la tisane d'orge pour étancher la soif souvent assez vive qu'éprouvent les malades. Cette soif est occasionnée par les sueurs abondantes, qui surviennent après le bain ou la douche, ou à la suite de courses longues et fatigantes dans les environs. Dans les hôtels, on sert aux malades de l'eau panée, de l'eau de riz pour parer aux inconvénients de l'eau vive et pure du pays. Cependant c'est un grand délice pour bien des gens de savourer l'eau limpide et fraiche des sources locales. En ayant soin de la couper, de ne pas la boire lorsqu'on a trop chaud et surtout quand on est en sueur, en en faisant usage seulement aux repas, on n'en souffre point de fâcheux effets. Cette eau, qui n'a que 7 à 8 degrés centigrades de température fixe, constitue une des jouissances du séjour de Barèges.

Les dérangements intestinaux sont si fréquents dans les stations thermales de la chaîne qu'on leur a donné le nom de *cholérine* des Pyrénées; mais ces accidents, qui semblent subordonnés à certaines influences régnant en été dans les climats chauds, sont beaucoup plus rares à Barèges.

En effet, notre statistique donne le chiffre de 87 diarrhées; si l'on en défalque un tiers, qui peut être attribué à l'usage ou à l'abus de la boisson minérale, il reste 58 cas qu'on peut rapporter à des causes hygiéniques ou saisonnières; ce qui, sur 958 malades qui ont fait l'objet de nos observations, donne un accident de ce genre sur 16 ou 17 malades.

Cette diarrhée cède promptement, en un ou deux jours, à un

peu de régime, une tisane appropriée, et quelques préparations opiacées dans lesquelles on fait entrer du sous-nitrate de bismuth.

Les évacuations, qui reconnaissent pour cause l'usage ou l'abus de l'eau minérale, disparaissent dès qu'on cesse d'en boire.

Il survient quelquefois, pendant la cure, des coliques assez vives, sans garde-robes, avec sentiment d'une barre autour du ventre, des douleurs ou des pincements dans diverses parties de l'abdomen. Ces symptômes sont névralgiques; ils proviennent de l'excitation du centre nerveux organique, du plexus solaire ou de quelques-unes de ses branches. Ils disparaissent sans médication, par la seule suspension du traitement hydro-minéral.

La constipation est le phénomène intestinal le plus commun qui doive être attribué à l'usage des eaux; nous l'avons noté 89 fois; il s'est donc présenté, avec des formes très accusées, chez un malade sur 12. Du reste, il y a à ce sujet bien des bizarreries; tel individu a vu une constipation habituelle céder à l'usage des eaux, d'autres voient cette disposition naturelle s'aggraver, etc.

Cependant, en dehors des idiosyncrasies et des organisations exceptionnelles, on peut dire que, au bout de quelques jours de l'usage des eaux, surtout en boisson, les malades sont échauffés, comme on dit vulgairement, et ont des difficultés très grandes pour aller à la selle; des lavements, quelques légers laxatifs, la rhubarbe et la magnésie, par exemple, aident à combattre cette tendance, tout en continuant le traitement; d'autres fois, il faut suspendre la cure et donner un purgatif salin.

L'embarras gastrique est un accident bien différent; il peut tenir à un excès de régime ou bien à la saturation minérale.

On sait que l'arrivée à Barèges est signalée, au bout de quelques jours, par un développement ou une recrudescence extraordinaire de l'appétit; effet produit par l'impulsion donnée aux organes digestifs par la fraîcheur de la température et la vivacité de l'air. Bien des personnes ne savent pas résister à l'entraînement de leur estomac et se livrent à des excès qui dépassent leurs forces digestives, quelque développées qu'elles soient : aussi arrive bientôt une réaction, une plénitude; les digestions deviennent laborieuses, l'appétit se perd, puis survient le dégoût des aliments; la langue est blanche avec enduit saburral, il y a de la pesanteur à l'épigastre, des nausées; tous ces désordres sont bien vite dissipés par une purgation appropriée à l'âge et au tempérament des sujets, par le régime et quelques boissons amères; l'eau de Seltz, l'eau de Vichy, les eaux gazeuses légèrement ferrugineuses sont excellentes pour combattre et prévenir le retour de cet accident, qui force à suspendre la cure et trouble l'action des eaux. Aussi est-il nécessaire de prémunir les malades contre ces appétits féroces qui ne doivent être satisfaits que dans une juste mesure et qui alors tournent à la réparation graduelle des forces et à l'équilibre des fonctions.

Mais il est un autre genre d'embarras gastrique qui ne se prononce que plus tard, et qui provient de la *saturation* minérale. Cette saturation est le résultat de l'absorption plus ou moins prononcée dans le bain, soit par la peau, soit par les muqueuses et les voies respiratoires, soit par les quantités introduites par la boisson dans les voies digestives.

Une quantité plus ou moins grande des principes minéraux est éliminée au fur et à mesure de leur introduction dans l'économie; mais cette élimination n'est pas toujours égale à l'absorption, soit que les doses ingérées aient été trop fortes, soit qu'il se produise un certain reliquat quotidien qui s'amasse dans les organes, s'emmagasine, s'accumule peu à peu pour produire, au bout d'un certain temps, une saturation, qui se traduit par un sentiment de malaise, de plénitude, de la céphalalgie, de l'agitation, quelquefois de la fièvre, et surtout un embarras des premières voies, avec perte d'appétit, nausées, langue pâle, non saburrale, etc.

Les voies de l'élimination ne sont pas encore bien connues : la sueur, la salive, les gaz expirés y contribuent; tout prouve que c'est surtout l'urine qui contient les produits expulsés.

L'expérience a montré depuis longtemps à Barèges que ces accidents de saturation pouvaient être prévenus par un repos de quelques jours pris au milieu de la cure; aussi il est d'usage de prescrire une suspension de traitement thermal vers le 18e ou le 20e bain; ce repos de deux à quatre jours permet de reprendre le traitement et de le mener à bonne fin sans encombre. Nous ne saurions trop recommander cette pratique, que la tradition a consacrée, que la théorie justifie. Elle est appliquée dans toute sa rigueur à l'hôpital militaire et avec grand succès, puisque nous voyons très peu de ces embarras survenir chez nos malades. Nous avons noté 71 accidents de ce genre en 4 ans; si l'on retranche un tiers de ce nombre, qu'on peut attribuer aux embarras gastriques produits par excès de régime, il reste 48 cas de saturation survenus sur 958 malades, ou 1 cas sur 20 malades. Mais les malades civils sont plus difficiles à diriger, la tyrannie des affaires ou des plaisirs les force à précipiter leur cure, ils répugnent à suspendre leur traitement, et de leur résistance aux conseils des médecins il résulte souvent des accidents qui les obligent à un séjour bien plus long que celui qu'ils avaient résolu de faire.

D'autres, dont les ressources sont restreintes, ne veulent pas perdre un seul jour et refusent de se reposer; c'est là une économie mal entendue, car elle les force à faire une cure insuffisante, ou bien ils sont exposés à des accidents qui prolongent leur séjour et augmentent leurs dépenses en pure perte.

L'abus de la boisson minérale est aussi une des causes fréquentes de l'embarras des premières voies. Il est d'usage de boire peu d'eau sulfureuse à Barèges, en vertu de son action énergique. Il est nécessaire de commencer par de petites doses, deux demi-verres, deux verres par jour, par exemple, à la buvette Saint-Roch; l'on passe à l'eau Tambour, si la tolérance s'établit parfaitement. On peut aller ainsi progressivement jusqu'à 4 verres, mais peu de baigneurs vont jusque-là; il serait imprudent de dépasser cette dose.

Quelques personnes ne peuvent pas supporter l'eau minérale; mais chez le plus grand nombre, elle est parfaitement digérée.

Les malades, qui ont quelque affection organique ou inflammatoire de l'estomac ou des intestins, doivent s'abstenir complétement de la boisson thermale; il n'en est pas de même de certains dyspeptiques, ils se trouvent généralement bien de quelques verres de la source Saint-Roch, elle ranime peu à peu leurs fonctions digestives languissantes, active les sécrétions, provoque les mouvements péristaltiques et réveille l'inertie des organes.

Quant aux symptômes de saturation, aux embarras gastriques, avec ou sans fièvre, ils cèdent promptement à la suspension du traitement, au régime, à des boissons délayantes, à un purgatif, à des bains émollients.

Lorsqu'on prescrit des tisanes à Barèges, il est prudent de ne pas ordonner des limonades, les acides étant contraires à l'absorption du principe sulfureux ; c'est pour la même raison que nous proscrivons les fruits verts, les salades, etc.

L'eau de Barèges se boit pure; autrefois on la mélangeait avec quelque sirop ou du lait; on a abandonné cet usage. Par sa température, son goût peu sensible, son odeur très légère, elle répugne peu à la grande majorité des buveurs ; elle ne gagne rien par son mélange avec d'autres breuvages, et y perd une grande partie de ses qualités et de son action.

Les autres accidents observés du côté des voies digestives se bornent à quelques stomatites, gengivites, ou angines réveillées par l'action de l'eau minérale, qui a en effet la propriété de fluxionner ces parties et d'y occasionner un peu d'ardeur et de sécheresse.

Quant à la *grippe thermale*, nous ne l'avons notée que rarement, et encore nous avons dû nous en rapporter aux malades, qui prétendaient n'avoir jamais eu de mal de gorge spécifique et ne point s'être exposés à un refroidissement. Donc, si les eaux de Barèges ont la vertu de produire des irritations gutturales spéciales, c'est à un bien faible degré.

Nous aimons mieux penser que ces effets particuliers sont bien plus marqués dans d'autres stations, à Cauterets principalement, où ils constituent une action élective des eaux sur la muqueuse pharyngienne et tonsillaire et même laryngienne ; ce qui explique leur spécialisation si prononcée et si précieuse contre les affections de cette région.

Chez les malades qui portent des granulations pharyngiennes

et à la base de la langue, et elles sont communes parmi les dartreux et les scrofuleux qui fréquentent nos thermes, on voit en effet survenir assez souvent une exacerbation de ces symptômes à l'isthme du gosier, et cela est d'un bon pronostic pour la guérison ou l'amélioration consécutives.

Nous allons passer maintenant au deuxième groupe d'accidents, ceux qui surviennent dans les divers appareils ou organes de l'innervation.

Là aussi nous trouverons quelques maladies dont le réveil ou l'exaspération peuvent être attribués autant au climat qu'à l'influence des eaux, comme nous l'avons vu dans le groupe précédent, pour la diarrhée.

La distinction entre les phénomènes dus à l'action des eaux et à celle du climat est quelquefois difficile; il en est de même de la démarcation exacte entre les accidents pathologiques et ceux qui sont simplement physiologiques, les uns n'étant que l'exagération des autres; c'est donc une affaire du plus au moins, et, dans la limite à poser, il n'y a pas de règle fixe.

Il eût fallu distinguer pour être plus précis; mais le départ entre les diverses causes est véritablement impossible, à moins de se livrer à des abstractions imaginaires et de s'exposer à faire du roman et non de la science, ce qui n'est pas dans nos goûts.

Les phénomènes congestifs sont très rares parmi nos malades; ils sont le résultat de l'influence de l'altitude; on ne les observe pas chez nos baigneurs, et c'est surtout chez les personnes qui ne suivent pas le traitement thermal que nous les avons signalés.

En effet, si les bains trop chauds, le séjour à la piscine ou aux douches portent évidemment aux congestions pulmonaires et encéphaliques, c'est là une action dont les effets sont faciles à prévenir, premièrement en éloignant de ces modes de balnéation tous les individus à prédispositions congestives, ou ceux qui sont atteints déjà de maladies qui peuvent faire craindre ces accidents. Ainsi les vieillards, les apoplectiques, les paralytiques par suite d'hémorrhagie cérébrale, les malades atteints d'encéphalite, de ramollissement; ceux dont les organes pulmonaires ne sont pas intacts, ayant une pleurite chronique, ou de l'emphysème, ou de l'asthme; ceux qui ont une maladie organique du cœur gênant l'hématose, qui ont de l'œdème, de l'ascite, etc., etc.

Cette élimination faite, il n'y a plus que les cas imprévus, les susceptibilités individuelles difficiles à prévoir; mais avec une grande surveillance, en suivant les malades et observant les moindres symptômes, on est à l'abri de tout événement grave.

Dans les cas douteux, lorsque l'âge, la faiblesse des individus donnent des appréhensions, on prescrit des bains doux et faibles, dans les baignoires du *Fond*, de *Dassieu*, de *Louvois*, etc.

Il faut se montrer prudent et réservé pour les douches, ne pas les laisser prendre à tout le monde, n'y laisser séjourner que dix minutes au début, enfin ne les faire appliquer que sur les parties les moins sensibles du corps, sur les membres, le dos, rarement sur la partie antérieure de la poitrine, jamais sur la tête. Quelques baigneurs ont été, à Barèges, victimes, de leur imprudence, pour avoir outrepassé ou dédaigné les ordonnances des médecins expérimentés et connaissant bien les eaux de la station. Les vieillards, en principe, ne peuvent impunément aller à la piscine et ne seront envoyés à la douche qu'avec grande réserve.

Toutes les lésions organiques des centres nerveux, des poumons et du cœur, constituent des contre-indications formelles à l'emploi de nos eaux.

Avec ces précautions on évitera tout mécompte. Aussi, sur un millier de malades, n'avons-nous constaté qu'un seul cas de congestion cérébrale, qui ne fut pas très grave et que la négligence du malade à dévoiler les premiers symptômes du mal rendit seule complète. Une saignée, un purgatif conjurèrent le danger en quelques heures.

Beaucoup de malades se plaignent de maux de tête qui n'ont rien de congestif; ce sont des névralgies frontales, sus-orbitaires, hémicraniennes, occipitales, etc.; elles constituent le prodrôme de la saturation minérale, ou dévoilent l'habitude qu'ont certains baigneurs de plonger la tête dans l'eau, chose qu'il faut éviter avec soin, parce que cette pratique a pour conséquence une série de perturbations fâcheuses.

Un excellent moyen de prévenir ces maux de tête, plus fréquents à la piscine qu'ailleurs, c'est d'appliquer sur le front un linge imbibé d'eau fraîche.

Par suite de l'action des eaux, les névralgies, qui existaient auparavant, sont réveillées et exaspérées avec la plus grande facilité. Les névralgies faciales et les sciatiques sont les plus nombreuses de ce genre.

Les douleurs rhumatismales nerveuses et musculaires sont aussi dans ce cas. On regarde communément comme un signe favorable pour la guérison ces retours ou ces recrudescences de douleurs disparues ou assoupies; c'est là encore une question non élucidée, qui demande de nouvelles recherches.

Les autres accidents nerveux sont des gastralgies, odontalgies et surtout des otalgies, qui sont fréquemment la suite de l'immersion de la tête dans l'eau du bain. Quelques otites et otorrhées reconnaissent la même cause; d'autres existaient déjà, d'autres enfin sont acquises par des refroidissements.

Citons encore des palpitations de cœur, sans lésion organique et des spasmes, en mouvement cloniques.

Notre troisième groupe comprend tous les phénomènes produits par l'action des eaux sur l'enveloppe cutanée.

En première ligne figure le prurigo, éruption lichénoïde ou papuleuse, nommée *poussée*, et qui consiste en petites élevures rouges, acuminées, réunies ou disséminées, occupant une partie restreinte du corps et plus spécialement la partie interne des membres, produisant des démangeaisons plus ou moins vives, et dont l'apparition est provoquée par l'action topique excitante de l'eau minérale sur la peau plus ou moins délicate des sujets.

La poussée n'est pas la condition essentielle de la cure sulfureuse, elle n'est d'aucun pronostic pour son efficacité, elle est d'ailleurs rare à Barèges et si peu intense qu'elle n'entrave presque jamais le traitement; elle se présente le plus souvent sous forme discrète, provoquant des démangeaisons modérées.

Nous avons eu relevé 68 cas ce qui fait 1 sur 30, ou 3 pour 100.

D'autres fois on voit survenir de simples démangeaisons, sans éruption à la peau, qui rougit un peu, plus par l'effet des ongles des malades que par irritation naturelle.

Ces prurigos et ces démangeaisons sont des effets en quelque sorte nerveux, et l'on sait combien il est fréquent de voir le prurigo, comme maladie cutanée, provoquer des dermalgies terribles et tenaces qui tourmentent et désespèrent les malades.

Les autres exanthèmes provoqués par les bains sont peu nombreux, et se réduisent à quelques cas de pustules, de vésicules, de furoncles, d'herpès et d'érythèmes partiels sans signification bien précise.

Parmi les dartres réveillées ou exaspérées par les eaux, nous n'avons eu à noter que quelques plaques de psoriasis apparaissant sur des sujets qui en avaient été autrefois atteints. Les eczémas ont été quelquefois exaspérés par des bains trop chauds, qui leur conviennent moins qu'aux psoriasis en général ; mais ces accidents ont disparu par le passage à des modes de balnéation moins intenses, et la maladie n'a éprouvé qu'un très bon effet de cette recrudescence momentanée.

Deux fois des ulcérations nasales ont donné lieu à des érysipèles de la face, les malades ayant plongé la tête dans l'eau.

Comme nous l'avons dit pour les otites, on doit éviter avec soin ces immersions totales, dont le moindre inconvénient est de procurer des céphalalgies et des névralgies et qui peuvent occasionner des inflammations plus ou moins vives de la face et du cuir chevelu.

Les ulcères atoniques n'ont jamais pris un mauvais caractère, ni passé à l'état diphthéritique et gangréneux, comme M. Le Bret en a observé quelques exemples à l'hôpital civil. Deux fois seulement nous avons constaté une légère irritation de ces ulcères, qui a tourné à leur avantage, en leur donnant le coup de fouet nécessaire pour arriver à une guérison complète.

Le quatrième groupe, celui des fièvres, est très restreint ; nous y avons inscrit une fièvre urticée, accompagnant un exanthème, et qui aurait pu se produire partout ailleurs; une fièvre intermittente acquise, fait très rare dans un pays qui n'est rien moins que palustre et où le miasme paludéen semble avoir peu de chances d'activité, en raison de l'altitude, circonstance qui, sous tous les climats, met un obstacle invincible à son développement.

Pour les fièvres intermittentes acquises dans d'autres régions, elles peuvent récidiver par suite du trouble apporté par la cure thermale.

Les fièvres, au nombre de 37, étaient toutes liées à des embarras gastriques ou à de la diarrhée; elles étaient le symptôme culminant de la saturation minérale ou le résultat de la réaction générale provoquée par une lésion viscérale. Deux ou trois cas, peut-être, difficiles à rattacher à un trouble local, ont paru être la conséquence directe du traitement thermal et répondre à ce qu'on a appelé *fièvre thermale*. Quant à nous, nous n'avons rien observé de spécial dans ces fièvres, et, je le répète, elles se rapportaient si naturellement au trouble des fonctions digestives que nous n'avons pas eu l'idée d'en faire une entité particulière que rien ne justifiait.

L'action des eaux de Barèges, comme je l'ai démontré, étant bien évidemment sédative de la circulation, on ne voit pas comment leur influence pourrait déterminer une accélération fébrile du pouls, et une augmentation de la température cutanée en dehors de toute complication viscérale; or, le pouvoir asthénique des eaux sulfureuses étant incontestable, on ne saurait admettre une fièvre thermale qni n'a plus de raison d'être, au moins à Barèges. C'est donc une erreur à rectifier dans l'observation clinique de certaines sources minérales, et la revision plus attentive des faits permettra de reconnaître que nos expériences, sans être subversives, appellent cependant une autre interprétation doctrinale du dynamisme des eaux.

Il reste encore, parmi les phénomènes pathologiques développés à Barèges, quelques accidents du côté des organes génito-urinaires; ce sont des uréthrites anciennes réveillées, phénomène assez fréquent et dont les conséquences ne sont pas graves.

Quelques accidents syphilitiques secondaires ont pris du développement du côté de la gorge et de la bouche, conséquence naturelle de l'irritation qui se porte de se côté sous l'influence des eaux.

Nous n'avons jamais observé d'éruptions caractéristiques dévoilant une diathèse latente, dont on serait venu chercher aux eaux la notion précise. Beaucoup de nos malades, en vertu d'un préjugé, ne venaient à Barèges que pour s'assurer qu'ils étaient bien ou mal guéris d'une syphilis dont il ne restait aucune trace. L'épreuve a toujours été identique. Ils n'ont rien vu apparaître et se sont retirés convaincus de leur guérison parfaite. Il n'en pouvait être autrement. Il est certain que, si l'on guérit difficilement la syphilis, si les sujets profondément imprégnés sont sujets à voir apparaître des accidents, c'est à des époques assez rapprochées de l'infection initiale, avec des retours périodiques et des signes non équivoques d'un état diathésique permanent.

Cependant des accidents tardifs peuvent quelquefois survenir chez des individus qui se croyaient débarrassés à jamais ; mais ce n'est pas l'action des eaux minérales qui provoque ces apparitions révélatrices d'un vice latent, du moins je n'en ai jamais vu d'exemples à Barèges.

Aussi, je suis en droit de refuser à nos eaux cette qualité de *pierre de touche* qu'on a voulu leur prêter, principalement à Luchon, d'après M. Pégot et M. Venot.

Quelquefois il y a intérêt à entretenir ou à accepter cette idée préconçue chez certains syphilomanes, ou esprits inquiets qui, après une cure thermale infructueuse, sont délivrés à jamais de tout souci, de toute préoccupation. C'est un moyen à employer pour guérir une aberration mentale, et l'on est sûr de réussir toujours.

Quant aux cachexies syphilitique et mercurielle, c'est bien différent, et nous verrons combien nos eaux sont précieuses pour relever les organismes débilités par la maladie et les médications intensives.

En définitive, les seuls accidents produits par l'usage des eaux, en dehors des imprudences des baigneurs, sont ceux qui proviennent de la saturation minérale; nous avons vu que l'on pouvait les prévenir, dans le plus grand nombre des cas, par des précautions faciles à prendre.

Ces symptômes de saturation se présentent successivement ainsi : céphalalgie, constipation, urines sédimenteuses, agitation, insommie, crampes des extrémités, embarras gastrique, fièvre ; ou bien ils éclatent simultanément ; ils ne présentent, d'ailleurs, jamais rien de sérieux.

Les autres accidents pathologiques produits par les eaux sont très rares.

L'étude des effets physiologiques produits par l'usage des eaux est la seule voie par laquelle on puisse arriver à connaître leur action dynamique et les propriétés thérapeutiques qu'on peut en attendre.

En effet, les modifications apportées aux fonctions organiques par leur emploi prolongé sont un indice précieux à consulter et qui peut servir de guide dans leur application.

Les phénomènes physiologiques se divisent en deux catégories : ceux qui sont perçus par les malades, et ceux qui s'accomplissent à leur insu et que le médecin seul peut constater.

Ceux de la première catégorie que nous avons notés à Barèges, toujours dans la même période de 4 ans et sur la même série de 958 malades, sont au nombre de 382.

Le phénomène le plus commun est celui des sueurs abondantes. Beaucoup de malades, après une série de bains et de douches, commencent à éprouver une diaphorèse qui se prononce davantage s'ils ont soin de se coucher en sortant des thermes. Ces sueurs sont plus ou moins abondantes suivant les sujets et suivant la maladie; elles sont toujours très favorables au succès de la cure, et le malade en éprouve un grand bien-être, une souplesse musculaire, plus de vigueur, et la diminution des roideurs articulaires ou tendineuses qui entravaient ses mouvements.

Quoique un grand nombre de nos malades aient présenté quelques sueurs pendant la durée de leur cure, cependant nous n'avons noté que ceux qui ont présenté ce phénomène à son summum, lorsqu'ils avaient des sueurs profuses qui les forçaient à changer de linge et parfois de lit. Ces sueurs étaient plus marquées, plus faciles à provoquer le soir et la nuit que le jour; il est donc préférable de prendre son bain ou sa douche le soir avant de se coucher; on a plus à espérer de leur effet qu'en se baignant ou se douchant le matin et l'après-midi. Quelques malades accusent des sueurs limitées à un membre, à une partie du corps, et presque toujours où est le siège de la maladie, ce qui est de bon augure pour la guérison.

Les bains qui provoquent le plus la sudation sont ceux qu'on prend aux piscines; mais la douche, qui est aussi une étuve, est encore plus efficace pour provoquer cette crise salutaire. Les maladies qui comportent ces deux modes de balnéation sont celles qui guérissent le mieux à Barèges. Malheureusement certaines conditions d'âge, de sexe, de profession ou de position sociale éloignent de la piscine un grand nombre de malades qui en obtiendraient les meilleurs effets.

L'action physiologique des eaux se porte aussi sur les urines; celles-ci d'abord chargées, c'est-à-dire colorées, épaisses, et laissant déposer une quantité plus ou moins considérable de sédiments physiologiques, deviennent claires et abondantes à la fin de la cure.

Les dépôts et les altérations des urines ont été étudiés dans un chapitre précédent.

Quoiqu'il existe une solidarité étroite entre les fonctions de sudation et d'urination, cependant il n'est pas rare de voir des malades éprouver des sueurs profuses et une miction exagérée. Nous avons observé une fois des urines vertes par dépôt des matières de la bile.

Souvent les urines sont ardentes, douloureuses, par une irritation plus ou moins vive du canal de l'urètre, irritation qui peut se propager à la vessie et aux organes génitaux, et provoquer, chez les femmes, des retours anormaux ou anticipés des menstrues, ou en rétablir le cours suspendu, et, chez les hommes, des érections pénibles suivies ou non de pollutions nocturnes débilitantes.

Du côté des organes digestifs, des phénomènes semblables se passent. Ainsi la congestion des vaisseaux vers les parties déclives du bassin provoquent des flux hémorrhoïdaux supprimés depuis longtemps ou qui n'avaient jamais existé.

Nous avons constaté quelquefois une salivation abondante, phénomène lié le plus souvent à une cachexie mercurielle.

Les pertes d'appétit, sous l'influence des eaux, sont chose rare; mais nous avons négligé de noter les augmentations de l'appétit, car c'est un fait général que tous les malades ressentent et qui est l'indice d'une suractivité fonctionnelle de la digestion, de l'assimilation et de la régularisation des actes nutritifs et réparateurs.

Nous en avons une nouvelle preuve dans les fonctions désassimilatrices, corollaires également de la nutrition, et qui sont spécialement stimulées par l'usage des eaux, comme nous l'avons constaté pour les principales excrétions.

Le quatrième et dernier groupe comprend les phénomènes nerveux de la vie de relation, comme les trois premiers sont ceux de la vie organique.

Ce sont, avant tout, des agitations, des insomnies qui se sont manifestées 64 fois, c'est-à-dire une fois sur quinze malades, ou 6,6 pour 100. Ce phénomème serait plus accusé dans notre statistique, si elle comprenait d'autres catégories de baigneurs que les militaires, qui sont moins impressionnables que les femmes, les enfants, et toute la série des névropathes.

Cette agitation nocturne a été comparée à celle que procure le café; elle en diffère cependant un peu, elle est plus pénible; le café chasse le sommeil et n'incommode pas; ici il y a excitation cérébrale, pensées tristes, inquiétude, malaise; et le sommeil, quand il existe, est entrecoupé de cauchemars, de rêves pénibles.

Quelques palpitations nerveuses du cœur ont été notées, elles sont dues à l'action de l'eau et aux ascensions rapides auxquelles les étrangers ont quelque peine à s'habituer et dans lesquelles ils ne se ménagent pas assez.

Une autre conséquence commune des premiers bains, c'est de faire éprouver une lassitude générale, avec brisure des membres, phénomènes qui ne tardent pas à se dissiper pour faire place à une souplesse, une vigueur inusitées.

Enfin on voit se développer des crampes qui, ajoutées aux démangeaisons et à l'insomnie, fatiguent assez les malades pour les forcer à suspendre leur traitement.

Les phénomènes physiologiques dus à l'action du climat sont peu fréquents; le traitement thermal en prévient l'invasion et l'extension par son action antagoniste.

Quant aux phénomènes que le médecin seul peut constater, nous les avons analysés dans les chapitres précédents.

Les considérations développées ci-dessus fixeront désormais sur la valeur et la proportion des phénomènes observés sur nos baigneurs; elles fourniront des données pratiques importantes, en précisant les indications et contre-indications tirées des influences locales et de l'action spéciale des eaux de Barèges sur les organes sains et malades et sur les fonctions physiologiques du corps humain.

Une question capitale est déjà élucidée par elles : c'est par la voie physiologique que les eaux agissent; les accidents pathologiques sont défavorables, il faut les éviter avec soin.

Ces derniers sont plus fréquents dans les saisons froides et humides, les phénomènes physiologiques sont favorisés par la bonne saison, celle de juillet et août, pendant laquelle on obtient des guérisons plus nombreuses. C'est là encore une donnée précieuse qui résulte de nos recherches; on pouvait la prévoir *à priori*, nos calculs la vérifient.

Les études ci-dessus peuvent également servir à éclairer sur la nature parfois obscure de quelques maladies. Ainsi le réveil des douleurs rhumatismales et névralgiques fixera le diagnostic sur l'origine ou la réalité de ces affections dans les cas douteux, ou lorsqu'on soupçonne une simulation.

On tombe toujours du côté où l'on penche : aussi les manifestations morbides qui se développent sous l'influence du climat et des eaux, pendant le traitement, sont presque toujours d'anciennes maladies mal éteintes et des accidents déjà éprouvés. Les accidents nouveaux et véritablement spéciaux de la cure thermale sont des phénomènes nerveux ou des signes de saturation minérale.

Nos recherches démontrent encore que l'action des eaux se

résume en une excitation locale topique sur la peau, en une stimulation nerveuse générale, qui se traduit sur les nerfs de la vie de relation par une certaine agitation, et sur ceux de la vie organique par une suractivité des fonctions de nutrition ; cette stimulation augmente la force d'assimilation et toutes les sécrétions dépuratives, ce qui produit une rénovation rapide des tissus et des humeurs pour les ramener au type normal et redresser leurs déviations pathologiques.

CHAPITRE XXI.

Maladies et mortalité à Barèges.

Dans la première partie de ces études, nous avons parlé des maladies auxquelles sont sujets les habitants de la vallée. Dans le chapitre précédent, nous avons vu quels sont les accidents physiologiques et pathologiques occasionnés par le climat de Barèges et ceux qui sont produits par l'usage des eaux. Maintenant, nous voudrions généraliser un peu et dire ce que les baigneurs et les étrangers peuvent craindre ou espérer au point de vue nosologique de l'influence du séjour de Barèges, principalement sur ceux qui ne prennent pas de bains. Pour ne pas nous répéter, nous signalerons seulement quelques faits particuliers, que notre expérience nous a permis de constater.

Ainsi, les effets de l'altitude se font sentir et se traduisent chez quelques personnes par des vertiges qui n'ont rien de dangereux, mais qui ne laissent pas de les inquiéter jusqu'à ce qu'on leur en ait expliqué la cause. Plusieurs des médecins et des administrateurs de l'hôpital militaire nous ont consulté à ce sujet; au bout de quelques jours, ces accidents se dissipaient d'eux-mêmes. Ils sont dus, non à des congestions, mais plutôt à une anémie du cerveau, par suite de la raréfaction de l'air. La suractivité des fonctions de nutrition et l'amplitude de la capacité pulmonaire font bientôt disparaître le déficit d'oxygène éprouvé au début, et l'anémie fait bientôt place à une richesse plus grande du sang.

Un officier, qui était allé au Mexique et y avait éprouvé des vertiges pendant son séjour sur les hauts plateaux de l'Anahuac, ressentit les mêmes effets dès les premiers jours de son arrivée à Barèges.

Plusieurs personnes se plaignent de ne pouvoir dormir à

Barèges, cela tient à l'excitation nerveuse produite par la vivacité de l'air qu'on respire à cette altitude; beaucoup d'autres, de celles qui ne prennent pas de bains, grâce à la fraîcheur bienfaisante des nuits, jouissent d'un sommeil doux et profond.

On ne saurait conseiller notre station aux malades atteintes d'excitation cérébrale. J'ai vu un jeune médecin du Midi, qu'on avait conduit à Barèges, pour l'éloigner de ses études et de sa clientèle, y être pris d'accès furieux, dont nous eûmes beaucoup de mal à nous rendre maîtres. Il va sans dire qu'il n'avait pas pris de bain ni bu une goutte d'eau minérale.

Pour les névropathes on trouvera, au pied de la chaîne, des localités dont l'air est plus sédatif que le nôtre.

Les touristes prédisposés aux congestions pulmonaires ou encéphaliques feront bien aussi de ne pas séjourner à Barèges; même en dehors de tout traitement thermal, ils pourraient s'exposer à des accidents, surtout s'ils se livrent à des ascensions pénibles sur les sommets environnants. Ces excursions pédestres sont encore plus dangereuses pour les vieillards et les individus atteints d'affections organiques du cœur ou des gros vaisseaux.

Les hémorrhagies peuvent aussi être la conséquence de cette espèce d'anémie passagère occasionnée par notre climat et elles sont aussi facilitées par le défaut de pression barométrique. Aussi les épistaxis ne sont pas rares et nous avons vu des hémorrhagies inquiétantes se produire chez quelques dames étrangères et même du pays.

Tous ces accidents sont moins communs chez les malades qui suivent un traitement thermal, il semble que l'influence favorable de la cure contrebalance ce que le climat peut avoir de fâcheux pour certains états pathologiques et pour certaines idiosyncrasies.

D'un autre côté, dans la grande généralité des cas, les effets bienfaisants d'un air pur, vivifiant, tonique, se font rapidement sentir en ranimant, excitant les fonctions organiques, donnant une grande impulsion aux phénomènes intimes de la nutrition, augmentant l'appétit et la rénovation des forces, ainsi que le mouvement périphérique de la circulation; c'est ce mouvement accentué qui dégage les régions centrales, les organes nerveux et les principaux viscères, et qui rétablit ainsi le calme dans les fonctions de la circulation et de la nutrition.

Cette action, si manifestement bienfaisante, transforme rapidement les malades, les anémiques, les tempéraments lymphatiques, les organismes languissants, les scrofuleux, les rachitiques, les enfants, les jeunes filles chlorotiques, les convalescents, les dyspeptiques, les gastralgiques, etc., même en dehors de toute cure thermale.

Nous complèterons plus tard ces études en supputant l'augmentation des globules rouges du sang sous l'influence du climat. Nous espérons démontrer, à l'aide de l'hématomètre, que la seule altitude imprime une suractivité telle aux fonctions qu'elle transforme les anémiques qui séjournent pendant quelque temps dans notre station; ce qui est très évident par les changements qui s'opèrent en eux, mais ce qu'il n'est pas inutile de confirmer par une constatation matérielle et par des chiffres précis.

On pourra, quand on voudra, établir à Barèges une station de montagne pour la cure de l'anémie. L'influence de l'air, celle des courses dans la montagne, les pratiques de l'hydrothérapie, avec une eau qui n'a que 7 à 8 degrés centigrades, même au cœur de l'été, permettent de traiter et de guérir rapidement l'appauvrissement du sang, cette plaie de la société moderne, qui semble tous les jours faire de plus grands progrès dans toutes les classes, parmi les habitants des villes et même des campagnes.

Les études de climatothérapie ne sont pas très avancées en France; sous ce rapport les Allemands, les Américains et surtout les Suisses nous ont de beaucoup devancés. Il suffira de citer les travaux du docteur Lombard, de Genève, et les nombreuses *sanatoria* fréquentées au-delà du Rhin, dans les Andes et dans les Alpes par une foule de malades. Dans les Pyrénées, si bien disposées pour réaliser ce progrès thérapeutique, il n'y a encore rien de fait. Et cependant on trouverait là des sites, à des altitudes diverses, très bien placés pour instituer des cures de petit lait, des cures de raisin, des stations estivales, de même que des séjours d'hiver. D'après les acquisitions nouvelles de l'aérothérapie, il semble que le séjour des altitudes même en hiver, est favorable aux poitrinaires; nous avons dit notre sentiment à ce sujet : nous pensons qu'on ne pourrait, sans danger, leur faire dépasser les hauteurs de 5 à 600 mètres; mais ces malades trouveront là, au cœur des montagnes, des vallées extrêmement riantes et abritées, où ils pourront séjourner en toute sécurité et améliorer leur situation. Dans notre région, il faut citer Luz, comme réunissant toutes les conditions désirables pour l'installation de villas sanitaires telles que nous les comprenons.

Il est bien certain que la descente des eaux de Barzun à Luz mènera à ce résultat, et que ce magnifique projet sera aussi profitable aux habitants de la vallée qu'utile aux étrangers qui viendront en foule la visiter et l'habiter.

On trouvera peut-être que je suis en contradiction avec moi-même, et que certains des résultats auxquels j'arrive infirment ceux que j'ai trouvés précédemment. Ainsi j'ai affirmé qu'à Barèges les eaux et le climat avaient pour effet d'abaisser le pouls et la température, et d'un autre côté je constate que l'anémie disparaît sous l'influence de ces deux facteurs. Avant d'établir qu'il y a incompatibilité entre ces constatations, il faudrait prouver que les anémiques ont une température plus faible que les pléthoriques; c'est le contraire qui a lieu, de même que, dans un membre paralysé, il y a plus de chaleur thermométrique que dans un membre sain. Du reste, nous avons vu qu'on conteste le rapport direct entre les températures observées et l'accroissement des combustions interstitielles, ainsi que celui des déchets organiques. Il n'y a donc point de relation intime entre les phénomènes de nutrition et la chaleur animale; donc rien d'anormal entre le fonctionnement meilleur du mouvement d'assimilation et de déssassimilation et le ralentissement de la circulation générale entraînant une décalorification; de même qu'une gêne dans la circulation, un arrêt dans le mouvement molléculaire des tissus, amène une accélération du pouls et une augmentation de calorique, début et signe de toute fièvre, de toute inflammation.

Quant aux températures locales, étudiées depuis peu, elles promettent déjà des notions de dignostic et de pronostic qui sont des révélations inattendues et bien précieuses.

Il ne faut donc pas se lasser d'observer, d'expérimenter, ne pas se presser de conclure, d'exclure; en physiologie comme en thérapeutique, il faut accumuler les faits, les coordonner, les harmoniser; c'est alors seulement que la science sera faite. Il faut encore du temps pour cela. Tous les ans, à Barèges, de nouveaux travaux sont entrepris et font faire à la science hydrologique un pas de plus, soit en scrutant la composition intime des eaux, soit en étudiant les effets physiologiques qu'elles produisent, soit en faisant ressortir les résultats thérapeutiques qu'on en obtient.

En l'absence de renseignements plus précis et pour nous faire une idée de la mortalité à Barèges sur des documents incontestables, nous avons relevé les décès survenus à l'hôpital militaire de 1825 à 1878. Dans cette période de 54 ans, 69 malades ont succombé à Barèges, sur 32,565 traités. Nous avons classé ces 69 décès en plusieurs catégories bien distinctes : 10 décès qu'on peut attribuer à l'usage, à l'abus des eaux : congestion cérébrale, résorption purulente, etc.; 18 morts dont on peut accuser les influences climatériques : rhumatisme, hémoptysie, phtisie pulmonaire, pneumonie, etc,; 18 par suite de maladies épidémiques, dont le germe le plus souvent avait été puisé ailleurs : fièvre muqueuse, variole, érysipèle, etc.; 20 décès qui furent la conséquence fatale des affections très graves dont les malades étaient porteurs à leur arrivée à Barèges : consomption, marasme, caries vertébrales et autres, tumeurs blanches; enfin 3 accidents, dont on ne saurait raisonnablement accuser Barèges : une hernie étranglée, 2 chutes de cheval mortelles. Au total 69 décès, en 54 ans, donnant un peu plus d'un décès par an, sur 470 malades traités.

Poussant plus loin notre enquête, nous avons voulu savoir ce que devenaient, au point de vue de la mortalité, ceux de nos malades évacués sur l'hôpital de Tarbes et ceux qui sont renvoyés à leur corps à la fin de chaque saison thermale; nous avons consulté, pour cela, le registre des décès de l'hospice de

Tarbes, et les renseignements qui nous sont transmis, régulièrement chaque année, sur le résultat de la cure faite par les militaires malades de l'année précédente. Voici les chiffres relevés pour 11 ans, de 1868 à 1878 : décès à Barèges 12, dont 4 caries diverses, 1 coxalgie, 1 résorption purulente, 2 pneumonies, 1 apoplexie pulmonaire chez un malade atteint de carie des vertèbres cervicales, 1 congestion cérébrale chez un officier, qui était épileptique et n'avait pas pris de bain, 1 érysipèle de la face chez un infirmier, qui arrivait de Bayonne, où cette affection régnait épidémiquement, 1 péritonite aiguë suppurée aussi chez un infirmier, sans qu'on ait pu trouver la cause de sa maladie.

18 décès survenus à Tarbes sur des malades évacués de Barèges : dont 7 caries diverses, 1 abcès par congestion, 1 résorption purulente, 3 coxalgies, 1 cachexie scrofuleuse, 1 phtisie pulmonaire chez un scrofuleux, 1 paralysie générale, 2 méningites tuberculeuses, dont un infirmier, 1 pleurésie accidentelle chez un dartreux; 28 décès constatés au corps, dans l'année qui a suivi la cure thermale de Barèges, dont 1 carie vertébrale, 1 abcès froid, 3 tumeurs blanches, 2 phtisies pulmonaires, 2 paralysies générales, 2 myélites, 1 anémie, 1 adénite suppurée; total 13, dont la terminaison doit être attribuée à la maladie qui avait motivé l'envoi aux eaux; restent 15 décès pour d'autres causes, telles que : 1 anthrax, 1 apoplexie cérébrale, 1 hémiplégie cérébrale, 1 anévrisme de l'aorte, 1 fièvre typhoïde, 1 dysenterie, 1 chute de cheval, 1 syphilitique qui a été jugé, condamné et fusillé ! enfin 7 décès déterminés par des causes inconnues. En résumé, en 11 ans, sur 9401 malades traités, nous trouvons 58 décès, ou un décès sur 162 malades, ou 850 traités et 5 décès par an; ou, en ne tenant pas compte des décès accidentels, 38 décès pour 9400 malades, en 11 ans, donnant un décès par 247 malades, ou 3 décès par an. Nous ne croyons pas qu'on puisse produire des chiffres plus satisfaisants, eu égard à la gravité des cas envoyés à Barèges, qui est une espèce de cour d'appel, où les malades n'arrivent qu'en dernier ressort, après avoir épuisé les ressources de la thérapeutique et souvent la juridiction des autres stations thermales.

Si l'on avait soin de ne pas envoyer à Barèges des malades, qui ne peuvent affronter le climat sans danger, comme les phtisiques, ou de n'y pas conduire des malheureux dont l'état avancé de marasme ou de cachexie ne permet d'espérer aucun résultat favorable, on aurait bien moins de décès à constater. J'ajoute que pour les malades civils, l'envoi à Barèges étant motivé avec plus de prudence, les malheurs de ce genre sont moins à craindre, et ce n'est que très rarement que nous avons à enregistrer un décès dans cette classe de baigneurs.

CHAPITRE XXII.

Action des eaux minérales et de celles de Barèges en particulier.

Est-il possible de donner une explication satisfaisante des phénomènes observés par nous et relatés dans les chapitres précédents ? Peut-on les mettre d'accord avec les idées qui règnent actuellement sur la médecine en général et sur le dynamisme des eaux sulfureuses ?

Nous essaierons de répondre à ces deux questions, pour épuiser notre sujet, en attendant que notre théorie, mieux fixée sur ses bases, puisse triompher de toutes les objections.

Dans l'étude des eaux sulfureuses, on s'attache surtout à l'action du soufre, qui sert à les caractériser; cela vient des impressions primitives que la science n'a pas encore songé à secouer. L'odeur de soufre, plus ou moins prononcée dans ces eaux, a suffi pour les faire nommer, empiriquement, *sulfureuses*, et cette classification a été adoptée tout d'abord sans contrôle. En examinant les analyses faites par nos habiles chimistes, on est tout étonné de voir que le principe sulfureux ne prédomine pas dans leur composition.

Parmi les substances composées, c'est le silicate de soude qui l'emporte de beaucoup, puis le chlorure de sodium; le sulfure de sodium ne vient qu'en troisième ligne, et encore sur les lieux d'emploi, il a subi une transformation et est passé à l'état de sulfite et d'hyposulfite de soude.

Parmi les substances simples, la soude tient le premier rang, puis l'acide silicique, puis le chlore, puis enfin le soufre en trop minime proportion, pour expliquer la classification et l'action thérapeutique de ces eaux, qui, chimiquement parlant, devraient être appelées : *alcalines sodiques*.

Pour être bien fixé sur leur action physiologique et thérapeutique, il faudrait rechercher l'influence du silicate de soude et du chlorure de sodium sur les fonctions vitales, leurs propriétés curatives, et les comparer avec les effets produits par les eaux dites sulfureuses.

Il faudrait savoir aussi sous quelle forme ces substances sont absorbées et agissent sur les organes sains et malades, sur les fonctions normales ou déviées.

Nous ne parlerons pas des autres éléments des eaux, dont le rôle n'a pas encore été suffisamment étudié, comme le fluor, qui est un élément essentiel de l'organisme humain, et qui, d'après les travaux de Nicklès, de Nancy, se trouve partout, mais surtout dans les eaux minérales. D'autres, comme le lithium, que M. Garrigou a signalé aux Eaux-Bonnes, et que l'analyse spectrale vient de dévoiler dans les eaux de Barèges, où M. Filhol en trouvait déjà des traces en 1860.

On voit combien sont nombreuses les inconnues de ce problème complexe de l'action des eaux minérales et combien il est urgent d'y porter le flambeau scientifique, œuvre à peine ébauchée depuis quelques années.

Le soufre a des propriétés excitantes manifestes; on était parti de là pour admettre la stimulation comme conséquence de l'usage des eaux sulfureuses. C'est une erreur; ces eaux ne sont pas excitantes, et ce n'est pas le soufre qui agit en elles, la quantité qu'elles en contiennent est presque insignifiante.

Le soufre est excitant, mais les sulfites et les hyposulfites de soude sont hyposthénisants; et c'est sous cet état principalement qu'à Barèges les eaux sont minéralisées sur les lieux d'emploi et surtout à la piscine.

Il faut donc s'entendre sur l'excitation produite par les eaux. Pour nous, il faut la diviser en plusieurs espèces bien distinctes, qu'on peut résumer dans le tableau suivant :

Excitation produite par les eaux :	locale......	externe, topique.
		interne, dépurative.
	générale....	nerveuse, stimulante,
		pathologique, ou fébrile.

La première, locale, externe, topique, s'exerce sur la peau

en général, et produit ce qu'on appelle la poussée thermale, ou se borne à modifier les dermatoses et autres altérations de l'enveloppe cutanée ; elle agit aussi sur les papilles nerveuses périphériques, qui stimulent par action réflexe le système central ; l'autre, par action élective, s'attache à un organe ou à un tissu malade, réveille sa tonicité, fait disparaître les éléments morbides et les remplace par des éléments sains, pour ramener les tissus à leur état normal ; une condition essentielle dans l'efficacité de ces phénomènes de rénovation, c'est de se passer en silence et sans réaction.

L'excitation générale, qui porte sur l'économie tout entière, est surtout reprochée aux eaux sulfureuses comme nuisible, comme ne s'adaptant pas à toutes les idiosyncrasies, à tous les tempéraments; de là, l'exclusion des établissements thermaux d'une foule d'individus ou d'accidents morbides qui sont censés ne pouvoir les aborder sans danger.

Il y a encore là une confusion : l'excitation générale existe, mais elle se divise en deux genres bien séparés. La première, nerveuse, constante, est physiologique, bienfaisante; elle n'est jamais congestive, inflammatoire. Pour la combattre, lorsqu'elle est trop vive, on emploie avec succès les antispasmodiques et les narcotiques ; c'est elle qui réveille les fonctions générales de nutrition, qui préside aux crises salutaires qu'on observe si fréquemment pendant les cures thermales, et dont les plus communes se traduisent par des altérations de quantité ou qualité dans les urines ou les sueurs ; c'est elle qui, poussée à son summum, produit chez les baigneurs ces lassitudes, ces courbatures, ces maux de tête, ces embarras gastriques, ces diarrhées ou ces constipations, ces agitations nocturnes, ces insomnies, etc., dont ils se plaignent si fréquemment. Ces accidents doivent être surveillés de près, car ils peuvent devenir pathologiques, et alors ils rentrent dans la deuxième espèce d'excitation, celle qui doit être évitée. Cette dernière, confondue ordinairement avec la précédente, n'est jamais la conséquence d'une cure bien dirigée ; elle provient toujours de l'abus des eaux, ou de leur application intempestive ou maladroite; elle est aussi très souvent la suite des excès ou des imprudences des baigneurs.

Pour moi, la fièvre thermale n'existe pas; cet accident est toujours dû à un état pathologique préexistant ou provoqué par l'abus des eaux, les écarts de régime ou les influences climatériques. Aussi je ne retrouve pas à Barèges les phénomènes que M. de Rance vient de décrire pour Néris. (*Acad. de méd., avril* 1880.)

Pour s'entendre du reste, il suffit de réserver le mot excitation pour désigner les phénomènes morbides causés par les eaux. Le mot stimulation serait employé pour caractériser l'incitation bienfaisante qu'elles communiquent aux fonctions physiologiques.

La conséquence pratique de tout ceci, c'est que les personnes nerveuses, irritables, sont celles qui supportent le moins bien les eaux thermales sulfurées, et que les individus sanguins peuvent les fréquenter sans inconvénient, si leur cure est bien dirigée, tandis que les lymphatiques n'en peuvent retirer que de bons effets.

Enfin l'excitation thermale doit être distinguée en excitation vasculaire sanguine immédiate et passagère, qui accompagne ou suit le bain chaud, et en sédative, consécutive et prolongée, qui est le véritable effet de la cure. On a trop longtemps confondu ces deux effets.

Nous avons vu que les principes minéralisateurs des eaux sulfureuses, sulfites et hyposulfites de soude, pouvaient expliquer l'action sédative observée. Quel est l'effet du calorique considéré isolément? Il agit dans le même sens. L'opinion de plusieurs hydrologues de grand mérite est que le calorique des eaux explique leur action hyposthénisante sur le pouls.

On sait qu'un bain chaud produit une excitation immédiate de la circulation, qui est suivie d'une réaction en sens contraire, laquelle se traduit par un ralentissement du mouvement circulatoire; un bain frais produit des résultats tout opposés.

Il y a peu de temps que les actions du calorique, en plus ou en moins, ont été mises en lumière; c'est Trousseau qui le premier en préconisa l'application thérapeutique.

Pour combattre les inflammations, il faut donc employer le

calorique en excès, par applications courtes et intermittentes, de façon à produire une réaction antiphlogistique prononcée. De même, le froid sera excitant si on n'en prolonge pas l'usage. Les effets contraires seront obtenus par l'application permanente de la glace ou de la chaleur, mais cela ne peut avoir lieu que sur des parties restreintes, l'emploi généralisé et prolongé de ces agents étant inapplicable et dangereux. Cependant le calorique n'est pas l'agent exclusif de la sédation produite par nos eaux. La minéralisation et le calorique agissent de concert pour produire les résultats que nos expériences révèlent.

Il était intéressant de savoir si le climat de Barèges avait une influence parallèle ou opposée à celle des eaux.

Nous avons essayé de démontrer que la station de Barèges, par son altitude, est à la fois excitante du système nerveux et sédative de la circulation ; ce qui explique l'efficacité suprême de nos thermes par l'action convergente des éléments constitutifs des eaux et du climat.

Avec des idées préconçues, on ne voit pas ou on néglige des faits qui contrarient les théories adoptées. Ainsi, avec le système de l'excitation, les maladies organiques du cœur doivent s'aggraver à Barèges ; il n'en est rien cependant. Avec la théorie de la sédation, elles doivent s'améliorer ; c'est ce qui arrive, en effet, pour certaines d'entre elles, qui sont susceptibles de s'amender par la régularisation des fonctions circulatoires. J'ai déjà réuni quelques cas de ce genre, et j'en citerai plusieurs exemples dans la troisième partie de ces études.

Gigot-Suard, à Cauterets, le docteur Dufresne de Chassaigne, à Bagnols, Gerdy, à Uriage, etc., ont obtenu et publié des faits semblables.

Ce qu'il faut craindre dans les établissements sulfureux hyperthermaux, c'est la congestion vive et passagère du début des bains et de la cure, et l'incitation nerveuse développée pendant le traitement. Ce sont là deux contre-indications ; on peut éviter la première par des précautions, il est impossible de se soustraire à la deuxième, qui constitue le seul obstacle sérieux à leur application sur certains sujets.

Les effets physiologiques de l'usage des eaux de Barèges ont été comparés, par Bordeu, à ceux du café. « Les effets du café » pourraient, à quelques égards, se comparer à ceux de nos » eaux. » (*Mal. chr.*, p. 308.) Cette analogie est détruite, en apparence, par nos expériences, qui dévoilent une diminution notable des mouvements de la circulation à la suite de nos cures thermales, tandis qu'il semble certain, pour tout le monde, que l'ingestion d'une certaine dose de café doit provoquer une accélération du pouls.

Cependant le désaccord disparaît selon le mode d'expérimentation suivi et l'analogie n'en devient que plus frappante entre les troubles circulatoires produits par les eaux de Barèges et ceux qui suivent l'usage du café.

Nous avons fait voir que si l'on étudie le pouls après le bain, on trouve le nombre de pulsations augmenté, mais que ce nombre s'abaisse au-dessous de la normale, si on le consulte au moment le plus éloigné de l'immersion et que cette décroissance se prononce davantage à mesure qu'on avance dans la cure thermale.

Il en est de même pour le café; une dose ordinaire, prise après les repas, augmente la force et la vitesse du pouls; d'après Trousseau, cette augmentation varie de 5 à 10 pulsations en plus. Au contraire, d'après M. Jomand, le café, administré à doses élevées, diminue le nombre des pulsations, et le pouls, qui battait 84 à la minute, s'abaisse, sous son influence, à 75. (*Thèse inaugurale*, Paris, 8 août 1860.)

Les autres effets du café, étudiés physiologiquement dans ces derniers temps, tendent à faciliter la digestion, à régulariser la nutrition et à aider puissamment à supporter l'abstinence.

« Quant aux excrétions, le café, à dose physiologique, augmente, toutes choses égales d'ailleurs, la quantité d'urine » rendue dans les vingt-quatre heures, mais il diminue la » quantité d'urée excrétée dans ce même temps; d'après les » observations de Bœcker et de Lehmann, il diminue aussi la » quantité d'acide carbonique évacuée dans les vingt-quatre » heures.

« Ces deux faits établissent, de la façon la plus nette, que le » café modère les décompositions organiques.

« En modérant les décompositions organiques, en diminuant la proportion d'urée, le café a-t-il pour effet d'augmenter la proportion d'acide urique excrété?

« Pour certains individus, ce fait est incontestable, leurs » urines déposent de l'acide urique et des urates, après l'ingestion d'une dose modérée de café; pour le plus grand » nombre, ce phénomène ne s'observe pas.

« Toujours est-il que le café est un excellent diurétique. » (Bouchardat, *Ann. de Thér.*, 1868, p. 281.)

Il est impossible de voir une analogie plus grande entre les effets physiologiques de deux agents si peu semblables par leur origine et leur composition.

Le café, la caféine, comme la quinine, sont des excitants du système nerveux, des hyposthénisants du système sanguin.

Si l'on y ajoute la vertu de chasser le sommeil que les eaux de Barèges possèdent comme le café, la concordance est parfaite.

Il doit donc y avoir également similitude dans les effets thérapeutiques, c'est-à-dire que l'action principale des eaux sulfureuse se porte, comme celle du café, sur le système nerveux de la vie organique, pour modifier et régulariser le mouvement de nutrition altéré ou dévié.

Nous pourrions encore comparer les effets physiologiques produits par les eaux de Barèges avec ceux qui suivent l'ingestion de certaines substances, récemment étudiées, telles que la *digitale*, le *veratrum viride* (Oulmont), le *sulfate de quinine*, l'*alcool*, la *coca*, le *maté*, etc. (Marvaud); médicaments dits d'épargne, et que Gubler a si justement nommés *dynamophores*.

Les travaux auxquels ils ont donné lieu ont été inspirés par l'École de Strasbourg et principalement par le professeur Hirtz; ils démontrent qu'une foule d'agents thérapeutiques ont des effets physiologiques analogues à ceux que j'ai signalés pour les eaux de Barèges.

Tous les agents sédatifs de la circulation, ou antipyrétiques, auraient une action stimulante sur la nutrition.

Le sel de nitre diminue aussi le nombre des pulsations, au même titre que la digitale, le café, etc.; les diurétiques auraient donc cette propriété commune de déprimer la circulation. Nous avons vu que les eaux de Barèges activent les sécrétions urinaires et sudorales, tout en modérant le pouls.

Dans l'état actuel de la science, il serait difficile de donner une explication plausible de ces faits; c'est un rapprochement intéressant, un jalon pour la thérapeutique de l'avenir.

Dans la composition complexe de nos eaux, nous avons vu que le soufre n'est pas l'élément le plus important et que pour se rendre compte de leur action l'attention doit se porter plutôt sur les silicates alcalins, dont l'action physiologique et thérapeutique a été étudiée déjà, par Rabuteau, Champouillon et par Gigot-Suard à Cauterets; sur les sulfites et les hyposulfites terreux appliqués, en Italie, au traitement des affections zymotiques et au pansement des plaies de mauvaise nature (Polli, Minich); on sait que la silice est fort employée par les homœopathes. Le chlorure de sodium est aussi un médicament très précieux et trop négligé, utile dans la scrofule, la phtisie, c'est un antiseptique par excellence et un des éléments les plus essentiels de notre organisme; enfin, le sodium, la soude, sont mieux tolérés par l'économie que les substances auxquelles la potasse sert de base; aussi est-ce maladroitement qu'on prépare les bains sulfureux artificiels avec le sulfure de potasse; il est préférable de conseiller et de prescrire les médicaments dans lesquels entre le sodium plutôt que ceux qui sont combinés avec le potassium (iodures, bromures, chlorures, etc.). De même, il faudrait distinguer parmi les eaux minérales, dites sulfureuses, celles qui sont stables, comme celles de Barèges, de celles qui s'altèrent rapidement; d'autres qui ne contiennent que de l'acide sulfhydrique, de celles qui sont minéralisées par le sulfure de calcium, etc. On ne saurait attribuer les mêmes effets, ni les mêmes vertus, à des médicaments si différents, si variés, et il n'y a rien d'excessif à prétendre que les fontaines sulfureuses des Pyrénées ont des spécialisations bien différentes, suivant leur nature et suivant l'expérience clinique, qui a devancé à ce sujet les progrès et les indications de la chimie.

Les médecins italiens, à la suite de Giacomini, ne croient pas que les eaux minérales soient excitantes, ils leur accordent des propriétés franchement *contro-stimulantes*.

Appréciant le mode d'action des eaux sulfureuses, MM. les docteurs Senac-Lagrange, à Cauterets; de Larbès, à Barbotan; Cazenave de la Roche, aux Eaux-Bonnes, reconnaissent que ces sources sont excitantes du système nerveux et sédatives de la circulation.

En hydrothérapie, on admet que l'eau froide produit des effets tout contraires, c'est-à-dire une sédation du système nerveux et une stimulation du courant circulatoire.

Pour en revenir à nos eaux, elles sont véritablement antiphlogistiques; c'est là l'opinion de Bordeu, qni la formule très carrément dans ses ouvrages : « Il est constaté par une » foule d'expériences que les fièvres intermittentes, les mala- » dies aiguës, *même les très aiguës*, peuvent être guéries par » nos eaux. » (Ouv. cité, p. 342.)

Nous possédons plusieurs faits qui prouvent que les plaies, blessures, contusions, entorses, etc., récentes, sont rapidement améliorées par l'application énergique de nos bains et de nos douches. Duplan, dans ses excellents mémoires, a cité quelques cas de ce genre.

En remontant à l'origine de l'emploi thérapeutique des eaux, on voit que les premiers expérimentateurs, les bergers de ces montagnes, qui ont conservé la tradition primitive, n'hésitent pas à soumettre à la médication thermale toutes les blessures de fraîche date, et c'est pour des accidents semblables, guéris rapidement, que la vertu miraculeuse des eaux a été proclamée. Ce n'est que plus tard, et par raisonnement, que l'on s'est déterminé à n'envoyer aux eaux thermales que les lésions chroniques, les affections aiguës en étant exclues théoriquement. Cependant on est déjà revenu de la prétendue fonte du cal par l'action des eaux dans les fractures récentes. On reviendra également sur d'autres erreurs fondamentales.

Les seules contre-indications formelles sont celles des maladies fébriles, et encore les sulfites et les hyposulfites ayant été préconisés contre les maladies *zymotiques*, voilà nos eaux sulfureuses qui leur sont applicables, au moins en boisson.

Cependant il ne faut rien exagérer, et il est bien loin de notre pensée de vouloir augmenter l'application de nos eaux ; nous trouvons, au contraire, qu'on a trop étendu leur usage. Dans la troisième partie de cet ouvrage, nous nous efforcerons de restreindre leur emploi aux affections contre lesquelles elles ont le plus de succès.

Nous avons voulu seulement, dans les considérations précédentes, faire voir toutes les conséquences qui découlent des expériences nouvelles auxquelles nous nous sommes livré et en déduire les applications théoriques, par lesquelles on peut arriver à l'explication du mécanisme des eaux comme agents thérapeutiques.

Les eaux minérales pourraient être divisées, comme les autres médicaments, en toniques, stimulantes, altérantes, antiphlogistiques ou émollientes, purgatives, diurétiques, sudorifiques, antispasmodiques, etc. Quelques-unes de ces qualités sont réunies et combinées diversement dans plusieurs d'entre elles. Il est certain que le plus grand nombre a une action stimulante et tonique; ce sont là les vertus des eaux de Barèges, qui les possèdent à un suprême degré.

L'action thérapeutique des eaux minérales se tire de leur thermalité, de leur composition chimique, et aussi de certains principes qu'elles contiennent et dont l'action particulière n'est pas encore assez étudiée.

Ainsi M. Béchamp (*Analyse des eaux de Vergèze* (Gard), dans le *Montpellier médical* de mars 1868) pense que les organismes vivant dans les eaux minérales peuvent avoir une action thérapeutique. Si certains infusoires sont producteurs de maladies, dit-il, d'autres espèces, dans d'autres circonstances, peuvent être considérées comme agents thérapeutiques.

Il faudrait donc approfondir l'étude de la matière organisée, dont les eaux des Pyrénées sont si richement pourvues, et qui joue un si grand rôle dans leur formation et dans leurs propriétés curatives. Cette *barégine*, aujourd'hui mieux connue, contient une grande variété de végétaux et d'animaux microscopiques, qui ne sont pas tous classés, décrits, et qui agissent à la façon de ferments, soit au sein des eaux, pour y produire des transformations chimiques, soit au sein de l'organisme humain, pour y combattre les éléments morbides.

Est-ce à l'azote contenu dans les eaux de Barèges qu'il faut attribuer leur action sédative? Les hydrologues espagnols ne manqueraient pas de l'affirmer, les médecins français n'osent pas les suivre dans cette voie. Pourquoi? c'est qu'ils sont imbus du préjugé qui fait passer toutes les eaux sulfureures pour être excitantes. Nos expériences cependant prouvent le contraire. En supposant qu'on ne les connaisse pas ou qu'on ne veuille pas les admettre, on ne peut pas dire que toutes les eaux sulfureuses sont excitantes, puisqu'il est de notoriété, par exemple, que les sources de Barzun à Barèges et celles de Saint-Sauveur, sans quitter notre région, sont éminemment hyposthénisantes, sédatives, calmantes et employées comme telles. Or, ces sources sont très sulfurées, bien plus que d'autres, qui passent pour excitantes, mais elles contiennent une grande quantité d'azote à l'état libre; il en est de même de la source Louvois, de la source Troy, à Barèges. Il faudra donc désormais doser les gaz contenus dans les eaux minérales, les analyser, étudier leurs effets sur l'économie et les faire entrer en ligne de compte dans leur action thérapeutique.

Le mot stimulation, que nous adoptons, vaut donc déjà mieux que celui d'excitation, qui a quelque chose de fâcheux, tandis que la stimulation est bienfaisante. L'action tonique est stimulante, mais la tonicité n'est pas l'excitation, au contraire. La tonicité, c'est la force; l'excitation, c'est la faiblesse.

Voilà donc expliquée l'action dynamique des eaux qu'il faut rechercher, non dans la suractivité vasculaire, mais dans la stimulation des forces vitales.

Le mode tonique, stimulant, reconstituant est donc celui qui a de la prépondérance sur tous les autres, il est peut-être le seul réellement en jeu; ou du moins, en activant les fonctions de nutrition, favorisant l'assimilation, la reconstitution des tissus par les éléments nouveaux, chassant par une force élective de sélection naturelle les éléments anormaux, se servant pour cela des voies d'élimination, de désassimilation, sudorèse, diurèse, etc., il provoque la spoliation, la dépuration, qui ne sont que la conséquence de l'action tonique.

Il semble que l'on pourrait résumer, synthétiser, simplifier ainsi l'action des eaux, rendre leurs effets plus tangibles, moins mystérieux, moins compliqués qu'on ne croit.

Les influences hygiéniques s'unissent admirablement à ce mode curatif des eaux pour en aider et en doubler l'effet. L'air pur des montagnes, la fraîcheur de la température, l'exercice salutaire, les distractions, l'oubli des affaires et des soucis, voilà bien des motifs pour relever les forces physiques et morales et les mettre à la hauteur de la mission qu'on attend d'elles, la guérison longtemps cherchée, inespérée des maladies chroniques, contre lesquelles tous les moyens ordinaires ont échoué.

Lorsque Astrié, consciencieux observateur et historiographe si précis de toutes les opinions émises sur l'action des eaux, arrive au *mode sédatif*, il ne s'agit plus pour lui de fièvre, d'inflammation, d'excitation vasculaire à combattre; il attribue à certaines eaux une action hyposthénisante du système nerveux, antispasmodique et cela est très exact.

De même que nous avons constaté à Barèges, avec nos bains à 36° et nos eaux fortement minéralisées, un effet sédatif de la circulation et excitant du système nerveux, de même nous avons à Barèges même une source, à température faible, à minéralisation aussi accentuée, qui produit des effets différents; elle calme admirablement l'excitation nerveuse morbide ou innée, et tout en produisant les effets antiphlogistiques, elle n'a plus cette stimulation locale des autres eaux de Barèges, ne réveille jamais la susceptibilité nerveuse et calme au contraire celle qui a été produite par les bains du grand établissement. Cette source précieuse est celle de *Barzun;* elle offre, en quelque sorte, le remède à côté du mal.

Ces effets sont réels; leur explication est plus difficile, mais ils ont été constatés dans d'autres stations, telles que Enghien, Bourbon-Lancy, Allevard, Bagnères-de-Bigorre (Salut), Ussat, etc.

Nous avons tenté de débrouiller un peu ce chaos. Sans doute

nos explications laissent à désirer, mais nous avons établi une distinction précieuse entre l'agitation vasculaire et la stimulation nerveuse; et sans les rattacher précisément à tel ou tel agent chimique ou physique, nous disons : les eaux de Barèges, chaudes et minéralisées, excitent les nerfs, calment le sang; les eaux de Barzun, peu chaudes et minéralisées, calment les nerfs et n'excitent pas le système circulatoire.

Je voudrais avant tout me défendre du reproche d'avoir avancé des théories fantaisistes ou des opinions hasardées; c'est pourquoi, après les avoir basées sur des expériences incontestables, j'aime à les appuyer et à les corroborer du sentiment des hommes les plus compétents en ces matières, qui font autorité dans la science et dont le théâtre d'observation est justement placé près des sources sulfureuses les plus célèbres des Pyrénées. C'est ainsi que j'ai emprunté souvent aux écrits de M. Lambron à Luchon, d'Astrié qui exerçait à Ax, de Gigot-Suard à Cauterets, de M. Pidoux aux Eaux-Bonnes de M. Le Bret à Barèges même. Je dois beaucoup aussi à M. Durand-Fardel et à ses saines doctrines. C'est sous le patronage de ces hommes éminents que je place ces faibles essais; et c'est avec un sentiment de légitime orgueil que je rappelle ici les suffrages flatteurs que mes études ont trouvés près des Sociétés savantes de France et près du Conseil de santé des armées.

Comme je l'ai déjà établi dans cet ouvrage, c'est dans les phénomènes organiques intimes, dans les fonctions soumises à l'action du grand sympathique, dans les diverses opérations d'assimilation et de désassimilation, qui constituent la nutrition, que l'on doit rechercher les perturbations physiologiques apportées par l'usage des eaux, afin de découvrir le mécanisme et le secret de leur action bienfaisante.

Voilà pourquoi l'expérimentation physiologique près des stations thermales n'est pas une recherche vaine; voilà pourquoi je n'ai pas hésité à entreprendre et à publier un essai de ce genre, qui servira à jalonner la route des expérimentateurs futurs et de préface aux recherches que je me propose de poursuivre dans cette voie.

En détruisant la théorie de l'excitation, mes expériences détruisent aussi la théorie de Bordeu sur le retour à l'état aigu des maladies chroniques par l'action des eaux minérales; mais elles confirment la théorie de la spécialisation et de l'action reconstituante des eaux; c'est là la théorie moderne soutenue par les esprits les plus élevés et les plus autorisés; c'est celle qui répond le mieux aux progrès de la science et aux faits observés.

L'origine des nerfs vasculaires ou vaso-moteurs, placée d'abord dans le système ganglionnaire, est rattachée actuellement, depuis les travaux de Schiff, à l'influence médullaire, de façon que les circulations locales et leurs perturbations, la calorification et la nutrition, en général, ne seraient pas sous la dépendance exclusive du grand sympathique.

Cependant il y a encore bien des questions à élucider sur un pareil sujet. Il ne nous semble pas possible d'admettre que la circulation capillaire, les phénomènes de calorification et de nutrition soient commandés par des nerfs d'origine différente. Alors on s'expliquerait l'action des eaux minérales se portant plus spécialement sur tel ou tel système nerveux, activant la nutrition des organes, les fonctions d'assimilation et de désassimilation, tout en ralentissant la circulation et diminuant la température physiologique.

M. Cl. Bernard (Mémoires de la société de biologie, 1852, *Recherches expérimentales sur le grand sympathique*) a prouvé que la section d'un filet ganglionnaire amène une suractivité considérable de la circulation et une augmentation de la température dans les parties auxquelles se distribue le filet coupé ou paralysé; il a montré ensuite que quand on galvanise un nerf sympathique, la circulation s'arrête et les parties se refroidissent rapidement. Pourquoi la stimulation nerveuse produite par les eaux thermales, ou tout autre agent, ne produirait-elle pas un effet analogue, c'est-à-dire le ralentissement de la circulation, et par suite l'abaissement de la chaleur dans les parties malades? De là à l'influence antiphlogistique des eaux curative des inflammations chroniques, il n'y a qu'un pas.

Quant à la séparation des fonctions de nutrition intime avec les phénomènes de la circulation capillaire, elle est établie par les recherches de Valentin, que rien n'est venu infirmer jusqu'à présent, et d'après lesquelles l'abolition de l'innervation vaso-motrice ne compromet pas directement la nutrition des parties, mais diminue seulement leur capacité de résistance.

Il semble donc que, dans l'état actuel de la science, la séparation des fonctions de nutrition et de circulation doit être admise et nos expériences tombent d'accord avec la théorie.

Nous avons essayé d'édifier une théorie nouvelle de l'action des eaux de Barèges sur l'organisme.

Si l'on veut bien croire, avec M. Pidoux, que les eaux agissent, non en détruisant le principe du mal, mais en mettant l'économie en état de réagir avec succès contre les influences morbides qui l'assiègent, on nous permettra peut-être de poser une nouvelle formule, qui répond mieux aux données révélées par nos expériences.

Pour nous, l'action des eaux sulfureuses thermales de Barèges peut se définir ainsi :

Relever l'action vitale par l'excitation nerveuse, calmer les processus pathologiques en régularisant et modérant la circulation.

TROISIÈME PARTIE.

EFFETS THÉRAPEUTIQUES.

CHAPITRE XXIII.

Statistique et résultats généraux.

Maintenant que nous connaissons bien le climat, les eaux de Barèges et l'action combinée de ces modificateurs puissants, nous allons examiner ce qu'on peut attendre de cette station thermale au point de vue thérapeutique.

On a peu écrit sur ce sujet; nous essaierons de combler les lacunes laissées par nos devanciers et de fixer les esprits sur la valeur spéciale de nos thermes.

Nous avons réuni un nombre imposant de faits et c'est sur cette base solide que nous espérons faire saillir les espérances et les mécomptes qui attendent les baigneurs et le praticien près de nos sources.

Nos statistiques, faites avec le plus grand soin, portent sur plus de 11,000 malades. Il y a là, certainement, des éléments de conviction destinés à fixer les limites dans lesquelles peut se mouvoir la puissance de Barèges.

Il n'y a pas de poste meilleur que celui de médecin des eaux pour observer des cas rares, des maladies invétérées, rebelles, des guérisons inespérées, des constitutions altérées, des diathèses acquises ou héréditaires, des cachexies profondes, des virus ayant poussé leurs ravages à l'extrême, des sujets bizarres, névropathes, syphilomanes, etc., etc.

C'est près des sources thermales qu'on rencontre le rebut de la pratique ordinaire, l'opprobre de la thérapeutique rationnelle ou excentrique. L'hôpital de Barèges offre un vaste champ d'études, la réunion de tous les cas graves ou intéressants de l'armée; en temps de paix, en temps de guerre, dans les vicissitudes de la vie de garnison ou dans les expéditions lointaines sous les climats les plus variés.

Nous faisons donc tous les ans une ample moisson de faits intéressants, parmi lesquels nous n'aurons que l'embarras du choix pour appuyer nos assertions de quelques exemples. Je renonce à publier une collection nombreuse d'observations, ce qui me serait facile, mais allongerait beaucoup cet ouvrage, sans profit pour le lecteur.

Je me contenterai de signaler les faits intéressants, graves ou singuliers qui ont passé sous mes yeux à Barèges et les remarques cliniques auxquelles ils ont donné lieu. On se tromperait fort, si l'on croyait que la pathologie chirurgicale est seule représentée dans nos salles ; on verra que l'observation médicale y a aussi une grande part.

En dehors du groupe fourni par le traumatisme et même dans ce groupe, les accidents diathésiques s'imposent largement, et rentrent tous dans le domaine de la pathologie interne; la médication hydrominérale s'adresse à la constitution bien plus qu'à la lésion locale. Cependant il faut que le médecin des eaux ait une instruction variée et profonde et sa science n'est rien moins que spéciale. Sa sagacité et son expérience sont appelées à s'exercer sur un champ fort vaste, qui comprend toutes les maladies chroniques, c'est-à-dire les plus complexes et les plus graves du cadre nosologique. Il faut, en outre, qu'il ait un grand coup d'œil pour apprécier à première vue des cas très graves et très compliqués; une note du médecin, qui envoie le malade aux eaux, est fort utile pour faciliter l'examen et préciser la situation.

Maladies traitées à Barèges de 1862 à 1878, avec les résultats immédiats et consécutifs de la cure thermale.

MALADIES CHRONIQUES.	NOMBRE.	RÉSULTATS IMMÉDIATS.					RÉSULTATS CONSÉCUTIFS.				PROPORTION % des EFFETS FAVORABLES obtenus.
		Guéris.	Améliorés.	Nuls.	Aggravés.	Morts.	Guéris.	Améliorés.	Nuls.	Morts.	
Nerveuses.....	863	32	598	206	26	1	141	524	189	9	77 %
Rhumatismales.	2,186	173	1,548	404	59	2	431	1,334	415	6	80 %
Herpétiques...	2,512	408	1,652	404	47	1	749	1,219	536	8	78 %
Scrofuleuses...	1,095	91	678	287	33	6	193	465	391	46	60 %
Syphilitiques..	862	95	567	183	17	"	302	409	144	7	82 %
Traumatiques..	3,150	159	2,084	863	43	1	527	1,826	787	40	74 %
Diverses......	429	25	205	170	24	5	90	179	154	6	63 %
TOTAUX...	11,097	983	7,332	2,517	249	16	2,433	5,956	2,616	92	75 %

Dans le tableau ci-dessus, nous n'avons tenu compte que des résultats relevés par nous sur les registres de l'hôpital. D'ailleurs, pour qu'une statistique offre quelques garanties, il faut qu'elle soit homogène, dressée par la même main et le même esprit. Il faut, en outre, qu'elle soit commentée et interprétée pour ne pas être stérile.

Ce tableau a pour objet de mettre en relief les résultats obtenus par l'usage des eaux de Barèges sur les malades traités à l'hôpital militaire thermal pendant 17 années, de 1862 à 1878, en exceptant les années 1870 et 1871 pour lesquelles je n'ai pu obtenir des renseignements certains. Il résume les faits dont j'ai été témoin pendant que j'étais attaché à cet établissement important. Les chiffres inscrits sur ce tableau prouvent une fois de plus la puissance merveilleuse des thermes de Barèges ; ils fournissent également des données nouvelles pour apprécier l'efficacité de ces eaux sur les diverses maladies qu'on y traite d'habitude.

C'est la première fois que la statistique s'occupe de faire ressortir l'influence curative des eaux sulfureuses sur une aussi grande échelle.

On n'avait jusqu'à présent sur ce sujet que des indications incomplètes, dues à l'expérience des médecins qui nous ont précédé, et justifiées par des faits relativement peu nombreux. Nous espérons apporter une lumière plus vive dans les questions litigieuses de la thérapeutique thermale, en publiant ce tableau, qui présente une certitude qu'on chercherait vainement ailleurs.

Les médecins militaires attachés aux établissement thermaux sont mieux placés que leurs confrères civils pour observer la marche des maladies et pour connaître les résultats ultérieurs et définitifs des cures qu'ils ont dirigées. A Barèges, nous continuons le journal de Bordeu, nous prenons l'observation détaillée de tous nos malades, et nous pouvons aujourd'hui montrer et consulter un répertoire qui comprend 20 années (de 1858 à 1878), et un total de plus de vingt mille malades militaires et civils, chez lesquels nous avons suivi et noté les incidents et les résultats de la cure thermale.

Nos malades sont vus tous les jours; tous les progrès, toutes les modifications, tous les accidents qu'ils offrent sont surveillés et notés avec soin; on constate, à la sortie, l'effet immédiat obtenu; enfin, au 1er mars de l'année suivante, chacun des militaires qui a suivi un traitement thermal est contre-visité; on inscrit sur son certificat l'état dans lequel il se trouve, quelle a été l'influence définitive, salutaire, nulle ou défavorable qu'il a éprouvée. Tous ces certificats sont réunis et renvoyés à l'établissement thermal où les militaires ont été traités, pour servir à compléter l'observation de chacun d'eux. Le service médical militaire près des établissements thermaux est dans les meilleures conditions pour fournir des données exactes, consciencieuses, entourées de toutes les garanties, dégagées de toutes les préoccupations. On peut dire que la clinique militaire est une clinique disciplinée, et, par suite, elle présente de grands avantages d'exactitude et de précision, qu'on ne saurait réaliser ailleurs.

On sait combien l'observation suivie est difficile pour les médecins inspecteurs et autres qui exercent près de nos sources minérales; beaucoup de malades ne les consultent même pas, d'autres ne les voient qu'une ou deux fois; pour le plus grand nombre enfin, il leur est impossible de savoir quelle a été l'issue définitive de la cure.

Et c'est là l'important à connaître. Nous aurions pu augmenter beaucoup notre statistique, en y joignant celles qui ont été publiées par Ballard, Pagès, Duplan, etc.; mais ces praticiens éminents n'ont donné que les résultats immédiats du traitement thermal de leurs malades.

Or, les améliorations obtenues pendant la cure s'évanouissent fréquemment, tandis que beaucoup de maladies, qui semblaient réfractaires à l'action hydro-minérale, se modifient avantageusement par la suite.

Que dire d'une dartre qui a disparu, d'un rhumatisme qui s'est amendé? Peut-on affirmer leur guérison radicale? Mais si, un an après le traitement thermal, il n'y a aucune nouvelle poussée, aucune crise pendant l'hiver, on peut regarder la guérison comme probable. Ce sont donc des résultats consécutifs qu'il faut surtout considérer ; nous ne discuterons que ceux-là.

Une difficulté qui se présente dans ce genre de travail, c'est de classer convenablement les maladies nombreuses qui fréquentent nos thermes. Toute classification, dans l'état actuel de la science, a ses défauts. Comme il ne s'agit que des maladies chroniques, j'ai cru devoir en créer une qui m'a paru offrir plusieurs avantages.

J'ai réuni les maladies suivant leur nature. J'ai formé quatre groupes légitimes, qui comprennent les affections diathésiques, dérivant des vices scrofuleux, syphilitique, dartreux et arthritique ou rhumatismal. Un cinquième groupe est fourni par les lésions d'origne traumatique. J'ai mis toutes les affections du système nerveux dans une autre classe ; ces affections nerveuses ne sont pas toutes idiopathiques, loin de là ; et ce groupe serait bien diminué si l'on analysait chacune des maladies qui le composent. Ainsi les névralgies sciatiques sont la plupart d'origine rhumatismale ; il en est de même pour beaucoup de paraplégies, etc. Cependant l'incertitude du diagnostic, l'obscurité qui règne encore pour distinguer la nature de chacune de ces maladies, m'ont engagé à les mettre à part. Un septième groupe, enfin, comprend les maladies *diverses*, dirigées à tort, pour la plupart, vers la station de Barèges, et comprenant, sauf quelques exceptions, les lésions chroniques des organes pulmonaires, digestifs et génito-urinaires.

Le nombre de malades inscrits au tableau de la page 219 est de 11,097 ; sur lesquels, 2433 ont été complètement guéris ; proportion qui paraîtra énorme, si l'on songe qu'on ne reçoit à Barèges que des affections graves, invétérées, qui ont résisté à divers traitements longs et énergiques, à l'action des eaux minérales artificielles et souvent à des cures infructueuses près d'autres stations thermales.

Les améliorations définitives constatées un an après la cure ont été également considérables. Elles comprennent plus de la moitié des résultats connus, de façon que, réunies aux guérisons, elles portent au-dessus des deux tiers les effets favorables obtenus. Les effets nuls composent le dernier tiers. Dans ces effets nuls nous avons compris les réformes ou retraites pour infirmités et les décès, quoiqu'ils ne puissent pas tous être attribués aux progrès naturels de la maladie qui avait motivé l'envoi aux eaux, et encore moins à l'influence fâcheuse de la cure minérale, ainsi que nous l'avons démontré à l'article *Mortalité*, dans la 2e partie de ces Etudes.

En résumé général, sur 11,097 malades, 8,389 ont obtenu des résultats favorables et 2,708 n'ont éprouvé aucune amélioration.

Les guérisons définitives sont de 1 sur 4 malades, ou 25 0/0; les effets favorables, de 3 sur 4, ou 75 0/0; les effets nuls, 1 sur 4, ou 25 0/0; les décès, 1 sur 120 malades, ou 0,83 0/0.

Telle qu'elle est, notre statistique a une valeur pratique réelle; elle porte sur un nombre considérable de malades; c'est le premier document de ce genre publié jusqu'à ce jour. Ces chiffres accusent une énergie d'action et une puissance curative qu'il est sans doute inutile de prouver pour Barèges, mais que nous sommes heureux de confirmer une fois de plus.

Sans entrer dans de grands détails, nous allons faire ressortir les succès obtenus dans chacun des groupes que nous avons établis, suivant la nature des maladies et suivant les organes ou tissus qu'elles affectent.

Pour cela, nous avons rangé les affections d'un certain nombre de malades par ordre de fréquence et par ordre de guérison.

MALADIES RANGÉES SUIVANT LEUR FRÉQUENCE.

Ordre diathésique.

1o	Affections traumatiques	3150
2o	— herpétiques	2512
3o	— rhumatiques	2186
4o	— scrofuliques	1095
5o	— syphiliques	863
6o	— nervosiques	862
7o	— diverses	429
		11097

MALADIES RANGÉES SUIVANT LE PLUS GRAND NOMBRE D'EFFETS FAVORABLES OBTENUS.

Ordre diathésique.

1o	Syphilisme	82 0/0
2o	Rhumatisme	80
3o	Herpétisme	78
4o	Nervosisme	77
5o	Traumatisme	74
6o	Diverses	63
7o	Scrofulisme	60

Ordre anatomique.			*Ordre anatomique.*		
1o	Affections de la peau........	1032	1o	Affections de la peau........	78 o/o
2o	— mixtes (coup de feu).	772	2o	— des muscles et du tissu cellulaire. .	78
3o	— des articulations...	726	3o	— des nerfs.........	77
4o	— des nerfs..........	292	4o	— des articulations...	75
5o	— des os...........	282	5o	— mixtes (coups de feu)	74
6o	— des muscles et du tissu cellulaire....	221	6o	— des muqueuses....	65
7o	— des muqueuses.....	170	7o	— des os...........	64
8o	— des glandes.......	80	8o	— des glandes.......	62

Les affections les plus nombreuses sont les lésions traumatiques, puis celles qui dérivent du principe dartreux, puis viennent les rhumatismes, les diathèses syphilitiques et scrofuleuses, les affections du système nerveux, les maladies diverses. Dans l'ordre anatomique, les maladies les plus fréquentes sont celles de la peau, comprenant les herpétides, les scrofulides et les syphilides; puis les affections articulaires rhumatismales ou traumatiques, simples ou compliquées d'hydarthrose ou d'ankylose; puis les lésions du système nerveux, celles des os, des muscles, des muqueuses, les lésions mixtes ou par arme de guerre, qui atteignent le plus souvent la peau, les muscles, les nerfs et les os; enfin les affections glandulaires suppurées ou non.

La liste parallèle dans laquelle les maladies diathésique sont rangées par ordre de guérison est bien plus intéressante et nous conduit à des conclusions inattendues.

En effet, les affections dans lesquelles on a obtenu le plus de succès curatifs sont les accidents syphilitiques secondaires et tertiaires, les cachexies, etc. ; puis viennent les rhumatismes, puis les dartres, puis les affections nerveuses : paralysies et névralgies traumatiques, rhumatismales, paraplégies diverses, ataxies locomotrices, etc.

Les lésions traumatiques, les affections scrofuleuses sont celles qui obtiennent les résultats les moins heureux. Cependant la réputation de Barèges dans ces deux dernières classes de maladies est bien établie, à tel point qu'on a voulu spécialiser cette station en leur faveur exclusive. On voit qu'on commettrait une erreur manifeste en cantonnant la thérapeutique de Barèges dans les blessures de guerre et les lésions scrofuleuses; ce qui ne veut pas dire que ces maladies ne guérissent pas mieux à Barèges que partout ailleurs. Leurs insuccès tiennent surtout à la gravité des cas dirigés sur ces thermes, gravité telle que, pour plusieurs, les désordres sont irrémédiables et les moyens les plus héroïques impuissants.

Notre statistique démontre seulement qu'à Barèges il y a des maladies qui guérissent mieux que les lésions traumatiques ou scrofuleuses, et c'est ce qu'il était bon de faire voir. Une statistique sans commentaire serait fertile en erreurs; la nôtre sera discutée dans les chapitres suivants, afin que la vérité vraie en jaillisse.

La liste où les maladies des tissus et des organes sont rangées par ordre de guérison, offre aussi quelque intérêt.

Les affections de l'enveloppe cutanée sont celles qui donnent le plus de succès, celles des glandes en donnent le moins; les plus favorisées ensuite sont les altérations des muscles et celles des fonctions nerveuses, puis les blessures par armes à feu; et, au cinquième et sixième rang seulement, les lésions des articulations et des os, qui passent pour guérir merveilleusement à Barèges, et qui, en raison de leur gravité, de leurs complications, ne comptent pas autant de succès que les précédentes; puis viennent les maladies des glandes et des muqueuses. C'est la première fois qu'on établit d'une manière complète la différence des effets obtenus par les eaux sulfureuses d'après les divers tissus affectés. Ceci ouvre la voie à des recherches importantes dont la thérapeutique thermale et la théorie de l'action des eaux pourront faire leur profit.

Je pourrais étendre les limites de ce chapitre, mais j'en ai dit assez pour mettre en évidence les résultats généraux obtenus à Barèges; ils affirment la grande puissance de nos eaux, et j'ai fait entrevoir les conséquences générales qu'on en peut tirer.

J'ai cherché à élucider aussi une question que j'avais laissée dans l'ombre dans mes premiers travaux sur Barèges, c'est celle de savoir dans quelle proportion les effets favorables ou nuls, constatés pendant et immédiatement après le traitement thermal, étaient conservés ou modifiés quelques mois après. On n'était nullement fixé à ce sujet, aucun médecin hydrologue n'ayant entrepris ou mené à bonne fin une étude de ce genre.

J'ai fait cette recherche pour les malades soignés à l'hôpital de Barèges en 1875 et 1876 et je suis arrivé aux constatations suivantes : sur 1,142 malades traités, nous avons eu 776 résultats qui se sont maintenus, parmi lesquels 645 étaient favorables et 131 négatifs, tandis que 366 résultats constatés à la fin de la cure se sont modifiés par la suite, c'est-à-dire que 253 améliorations obtenues se sont effacées et que 113 résultats négatifs tout d'abord sont devenus des améliorations ou des guérisons définitives.

En nombres ronds on peut donc dire que, sur 1,000 baigneurs, il y en aura 750, ou les 3/4, pour lesquels le bénéfice des eaux sera définitivement acquis immédiatement après la cure, dont 600 résultats favorables et 150 effets nuls ; et qu'il y en aura 250, ou un quart, pour lesquels les effets du traitement ne se maintiendront pas ; de ces derniers 170 de favorables qu'ils étaient deviendront nuls, et 80 de nuls seront changés en favorables.

Il est probable que les résultats obtenus par les baigneurs civils présentent les mêmes fluctuations et que désormais on ne pourra plus dire que les cures thermales n'ont pas d'effets solides et que les améliorations qu'on éprouve aux eaux sont bien vite dissipées, tandis qu'il est d'autres personnes qui prétendent que les effets des eaux ne se font d'ordinaire sentir que quelques mois après. Nos recherches font voir que ce sont là des exagérations et des erreurs, qui se propagent d'autant plus facilement qu'on n'a aucun argument sérieux ni aucun fait positif à leur opposer. Il n'en sera plus de même aujourd'hui.

Je vais maintenant parcourir les différents groupes nosologiques, en faisant connaître les résultats curatifs obtenus sur l'ensemble de chacun d'eux et pour chacune des entités morbides qui les composent.

CHAPITRE XXIV.

Affections nerveuses.

Sous ce titre nous avons réuni des affections fort dissemblables de forme et d'origine; mais ce sont cependant les membres d'une même famille tenant à une souche commune, le système nerveux encéphalo-rachidien, dont la texture ou les fonctions sont altérées soit dans sa partie centrale, soit dans son expansion périphérique. Rien d'obscur encore comme la pathogénie et l'anatomie pathologique des maladies nerveuses. Rien d'indécis comme le pronostic de ces sortes d'affections, car il n'existe aucune corrélation entre la lésion et le symptôme; l'un pouvant être grave et ne donner lieu qu'à un trouble léger, tandis que les accidents peuvent être formidables et l'altération matérielle insignifiante. Les causes sont aussi très difficiles à apprécier et forcent à adopter encore dans les classifications la dénomination de *névroses essentielles*, terme qui doit disparaître de la nosographie par les progrès de la science et qui ne sert aujourd'hui qu'à masquer notre ignorance sur certains sujets.

Déjà nous avons pu séparer du groupe qui nous occupe certaines névralgies ou paralysies dont la cause bien évidente, bien spécifiée, nous permettait de les porter soit au compte des affections traumatiques, soit à celui des rhumatismes ou de la syphilis, etc.; il en serait de même de certaines paraplégies, de certaines névralgies que nous avons dû conserver, quoique leur place fût ailleurs.

Même remarque au sujet de quelques névroses liées à la diathèse herpétique, question qui n'est pas encore suffisamment étudiée, mais qui, pour certains praticiens, ne fait pas l'ombre d'un doute.

Quoi qu'il en soit, nous avons divisé les maladies nerveuses en deux branches naturelles, suivant qu'il y a hypéresthésie ou hyposthénie, suivant qu'elles rentrent dans les névralgies ou les paralysies. Ces deux états peuvent être réunis, mais généralement ils sont séparés et s'excluent l'un l'autre. Ces névroses peuvent être générales ; le plus souvent elles sont partielles et limitées soit à un membre, soit à un nerf, soit à une partie du corps.

Les diverses causes des maladies nerveuses sont : les inflammations, les hémorrhagies interstitielles, les congestions, les altérations du sang par anémie, fièvres graves, empoisonnements, les refroidissements, le traumatisme, etc.

Nous avons déjà vu que, dans l'ensemble, l'effet des eaux de Barèges était favorable à la guérison ou à l'amendement de ces maladies ordinairement longues, pénibles, bizarres, contre lesquelles échouent le plus souvent les méthodes thérapeutiques ordinaires.

Il est certain que les eaux thermales ont été appliquées, de tout temps et avec un certain succès, contre les divers troubles de l'innervation ; désordres qui portent le malade à la désespérance et le médecin au scepticisme de son art.

Nous avons vu que, par rapport aux avantages obtenus à Barèges, le groupe des affections nerveuses occupait le troisième rang ; ces accidents sont donc en général très favorablement modifiés par la puissance de nos thermes.

Mais on se tromperait étrangement si l'on acceptait les données de notre statistique sans critique et sans examen. Nous avons promis de lui donner un commentaire ; nous ne saurions trop insister sur cette pensée que si les statistiques sont bonnes pour donner des idées générales sur une méthode thérapeutique, il faut savoir distinguer les cas où elle peut être appliquée utilement et sans danger. Les développements dans lesquels nous nous proposons d'entrer n'ont pas d'autre but : sans cela notre tâche pourrait s'arrêter ici et nos tableaux suffiraient pour fixer les médecins et les malades sur les chances de guérison qu'on peut mathématiquement espérer dans tel ou tel cas. Notre science n'a pas cette précision. L'appréciation médicale est entourée de plus de difficultés, et il faut établir avant tout des catégories, des distinctions, si l'on veut éviter les mécomptes; nous apprécierons à leur juste valeur les guérisons et les insuccès en tenant compte de l'affection, de sa nature particulière, de ses complications, de l'action des eaux et du climat de Barèges.

Les maladies nerveuses vont nous en fournir immédiatement la preuve. Il ressort de nos calculs que les résultats définitifs favorables sont plus nombreux pour les névralgies que pour les paralysies, puisque les premières comptent 76 effets favorables sur 100 traités et que les paralysies n'en ont que 63. Eh bien! c'est tout le contraire qui est la vérité.

En effet, les névralgies sont des maladies simples, limitées, extérieures, fugaces, sujettes à récidives, mais bien plus faciles à guérir que les paralysies, lesquelles sont le signe d'une altération plus profonde et souvent irrémédiable du tissu nerveux. Il n'y a donc rien d'étonnant qu'un certain nombre de ces névralgies disparaisse pendant ou après le traitement thermal pour ne plus revenir; c'est ce qui arrive principalement pour les sciatiques d'origine rhumatismale, pour certains états névropathiques mal définis qu'offrent beaucoup de malades, dont la guérison est tout aussi incertaine que la maladie.

Ce sont des affections légères, imaginaires ou supposées qui disparaissent comme par enchantement à la suite d'une cure qui aurait été aussi efficace partout ailleurs. Aussi nous insisterons pour que ce genre d'affections soit exclu de Barèges, qui doit être réservé pour des cas plus graves et d'une autre nature.

D'ailleurs, si l'on considère que l'action de nos eaux est très excitante du système nerveux en général et exaspère les névropathies, on devra penser *à priori* que les névralgies ne sauraient être soulagées près de nos thermes. L'action sur les paralysies est bien plus logique et en effet plus réelle : seulement cette classe de névroses est bien plus difficile à guérir que l'autre, et les succès, même restreints, qu'on obtient à Barèges sont cependant un grand triomphe lorsqu'il s'agit de maladies graves, profondes, étendues, et bien souvent incurables, par lésion ou dégénérescence des troncs nerveux. Pour en finir avec l'opportunité d'un commentaire de notre statistique et le besoin d'un texte explicatif, nous ferons remarquer que, dans l'ordre de nos succès, ce sont les maladies relativement bénignes qui en ont le plus, les affections graves qui en ont le moins. Cela est fort naturel. Cependant il existe quelques exceptions qui dévoilent dans Barèges une puissance et une infériorité ignorées jusqu'à présent. La puissance, c'est celle qui consiste à améliorer et à guérir les paralysies les plus graves et les plus rebelles; l'infériorité, c'est celle qui nous fait échouer très souvent contre les névralgies.

A. *Paralysies partielles d'origine cérébrale. — Hémiplégies.*

Barèges ne convient point aux accidents suite d'apoplexie cérébrale. La plus grande prudence doit être commandée dans le traitement des paralysies consécutives à une congestion ou à une hémorrhagie du centre cérébral.

La contre-indication ne se tire pas de l'altitude de la localité, car nous avons vu que les vertiges se montrent principalement chez les personnes qui ne prennent pas de bains, et doivent être attribués à une anémie plutôt qu'à une pléthore du cerveau. Ces vertiges sont moins fréquents chez les baigneurs.

Ici encore il faut faire une distinction. Ce n'est pas la médication thermo-minérale en général qu'on doit proscrire dans les paralysies d'origine cérébrale. Plusieurs stations en France traitent avec succès ce genre de maladies, dans lesquelles des hydrologues distingués ne craignaient pas d'appliquer les eaux thermales à une époque très rapprochée de l'accident cérébral.

Ce qui fait le danger de Barèges, pour les apoplectiques, c'est le mode balnéatoire. Qu'on administre les eaux en bains de baignoires, en douches, ou à la piscine, les malades y sont toujours exposés à cette atmosphère chaude imprégnée de vapeurs, à cet air altéré dans sa composition normale, à ces effets d'étuve humide qui sont un des modes particuliers et puissants par lequel Barèges se caractérise.

Or, ces conditions disposent singulièrement aux congestions encéphaliques. Nous avons cité des exemples d'apoplexies survenues chez des personnes qui n'avaient jamais éprouvé d'accidents semblables; à plus forte raison doit-on les redouter chez les sujets qui en ont été déjà les victimes et qui y sont prédisposés par leur tempérament, leur âge, le travail de réparation qui s'effectue dans le tissu nerveux de l'organe central.

La tradition est formelle à cet égard. Tous ceux qui ont écrit sur Barèges sont unanimes pour signaler les faits d'insuccès ou de danger observés dans les paralysies d'origine cérébrale.

Je me contenterai de rappeler ce que dit Bordeu à ce sujet, dans son *Traité des maladies chroniques*, que j'aurai souvent occasion de citer dans le cours de cet ouvrage, en le recommandant à la méditation des praticiens qui veulent exercer à Barèges ou y envoyer des malades.

Quoi qu'il en soit, nous recevons à Barèges beaucoup de sujets atteints de ce genre d'affections. La plupart ne sont pas admis à nos thermes et sont renvoyés après quelques jours de repos. D'autres, chez lesquels tous les symptômes congestifs ont disparu depuis longtemps, ont été soumis avec prudence au traitement thermal. Notre résumé de six années porte 40 cas de cette espèce. Les résultats définitifs connus sont au nombre de 19, parmi lesquels 8 ont été améliorés et 11 laissés dans le même état. Ces huit améliorations se sont produites sur des affections en voie de réparation et suivant leur cours naturel d'amendement; le traitement thermal n'a point entravé ce travail de restauration et a aidé au rétablissement des fonctions nerveuses.

Bordeu a vu aussi (obs. 120) sept cas d'hémiplégie cérébrale s'améliorer à Barèges.

Ces succès n'ont rien de spécial, leur proportion est relativement très restreinte, et ils n'ont été obtenus que sur des sujets choisis et en voie de guérison. D'après les observations cliniques que nous avons recueillies dans cette catégorie de malades, nous voyons que la paralysie existait chez les uns depuis 3 ans, 6 ans, chez un autre depuis 8 ans. L'amélioration, lorsqu'elle est survenue, ne s'est produite que tardivement; chez l'un d'eux, dix mois après la cure thermale, cette échéance éloignée nous fait hésiter à attribuer le succès à l'influence des eaux. Un autre malade est venu trois années de suite à Barèges avec un succès progressif et soutenu. Nous n'avons pas eu d'accidents congestifs à déplorer; ce qui est dû à la façon dont le traitement a été conduit. Ces malades prenaient des bains de baignoire de faible intensité (Le Fond, Dassieu, Polard); les douches n'étaient appliquées que quelques minutes, à plusieurs jours d'intervalle; enfin, l'électrisation localisée a été essayée chez quelques-uns avec de grands ménagements.

Nous avons traité d'autres hémiplégies, mais elles trouveront leur place parmi les paralysies partielles suite de fièvres graves.

B. *Paralysies partielles suite de coliques sèches et d'intoxication saturnine.*

Nous avons écrit sur ce sujet un mémoire qui a paru dans le *Recueil des mémoires de médecine militaire*, en 1864.

Les observations que nous avons recueillies depuis cette époque ne font que confirmer les conclusions de notre premier travail. Pous nous, la colique sèche des pays chauds est une affection essentiellement distincte de l'empoisonnement par le plomb. Il y a similitude dans les symptômes, dans les accidents consécutifs, mais la cause est différente. D'ailleurs, nous avons établi que l'invasion, la marche de ces deux maladies ne sont pas les mêmes, et, en scrutant bien la question, nous trouverions une assez grande divergence dans les signes de détail. Notre opinion, d'ailleurs, est corroborée par l'autorité de celle de M. le professeur Fonssagrives, si habile à traiter les questions d'hygiène. Il a publié dans les *Archives générales de médecine*, t. XXIX, un mémoire pour servir à l'histoire de la colique nerveuse endémique, et dans lequel il réfute victorieusement l'opinion de M. Lefèvre sur l'identité de la cause de la colique sèche des pays chauds et de la colique saturnine.

Depuis que notre premier travail a été écrit sur ce sujet, il s'est produit plusieurs documents qui en ont étayé les conclusions. J'ai également recueilli de nouvelles observations qui m'ont confirmé dans ma manière de juger cette question d'étiologie. Je citerai notamment un zouave du 1er régiment, atteint de coliques sèches au Mexique, sous les murs d'Orizaba; plusieurs de ses camarades éprouvèrent les mêmes accidents. Ils étaient débarqués depuis plus d'un an et avaient contracté des fièvres intermittentes dans les terres chaudes.

Pendant six mois, ce zouave eut des coliques atroces, qui duraient 15 à 20 jours, avec constipation opiniâtre. A la suite, il fut pris de névralgie du bras gauche, depuis l'extrémité des doigts jusqu'à l'épaule. Envoyé en convalescence en France, il fut traité à Cherbourg par les bains sulfureux. Venu à Barèges en 1865, deux ans après les premiers accidents, ce malade offre ceci de particulier, que les phénomènes nerveux sont limités au bras gauche, et qu'il ne présente pas de paralysie des extenseurs, mais une paralysie manifeste des fléchisseurs de la main et des doigts. Il y a, outre cela, anesthésie et refroidissement de la face palmaire de la main, sans atrophie musculaire. Ce malade, du reste, est parti de Barèges avec une grande amélioration; les muscles fléchisseurs agissant avec facilité, il ne restait plus qu'un peu d'insensibilité et de fourmillement dans les doigts. Ce fait prouve qu'on acquiert les coliques sèches à terre, loin de toute influence métallique, et que les symptômes consécutifs ne sont pas toujours identiques à ceux attribués aux saturnins.

Depuis quelque temps, une question également fort intéressante a surgi au sujet de la colique des peintres, et nous avons constaté que les individus atteints de coliques sèches présentent des phénomènes à peu près identiques. Je veux parler des arthropathies signalées, en 1863, par M. Charcot, et des altérations des tendons et gaînes tendineuses étudiées par Gubler, en 1868.

Les arthropathies sont communes chez les saturnins et chez ceux qui ont eu la colique sèche dans les pays chauds. La 1re observation de notre *Mémoire* de 1864 en offre un exemple ; nous avons eu dans notre service de l'hôpital de Barèges, en 1867, un surveillant des forçats de Cayenne, âgé de 42 ans, qui n'a jamais été embarqué que pour la traversée; il a été pris de coliques sèches et de paralysie avec perte de connaissance, étant en station au Maronnier, chantier n° 2, couchant en plein air; il avait eu, trois ans auparavant, des coliques sèches à Sinemari, dans des circonstances semblables. Il présentait, lorsqu'il vint à Barèges, une paralysie incomplète des extenseurs des quatre membres, avec tuméfaction des poignets et du dos des mains, ainsi qu'une faiblesse extrême et un certain embarras de la parole. Sous l'influence du traitement thermal, la paralysie diminua considérablement, les poignets et les genoux devinrent momentanément douloureux et le gonflement de la face dorsale des mains resta stationnaire. Ce malade prit, en 48 jours, 35 bains de baignoires (*Dassieu* et *Entrée*) et 25 douches n° 2, en arrosoir. L'embarras de la parole nous faisait craindre quelque accident cérébral; il n'en fut rien cependant, et ce symptôme inquiétant s'amenda rapidement, en même temps que la paralysie des extrémités disparaissait et que la santé générale se raffermissait davantage.

La même année, un pharmacien de 1re classe de la marine, atteint depuis fort longtemps de faiblesse dans les membres, à la suite de coliques sèches, ne put continuer l'usage des eaux, par suite du passage à l'état aigu des douleurs articulaires des extrémités inférieures, auxquelles il était sujet depuis l'invasion de la colique sèche. Il y a dans ce cas une relation étroite entre les douleurs et les accidents consécutifs de la colique sèche, qui est de nature à fixer l'attention.

Gubler attribue ces déformations à une inflammation subaiguë occasionnée par l'excès de calorification dont les tissus paralysés sont le siége, par le défaut de contractilité des vaisseaux capillaires que l'anesthésie des nerfs vaso-moteurs ne stimule plus suffisamment.

C'est aujourd'hui un fait bien acquis que celui de l'augmentation de la température des parties paralysées. Nous l'avons vérifié plusieurs fois dans nos expériences physiologiques et en suivant les indications tracées par M. Charcot et M. Peter, dans leurs travaux sur ce sujet, et surtout dans celui de M. Folet, interne des hôpitaux, inséré dans la *Gazette hebdomadaire*, n^os des 22 mars et 5 avril 1867.

Le développement de la diathèse urique constatée chez les saturnins se rencontre-t-il chez les individus atteints de coliques sèches? C'est là un point à élucider.

M. Bouchard a donné, dans la *Gazette hebdomadaire* du 11 septembre 1868, une note sur la tuméfaction du dos des mains dans les paralysies des extenseurs des doigts. Il a fait des recherches bibliographiques intéressantes sur ce sujet; pour lui, ces engorgements sont le produit d'une inflammation provoquée par une lésion du système nerveux. D'autres altérations de même nature peuvent être la conséquence de troubles de nutrition survenus à la suite de paralysies et de perturbations des centres nerveux.

Ainsi les arthropathies, qu'on a pu confondre avec des accidents rhumatismaux, et qui sont sous la dépendance des coliques de plomb ou de la colique sèche ou végétale. Parfois même, le diagnostic a pu être douteux, et dans un cas de ce genre, nous avons dû arriver à un moyen d'exploration nouveau, l'électrisation localisée, pour distinguer si la nature de la paralysie était rhumatismale ou végétale. On sait, en effet, depuis les travaux de Duchenne (de Boulogne), que la contractilité électro-musculaire est conservée dans les paralysies rhumatismales, tandis qu'elle est plus ou moins abolie dans les paralysies spéciales aux intoxications métalliques ou miasmatiques.

En 1868, un gendarme venu à Barèges pour une paralysie complète des deux bras, avec atrophie et impossibilité absolue de se servir de ces deux membres, donnait, ainsi que le certificat du médecin, pour cause de la perte de la motilité, un rhumatisme articulaire généralisé contracté à Cayenne. Soumis à l'électrisation localisée et à l'observation éclairée de notre collègue et ami M. le docteur Navarre, celui-ci ne tarda pas à reconnaître que la paralysie avait quelque chose d'anormal qui excluait l'idée d'une origine rhumatismale. C'est alors que nous apprîmes que ce malade, en 1855, avait eu, à Cayenne, la colique sèche, puis la fièvre jaune; c'est à la suite de ces accidents que vinrent les douleurs, avec gonflement articulaire des bras et des jambes, auxquelles a succédé la paralysie des bras, qui comprend exceptionnellement tous les muscles, depuis l'épaule jusqu'aux mains. Il existe une anémie prononcée et de la faiblesse dans les jambes. Le résultat de la cure n'en a pas moins été très satisfaisant. Après 60 bains (*Polard* et *Entrée*), 60 douches, n°s 2 et 1, et 25 séances de faradisation, ce malade récupérait peu à peu les mouvements abolis depuis plusieurs années; il avait repris des forces et de l'embonpoint et pouvait se servir de ses mains pour s'habiller et manger, ce qui lui était impossible auparavant.

Il y a d'autres altérations qui peuvent résulter du trouble des centres nerveux. Ainsi je crois être le premier qui ait remarqué qu'à la suite de convulsions on voit survenir autour des poignets et dans les gaînes tendinenses de petites tumeurs isolées, analogues à celles décrites par Gubler chez les saturnins. J'ai vu se produire ces synovites partielles, notamment chez un officier en garnison à Rome près duquel je fus appelé pour une fièvre intermittente avec accès convulsif; il me montra le lendemain une petite tumeur qui s'était développée à la suite de la crise nerveuse. A Toulouse j'ai vu une jeune personne hystérique qui avait plusieurs tumeurs semblables autour des poignets.

Y aurait-il là rapport direct ou coïncidence fortuite ? Pourrait-on en tirer un nouveau signe séméiologique des accidents convulsifs ?

Nous signalerons à l'article *Paralysie générale* une autre lésion qui a son siége à la paume des mains et qui est extrêmement curieuse.

Bordeu parle de la colique des peintres (théorème 56), mais non point des paralysies consécutives, ni de leur traitement par les eaux.

Nous avons soigné à Barèges quelques militaires chez lesquels l'empoisonnement plombique était seul en cause ; soit qu'ils eussent été employés à des travaux de peinture, soit qu'ils exerçassent cette profession avant d'entrer au service. Chez l'un d'eux, une céphalée intense était le symptôme principal, et il y avait des prodromes d'une paralysie générale. Nous tirâmes un bon effet, dans ce cas difficile, des bains *Barzun*, qui furent supportés parfaitement et amenèrent un soulagement au moins momentané; il fut congédié l'année suivante dans un état d'amélioration persistant.

Nous avons pu constater chez un autre malade des nodosités articulaires des doigts, qui affectaient la forme en fuseau, comme dans le rhumatisme noueux. Ce malade présentait depuis vingt ans une constipation habituelle, n'allant à la selle que tous les dix ou douze jours. Cet état fâcheux a complétement disparu sous l'influence de la boisson minérale, qui a parfaitement régularisé la fonction.

Dans les cas de colique sèche qui ont été soumis à notre observation, nous avons reconnu qu'il y a, comme dans l'intoxication saturnine, empoisonnement de l'économie ; qu'il existe une anémie, une cachexie, comme à la suite de l'intoxication paludéenne, qu'il y a de temps en temps des rechutes de coliques en dehors de l'influence étiologique, comme pour les fièvres intermittentes, enfin que certains accès prennent le caractère pernicieux, attaquant le centre nerveux, et laissant des traces profondes et durables du trouble qu'ils ont produit dans l'innervation.

La paralysie peut survenir d'emblée après les coliques ; le plus souvent elle suit les accès comateux ou les crises arthropathiques. En même temps que la sensibilité est plus ou moins altérée, diminuée, l'atrophie s'empare des muscles atteints. La paralysie est quelquefois limitée à un seul membre, à un seul muscle; le plus souvent, elle envahit les extenseurs des quatre membres.

Elle se propage fréquemment aux inter-osseux des pieds et des mains. Elle donne lieu alors à la disposition en *griffe*. C'est-à-dire que la main étant fléchie sur le poignet, la première rangée des phalanges se redresse sur le carpe, tandis que les deux dernières rangées restent crochues. On sait en effet que l'action des muscles inter-osseux sur les phalanges est telle que ces petits muscles sont extenseurs des deux dernières phalanges et fléchisseurs des premières. On a vu une fois une sciatique, avec atrophie, être la conséquence de la colique sèche; une autre fois c'était une névralgie brachiale; ces cas font exception.

Les résultats à espérer de l'action des eaux de Barèges dans ces paralysies sont constamment favorables. Ce fait, que j'avais déjà pu avancer dès mes premières études sur ce sujet, se confirme dans mon tableau statistique.

Il comprend 52 cas de paralysies de ce genre, tous améliorés. On est donc assuré, en envoyant à Barèges les malades atteints de cette infirmité, sinon de les guérir, au moins d'améliorer à coup sûr leur état. Il n'y a donc pas à hésiter sur la direction à donner à ces malades.

C. *Paralysies suites de fièvres graves.*

Les maladies générales par intoxication, fièvres intermittentes, éruptives, infectieuses, contagieuses, lorsqu'elles imprègnent profondément l'économie, donnent lieu à des accidents nerveux variés et souvent très graves. Les maladies locales, inflammatoires, sont bien plus rarement le point de départ d'accidents semblables. Nous avons vu à Barèges très peu de paralysies dites périphériques et causées par des fièvres de mauvaise nature. Cependant les résultats que nous avons obtenus sont très encourageants et nous font désirer d'en voir diriger un plus grand nombre sur notre établissement. L'inertie des muscles tient à une espèce de stupeur locale; elle n'a rien d'organique, et les eaux aidées de la faradisation réveillent très promptement les fonctions engourdies.

M. Fabriès a publié dans les *Mémoires de médecine militaire* (nº de janvier 1870) un travail sur les *paralysies consécutives aux maladies aiguës.* Ces paralysies avaient été étudiées en 1832, par Grevet, et en 1861, par Gubler. Ce sont des paralysies fonctionnelles sans lésions organiques; quelle que soit la maladie qni les engendre, elles ne forment qu'une seule espèce morbide.

L'anémie peut produire les mêmes désordres; il y a donc ici identité avec les phénomènes que nous avons décrits à l'article précédent et par conséquent mêmes succès à espérer.

Des trois cas traités à Barèges, l'un a été guéri, les deux autres améliorés à la suite du traitement thermal. Malgré l'insuffisance de ce chiffre, il n'en donne pas moins 100 p. 100 d'effets favorables.

L'un de ces malades présentait une hémiplégie à la suite de fièvre intermittente contractée au Mexique; il vint à Barêges, en 1867, avec un affaiblissement assez considérable dans les mouvements du bras et de la jambe du côté droit; il partit, après trente-cinq jours de traitement, trente bains de piscine et onze douches, dans un état fort satisfaisant, qui s'est encore augmenté par la suite et lui a permis de reprendre tout à fait son service. L'autre malade offrait une paralysie incomplète des deux bras, qui avait été bien plus prononcée, avec anesthésie et atrophie des deux membres, à la suite d'une fièvre typhoïde très grave. Sa position s'était améliorée en 1864 à Amélie-les-Bains, et elle fut tout à fait bonne après un traitement de deux saisons à Barèges, pendant lequel il put prendre soixante-dix bains de piscine, quarante-cinq douches n° 1, et quinze séances d'électricité.

Le troisième malade avait une paralysie croisée, reste d'une paralysie générale, dans laquelle l'avait plongé une fièvre typhoïde de forme ataxique; la jambe droite était faible et paresseuse; le bras gauche était atrophié, et ce malade ne pouvait lever ce membre par l'inertie du deltoïde. La cure fut incomplète et entravée par divers accidents; il quitta Barèges sans amélioration; mais celle-ci se prononça quelques mois plus tard et d'une façon très accentuée. A ces divers cas je dois joindre une paralysie très grave du bras gauche, avec atrophie et rétraction musculaire, accidents produits par le farcin dont un artilleur de la marine fut atteint en soignant un cheval morveux. Il vint à Barèges en 1864 et retira peu de bénéfice de l'usage des eaux.

En 1868, nous avons donné des soins à deux malades atteints de paralysies partielles. L'une du bras droit avec légère atrophie et fourmillement dans les muscles et les doigts animés par le cubital, après une fièvre grave contractée à Constantine. Ce militaire éprouva une grande amélioration du traitement thermo-électrique auquel il fut soumis.

L'autre, après une scarlatine grave, avait été pris de douleurs dans l'articulation coxo-fémorale gauche, avec atrophie et paralysie des muscles du pied, déviation des orteils, marche difficile, etc. Il retira également un bénéfice réel, immédiat, de l'application de l'électrisation localisée, ainsi que des bains et douches de Barèges.

Nous trouverons encore, dans la suite de ce chapitre, quelques cas de paralysie ayant la même origine, notamment à l'article des paraplégies.

Mais le défaut de motilité des membres n'est pas le seul accident nerveux qui puisse survenir à la suite des maladies générales graves. Les névralgies peuvent également en être la conséquence. Ainsi un administrateur des colonies vint à Barèges en 1867, avec une névralgie extrêmement pénible des extrémités inférieures, à la suite de fièvres intermittentes et d'une attaque de choléra éprouvées à la Guadeloupe en 1865. Ces douleurs, à forme intermittente, siégeaient dans les articulations des genoux et au cou-de-pied ainsi que dans la continuité des membres, avec hypéresthésie de la peau ; elles furent exaspérées par les eaux de Barèges, administrées cependant avec la plus grande prudence, et le résultat définitif fut loin d'être satisfaisant.

D. *Paralysie générale.*

Les névroses de cette espèce qui ont été dirigées sur Barèges sont en petit nombre. Les unes étaient la conséquence d'un épuisement nerveux, ou de congestions répétées des centres nerveux ; d'autres étaient survenus à la suite d'excès de tous genres, ou de maladies graves, ou de l'abus des boissons alcooliques. Ces divers états morbides ne comportent guère la médication thermo-minérale, au moins à Barèges.

Aussi la plupart de ces malades ont été exclus de nos thermes. Nous en avons cependant conservé quelques-uns ; malgré toute notre prudence, nous avons toujours vu leurs symptômes s'aggraver. J'en excepterai cependant un sujet, qui était épuisé par de longues privations et un travail intellectuel excessif pour se faire une position. Il n'y avait chez lui aucune lésion organique des centres nerveux, et les troubles de la motilité et des organes des sens devaient être attribués à une diminution dans la force d'innervation. La cure thermale, aidée de la puissance si vivifiante de notre climat et des conditions de régime et de repos dans lesquelles il se trouvait transporté, produisit un remontement général et une récupération progressive de ses facultés chancelantes, tant au physique qu'au moral.

Bordeu cite (Observ. 119) un cas de paralysie générale par épuisement amélioré à Barèges. Il est possible que dans les cas de paralysie générale au début, occasionnée par de grandes fatigues, des abus vénériens, etc., on puisse obtenir à Barèges quelques succès.

Mais ce n'est pas là, à vrai dire, la véritable paralysie, liée le plus souvent à un travail pathologique de l'encéphale avec lésion matérielle des nerfs rachidiens. Cette affection terrible, qu'on ne connaissait autrefois que chez les aliénés, peut conduire en effet à la démence ou à la manie, mais doit en être complètement séparée.

Des travaux récents ont jeté un jour nouveau sur les caractères anatomiques, la marche et la nature d'une affection qui n'était point nettement définie dans les auteurs et donnait lieu à un peu d'hésitation dans la pratique.

On sait maintenant que la paralysie générale peut survenir dans une foule de circonstances et en dehors de l'aliénation mentale ; qu'elle a une marche lente, chronique, quelquefois aiguë ou rapide ; qu'elle débute par de l'affaiblissement musculaire et de l'ataxie des mouvements et de la parole, avec des modifications dans le caractère et la sociabilité des personnes qui en sont atteintes; que, plus tard, les troubles de la parole et de la vue augmentent ; l'ataxie, plutôt que la paralysie, se prononce davantage ; les vertiges, les étourdissements, l'affaiblissement des facultés intellectuelles, le relâchement des sphincters, les vomissements, ne laissent plus de doute sur la réalité de la maladie, qui marche irrévocablement vers une issue fatale, en amenant, dans un temps plus ou moins long, la fièvre, le marasme, et la perte complète des fonctions végétatives, mentales et sensoriales qui terminent la scène.

Les altérations anatomiques connues de la paralysie générale sont une congestion avec épaississement et adhérences des méninges encéphaliqnes, ramollissement de la substance grise, induration de la substance blanche. M. Magnan (*Thèse* de 1864) a précisé la lésion anatomique de la paralysie générale dans une hyperplasie du tissu conjonctif de l'encéphale ; il retrouve la même aberration nutritive dans la moelle, où elle débuterait avant d'envahir le cerveau. Pour moi la paralysie générale serait de même nature que l'ataxie locomotrice ; dans celle-ci, la lésion organique est limitée à la moelle ; dans l'autre, improprement appelée paralysie, elle s'étend à tout le système cérébro-spinal. Je nommerais l'ataxie locomotrice, ataxie spinale, limitée ou générale, et la paralysie générale prendrait le nom d'ataxie encéphalo-rachidienne.

M. Bouchut, et après lui M. Magnan, ont signalé diverses altérations de l'appareil de la vision qui caractériseraient la paralysie générale, même au début.

La papille étant la seule expansion extérieure, visible, du système nerveux central, peut donner des indications précieuses, pendant la vie, sur l'état anatomique du tissu nerveux.

Les symptômes et lésions que nous venons de décrire ne laissent pas entrevoir la possibilité de guérir, ou d'entraver par les eaux minérales sulfureuses des désordres si graves et si fatalement mortels. Théoriquement et pratiquement il faut donc reconnaître que Barèges ne convient nullement à cette catégorie de malades. Plombières, les sources purgatives, l'hydrothérapie peuvent être appliquées avec plus de succès. Il existe une paralysie générale produite par l'inhalation du sulfure de carbone chez les ouvriers travaillant le caoutchouc vulcanisé. Nous n'en avons pas vu d'exemple à Barèges.

E. *Atrophie musculaire progressive.*

Longtemps confondue avec la paralysie, on sait actuellement que cette maladie consiste dans une perversion de nutrition atteignant les fibres musculaires, les transformant en matière graisseuse, leur faisant perdre leur aptitude à se contracter, tandis que le tissu et les fonctions des nerfs conservent toute leur intégrité. Je n'ai pas eu occasion de traiter des atrophies de cette nature. M. Le Bret a signalé, en 1864, une amélioration obtenue à Barèges dans un cas d'atrophie musculaire progressive. Nous penchons à croire que l'action de nos thermes peut être appliquée rationnellement contre une lésion semblable, et dans quelques cas en triompher.

F. *Rétraction de l'aponévrose palmaire.*

Nous devons dire ici un mot d'une lésion singulière, peu grave par elle-même, que nous croyons devoir rattacher à une perturbation des fonctions nerveuses. Il s'agit d'une production de tissu inodulaire dans les paumes des mains. Nous en avons observé plusieurs cas à Barèges. Le premier nous fut envoyé du Val-de-Grâce : c'était un surveillant des squares de Paris, ancien militaire, âgé de 56 ans, d'une constitution sèche, d'un tempérament nerveux, qui éprouvait depuis trois ans des fourmillements dans les jambes, avec contractures, des douleurs de tête violentes, des vertiges fréquents, sans perte de connaissance, mais suivis d'affaiblissement considérable de la vue. Vers la même époque, il commença à se former dans la paume des deux mains une dureté qui, augmentant progressivement, finit par envahir profondément les tissus ambiants et par rétracter les trois derniers doigts. Cette induration est due à la production spontanée d'un tissu inodulaire, rétractile, qui comprend la peau, où il forme un bourrelet transversal, et dans lequel se trouvent compris l'aponévrose palmaire et les tendons fléchisseurs. Cette affection singulière avait été traitée par des bains de bras émollients, des cataplasmes, un appareil extenseur et des bains sulfureux prolongés.

Ce malade vint à Barèges à la première saison de 1866 et y resta 77 jours, pendant lesquels il prit 70 bains de piscine, 42 douches et 120 verres d'eau minérale. Il éprouva, dans le cours du traitement, une constipation assez opiniâtre et du refroidissement dans les extrémités inférieures ; les maux de tête et les vertiges diminuèrent ; la rétraction des doigts fut vaincue et le tissu fibreux inodulaire était devenu moins dur, moins étendu et moins profond.

Nous n'avons pas eu de renseignements sur les résultats consécutifs de cette cure.

L'année suivante, un officier en retraite, âgé de 70 ans, venu à Barèges pour une arthrite rhumatismale du genou gauche, me montra une induration de l'aponévrose palmaire des deux mains, avec rétraction légère des trois derniers doigts, datant de 15 ans, et survenue sans cause connue. Le traitement thermal, de courte durée, que fit ce malade ne produisit aucun effet sur la rétraction des doigts, tandis que le rhumatisme fut amélioré.

A la même époque, je donnai des soins à un habitant de Barèges, âgé de 50 ans, tourmenté par une affection des voies urinaires, avec difficultés dans la miction, insomnies, perte de l'appétit, faiblesse et refroidissement des jambes, fourmillement dans tout le côté gauche du corps, grande préoccupation de son état.

Je m'aperçus qu'il portait, dans la paume des mains, un plissement avec enfoncement de la peau, comme s'il avait eu une cicatrice ; il m'affirme ne s'être jamais fait de blessure ; il a vu se former peu à peu une corde dure, grosse comme une plume d'oie, qui, partant obliquement de la partie moyenne de l'éminence thénar, se porte vers la base des trois derniers doigts et les force à se fléchir. Il y a là formation de tissu inodulaire spontané, avec rétraction de l'aponévrose palmaire. La lésion est parfaitement symétrique des deux côtés. Quoique chez ce sujet il existe des symptômes du côté des centres nerveux, il y a aussi une diathèse rhumatismale ancienne qui pourrait être invoquée comme cause du mal. M. le docteur Baillot (*Thèse de Paris,* 1877) soutient que cette lésion est toujours d'origine rhumatismale, et les derniers cas que j'ai observés à Barèges lui donnent raison.

Tout n'est pas dit encore sur l'origine de cette affection, qui mérite d'arrêter l'attention des pathogénistes.

Il n'est pas impossible que, dans d'autres circonstances, des travaux rudes et prolongés ne puissent produire un effet semblable, comme le pensait Dupuytren. Un de mes collègues des plus distingués porte une bride de tissu inodulaire dans la paume de la main droite, avec adhérence de la gaîne tendineuse du fléchisseur de l'annulaire, sans gêne dans les mouvements du doigt. Il attribue cette formation à l'usage constant d'une canne sur laquelle il s'appuie fortement. Dans ce cas, l'accident ne doit se montrer que d'un seul côté. Il en est de même des callosités qu'on remarque chez certains artisans. Quoi qu'il en soit, je crois devoir rapprocher cette lésion, lorsqu'elle existe chez les névropathiques, de celles signalées sur le dos des mains par Gubler chez les saturnins ; elle serait un nouveau signe d'une perturbation des centres nerveux et d'une aberration de nutrition se produisant sous cette influence.

Nous avons vu un cas de kéloïde spontanée développée sur le front d'une jeune fille à la suite de vifs chagrins.

Barèges a été toujours efficace pour enrayer et faire rétrocéder ces singulières maladies.

G. *Paralysie de l'enfance.*

Depuis les travaux de M. Rilliet, en 1851, de M. Laborde, en 1863 et de MM. H. Roger et Damaschino, en 1872, cette paralysie est mieux connue; son origine est rattachée, dans certains cas, à des convulsions. Elle est partielle, n'intéresse qu'un ou plusieurs muscles d'un même membre, d'une jambe ou d'un bras, plus rarement hémiplégique et parfois paraplégique. Lorsqu'elle se prolonge et n'est point soignée, une dégénérescence atrophique graisseuse s'empare des fibres musculaires, devient un obstacle de plus à la guérison et rend parfois irrémédiable une infirmité qui fait le désespoir des familles et le malheur des enfants. Il faut donc combattre de bonne heure et avec suite ces paralysies, qui sont assez fréquentes. Un des meilleurs moyens à leur opposer est de faire suivre à ces intéressants petits malades un traitement par les eaux sulfureuses énergiques, en y joignant l'action des courants électriques localisés. M. Le Bret a lu à la Société d'hydrologie (séance du 16 décembre 1866) plusieurs observations de paralysies de l'enfance traitées avec succès à Barèges. Tout le monde s'accorde pour conseiller une grande persévérance si l'on veut arriver à un bon résultat. L'impatience et le découragement des familles forcent souvent le médecin à soutenir une lutte pénible; il plaide par conviction et par devoir, on n'y voit que son intérêt: c'est une des injustices auxquelles notre profession est exposée.

J'ai eu occasion d'observer, à Barèges, quelques paralysies partielles de l'enfance. Un cas de paraplégie incomplète chez la fille d'un gendarme, âgée de 5 ans, et atteinte depuis son enfance de faiblesse des jambes, avec légère atrophie. La marche était impossible, quoique certains mouvements volontaires fussent conservés. L'état de débilité de l'enfant, l'insuffisance des moyens employés pour la guérir, et une cure thermale incomplète de douze jours seulement passés à Barèges ne donnèrent aucun espoir de succès, ni même d'amélioration.

En 1866 et 1867, je dirigeai le traitement thermal d'une petite fille de 3 à 4 ans, née dans le département du Tarn, d'une très bonne famille. Sous l'influence d'une chute supposée, elle eut un accès d'éclampsie à l'âge de 3 mois, à la suite duquel on constata une hémiplégie du côté gauche. Elle fut traitée avec sollicitude et énergie par les bains sulfureux, les frictions, l'iodure de fer, l'électricité, les bains de *Balaruc*. Venue à Barèges, en 1866, sur mon conseil, je constatai une paralysie incomplète des membres du côté gauche, portant principalement sur le deltoïde, le triceps crural et les fléchisseurs des orteils; impossibilité de porter la main sur la tête, jambe traînante, tendance du pied à se jeter en dehors, la pointe et le bord externe étant élevés et ne portant pas sur le sol, flaccidité des ligaments, marche sautillante, claudicante, atrophie légère et raccourcissement du membre inférieur et du bras, pied et main plus petits que du côté opposé, refroidissement constant des membres paralysés, qui sont flasques et pâles; sensibilité cutanée conservée; du reste, grande vivacité d'allures et intelligence précoce. Après 35 bains tempérés et 28 douches en arrosoir, et même à plein jet, qui sont parfaitement supportés, l'amélioration est évidente. La petite malade porte la main sur la tête et remue les orteils, ce qu'elle n'avait pas encore fait; le volume des membres gauches a un peu augmenté; marche plus facile, chutes moins fréquentes. Dans le voyage de retour, elle est prise de convulsions, qui ne se sont pas renouvelées depuis. Je prescris un traitement pour l'hiver et conseille un appareil très léger, qui puisse rectifier la position vicieuse du pied et maintenir la rigidité de la jambe sur la cuisse, tout en ne contrariant pas la marche par son poids ou son incommodité. Ces indications ne sont pas comprises ou sont incomplètement réalisées. La jeune C... vient à Toulouse et y est soumise à la faradisation. Après 25 séances, l'amélioration est constante et l'atrophie bien diminuée. Revenue à Barèges en 1867, Mlle C... prend encore 35 bains et 28 douches. Je constate des progrès dans la rigidité des membres inférieurs, l'étendue des mouvements, la récupération complète de l'usage des bras, la facilité de la marche, la rectitude du pied, la bonne nutrition des muscles, enfin la consolidation de l'état général.

J'ai vu à Toulouse un autre enfant atteint de paralysie de la jambe; la famille ne voulut pas le conduire à Barèges; on alla aux bains de mer, mais sans aucune espèce de bénéfice.

Au sujet des bains de mer, je dirai qu'on peut les prendre

avec avantage après l'emploi des eaux thermales sulfureuses. C'est une question qui a été agitée et résolue affirmativement par la Société d'hydrologie. (Voyez *Annales* 1859-60.)

Il y a opportunité à y envoyer les malades débilités, les enfants, les personnes lymphatiques, qui ont fait un traitement thermal pour combattre une affection locale ancienne, et qui iront à la mer continuer cette rénovation organique, ce remontement général, qui sont si nécessaires pour arriver à une guérison complète. Bien souvent les affections chroniques débilitent la constitution, et cette faiblesse prolonge la lésion locale. Il y a là un cercle vicieux dont il faut sortir à tout prix. Dans les affections lymphatiques ou scrofuleuses, dans les paralysies essentielles, et en dehors de toute cause ou origine rhumatismale, les bains de mer, après la cure thermale, produisent d'excellents effets. Nous en donnerons plus loin quelques exemples.

H. *Paraplégies.*

Nous ne nous occuperons dans cet article que des paralysies des membres inférieurs qui ne sont liées à aucune altération matérielle de la moelle ou de ses enveloppes, et qu'on est convenu d'appeler fonctionnelles. Nous y joindrons celles chez lesquelles on suppose une hypérémie ou une inflammation partielle du système spinal ; nous retrouverons dans les chapitres suivants quelques paraplégies spéciales, notamment celles qui sont sous la dépendance des lésions scrofuleuses ou traumatiques de la colonne vertébrale. La paraplégie se prononce le plus souvent en dehors de toute altération de l'encéphale. Elle comprend le plus ordinairement les parties sous-diaphragmatiques du corps ; enfin elle a son siège dans le système spinal antérieur, qui préside aux mouvements volontaires. Les causes qui la produisent sont très variées et, parmi les malades dont nous avons relevé l'histoire, nous avons noté des origines fort diverses et cependant authentiques. Ainsi, chez les uns, la paraplégie s'était produite à la suite de fatigues, de campagnes pénibles sous de lointains climats; les excès génésiques y ont quelquefois conduit; plusieurs maladies ont pu la produire : fièvres graves, typhus, dyssenterie, fièvre typhoïde, fièvres intermittentes pernicieuses, fièvres éruptives; les cas les plus nombreux sont ceux qui sont la suite de l'impression du froid : rivières passées le corps étant en sueur, chutes à l'eau chez les marins, vêtements mouillés dans un incendie. On doit distinguer cette paraplégie purement fonctionnelle de la paraplégie rhumatismale, laquelle survient chez les arthritiques par une véritable métastase et emporte toujours avec elle l'idée d'une irritation spécifique de la moelle et de ses enveloppes : c'est une méningo-myélite rhumatismale. Nous avons compris cependant cette dernière variété dans le chapitre actuel par la difficulté qui existe, dans la pratique, de bien distinguer les cas qui appartiennent ou non à la diathèse rhumatismale.

Nous devons ajouter quelques paraplégies qui sont dues à des accidents traumatiques, dont le retentissement a eu lieu sur la moelle, sans intéresser son enveloppe osseuse : ainsi les chutes, les efforts, les contusions violentes peuvent occasionner une stupeur, une commotion, qui abolissent pour un temps plus ou moins long les mouvements des membres inférieurs.

La paraplégie peut être complète ou incomplète, avec une infinité de degrés. Elle est très souvent méconnue au début, et c'est là un fait grave et fâcheux, car il importe de combattre la maladie dès son origine; on a beaucoup plus de chances d'en devenir maître.

Il arrive fréquemment, dans l'armée ou ailleurs, que des personnes se plaignent de douleurs de reins, avec faiblesse plus ou moins prononcée des jambes; on timbre cela de *lumbago*, on conseille des frictions et l'on ne s'occupe plus du malade.

D'ailleurs, si l'affection provient d'inconduite, on est d'autant moins porté à écouter des plaintes qu'on trouve souvent peu en rapport avec l'apparence extérieure du sujet. Cependant le mal fait des progrès, la douleur lombaire s'irradie aux flancs et prend le caractère de *barre abdominale*; la faiblesse des jambes augmente, il y a peu de diminution dans le volume de ces parties, qui sont le siège de refroidissements, de fourmillements, de douleurs fulgurantes; les fonctions urinaires deviennent fréquentes et pénibles, la constipation est de plus en plus marquée et opiniâtre, ou bien les matières fécales ne sont plus retenues ; bientôt la marche n'est plus possible qu'avec un appui, et ne peut se prolonger longtemps ; il survient des pertes séminales; les jambes sont flasques, le malade marche en fauchant, en traînant les pieds sur le sol ; il perd la sensibilité tactile, le sentiment de la température, etc. ; enfin il devient perclus, incontinent et tombe dans le marasme. Il arrive aussi que la paraplégie survient subitement, à la suite de maladies graves ou de refroidissement ; dans ces cas on a plus de chances de guérison, et l'idée de ramollissement doit être éloignée, car celui-ci est ordinairement progressif et chronique. Il faut aussi avoir la pensée que l'apoplexie et la congestion peuvent se porter sur la moelle, mais ce dernier cas est très rare. Enfin, il ne faut pas confondre, chez les paraplégiques, l'incontinence avec le regorgement lié à la rétention d'urine. La paraplégie a une durée ordinairement longue, ce qui permet d'instituer un traitement persévérant et énergique, qui est quelquefois couronné de succès. Il faut d'abord soustraire le malade aux causes diverses qui ont pu déterminer son affection. L'usage des eaux thermales est un des moyens les plus puissants dont on dispose pour combattre la paraplégie, quelle qu'en soit la nature. Le résultat est surtout certain si l'on a affaire à une paralysie purement fonctionnelle, récente, dans laquelle il n'existe point d'inflammation médullaire ou méningitique. Dans la méningite spinale, les mouvements convulsifs des membres inférieurs sont un signe pathognomonique certain. Il serait inutile et dangereux dans ces cas d'ordonner les eaux de Barèges, qui ne feraient qu'accroître et accélérer la maladie.

Il en serait de même pour les myélites chroniques, inflammatoires ou spécifiques. Le seul caractère différentiel qu'on puisse assigner à ces affections, c'est la douleur plus ou moins limitée, plus ou moins vive ou obtuse que l'on développe par la pression sur le rachis, au niveau des apophyses épineuses et le long des gouttières vertébrales.

Quoique ce signe ne soit pas constant, ni infaillible, il ne faut jamais négliger de s'assurer de sa présence. Lorsque la sensibilité est abolie en même temps que la motilité, cela indique que les parties postérieures de la moelle sont également atteintes, c'est un caractère d'aggravation ; mais l'anesthésie est moins grave que l'hypéresthésie, qui indique, suivant quelques auteurs, le caractère inflammatoire de la maladie.

L'atrophie, quand elle existe, tient à l'ancienneté de la maladie ; elle est produite par le défaut de nutrition dans des parties restées longtemps inactives. L'origine de la paraplégie peut également donner des indications précieuses sur la probabilité de l'hypérémie ou du ramollissement médullaire. Les contractures apprennent que les membranes d'enveloppe participent à l'irritation des cordons nerveux. Les refroidissements éprouvés par les malades ne sont qu'une illusion. Ce que nous venons de dire sommairement prouve qu'il faut apporter une grande circonspection dans l'examen des malades atteints de paraplégies, pour leur envoi et leur admission aux eaux de Barèges.

Les résultats que nous avons obtenus ne sont pas très remarquables. Cependant nous avons pu enrayer, dans la plupart des cas, la marche de la maladie, ce qui est beaucoup dans une affection aussi grave et contre laquelle la thérapeutique ordinaire a peu d'action. Du reste, les succès ne doivent être recherchés que là où ils sont possibles, et l'on doit éviter les causes de mécomptes et d'accidents fâcheux en éloignant de nos thermes les paraplégies franchement inflammatoires.

Sur 144 paraplégies que comprend notre statistique, il en est 52 dont nous ignorons le sort ; des 92 autres, 59 ont été guéries ou améliorées, 33 n'ont éprouvé aucun effet favorable de la cure thermale. La proportion, on le voit, est assez avantageuse. Mais les résultats sont bien plus favorables quand il s'agit de paraplégies purement fonctionnelles.

Nous avons presque toujours joint l'action de l'électricité à celle des eaux, en mettant la plus grande prudence dans l'application de ce moyen énergique. L'énergie des bains était graduée suivant la gravité de la maladie et l'état du malade; des douches en arrosoir, et plus tard à plein jet, étaient également ordonnées. Les malades trop irritables se baignaient préférablement à l'établissement Barzun, et plusieurs en ont retiré de bons effets qu'ils n'auraient pas obtenus au grand établissement.

Si, en dehors de l'état du sujet, de la gravité de la maladie, de sa nature, nous cherchons à préciser les cas où l'action des eaux de Barèges a le plus de chances pour être efficace, nous éliminerons d'abord les paraplégies rhumatismales avérées, dans lesquelles est à craindre l'existence d'une méningo-myélite, qui n'est pas justiciable de nos thermes.

Il reste encore un grand nombre de paraplégies qui se trouveront très bien de l'usage de nos eaux. Ainsi celles qui sont la conséquence d'une contusion, d'une chute, dans lesquelles il y a commotion rachidienne et stupeur de la moelle. Les améliorations obtenues l'ont été sur des cas de ce genre : l'un dont la paraplégie était la suite d'une chute faite sur les pieds d'un premier étage, un autre par le choc d'un éclat d'obus, au siége de Sébastopol, sans blessures, ni lésion osseuse; un effort pour soulever un tonneau ; un tour de reins en faisant la voltige au gymnase ; l'éboulement d'un mur, le choc d'une balle de foin tombant de 25 pieds de hauteur, etc., etc.

Le sujet qui a fourni une guérison complète est un chasseur à pied, qui est venu trois années de suite à Barèges pour une paraplégie incomplète, à la suite des fièvres intermittentes et de refroidissements éprouvés au Mexique. En 1868, il était complètement guéri et faisait sans fatigue 12 à 15 kilomètres dans les montagnes, tandis que la première année il pouvait à grand'peine se traîner à l'aide de béquilles.

Deux individus, qui avaient vu leur paralysie se produire après avoir été sujets longtemps aux douleurs rhumatismales articulaires, n'ont retiré qu'un bénéfice léger de nos eaux.

Un capitaine de pompiers, ayant contracté une myélite chronique par suite des fatigues de son service, présentait en outre une glucosurie bien constatée, qui s'est amendée considérablement par l'usage des eaux de Barèges continué pendant plusieurs années.

Nous devons signaler aussi comme très favorablement impressionnés à Barèges les paraplégiques *a frigore*, et celles que M. Jaccoud a appelées par *ischémie*. L'anémie, l'intoxication miasmatique ou virulente du sang peuvent également conduire à la paraplégie ; ces formes-là se trouveront bien de leur envoi à Barèges. Le tabes dorsal spasmodique, décrit par M. Charcot et étudié en 1876 par M. le Dr Bétous, est une affection rare, dont nous n'avons pas vu d'exemple à Barèges.

Il est facile maintenant de saisir les indications et les contre-indications de nos eaux dans ce genre de névrose.

Dans les espèces que nous trouverons plus loin, la paralysie est consécutive à une altération matérielle, traumatique ou diathésique, qu'il faut détruire pour ramener la motilité abolie.

I. *Ataxie locomotrice.*

Cette affection a été longtemps confondue avec la paraplégie. Elle consiste dans un défaut de coordination des mouvements, principalement des membres inférieurs, qui ont perdu le sens musculaire, par lequel l'encéphale reçoit les notions nécessaires pour régler les mouvements volontaires. Ce sens étant aboli, ainsi que celui du tact, il ne reste plus que la vue pour corriger les désordres de la motilité. Chez les ataxiques, la sensibilité est plus ou moins obtuse, mais la force musculaire est intacte, il n'y a point de paralysie. L'ataxie locomotrice est constituée anatomiquement par une *sclérose* des cordons postérieurs. Cette sclérose est due à une aberration de nutrition plus ou moins étendue, d'invasion lente, avec prolifération conjonctive et atrophie des fibres nerveuses des cordons postérieurs ; les couches grises participent parfois à cette altération, qui peut s'étendre aux nerfs encéphaliques des sens.

Les causes de l'ataxie sont à peu près les mêmes que celles

de la paraplégie : action répétée du froid, fatigue, excès vénériens ; nous y joindrons les chutes ou contusions sur les reins dont nous avons observé deux exemples. L'affection est toujours liée à une lésion organique ; elle peut cependant, d'après M. Jaccoud (*Les paraplégies et l'ataxie du mouvement*, Paris, 1864), être dyscrasique, à la suite d'un empoisonnement du sang par la diphthérite, ou être fonctionnelle, comme dans l'hystérie. Pour reconnaître l'ataxie, il suffit de constater l'intégrité de la force musculaire; on remarque, de plus, que la marche est vacillante, précipitée ; le malade lance follement ses jambes et ne les traîne pas ; il ne soutient pas l'équilibre, n'a pas conscience du sol et a besoin de regarder pour diriger ses pas, qui sont saccadés et que le moindre obstacle embarrasse ; les yeux fermés ou dans l'obscurité, il tombe. Les bras, les doigts peuvent participer au délire des mouvements. L'anesthésie est surtout prononcée à la plante des pieds, qu'on peut chatouiller sans produire de sensation.

L'oblitération du sens musculaire peut se mesurer au moyen de poids dont on fait apprécier la différence au malade, après lui avoir bandé les yeux ; on se sert d'un compas, celui de Weber perfectionné par M. Jaccoud, pour apprécier jusqu'à quel point les ataxiques perçoivent, sur la peau des membres, les différences minimes dans l'écartement des deux pointes. Enfin, la sensation de température se mesure avec une éponge trempée dans de l'eau chaude ou froide.

Au début, il existe des troubles de la vue, tels que amaurose, diplopie, mydriase. A la dernière période, l'atrophie musculaire fait des progrès, les fonctions digestives s'altèrent, les sens s'affaiblissent, le malade tombe dans la cachexie et ses conséquences funestes.

M. Bouchut (Académie des sciences, 25 juin 1863) pense que, dans l'ataxie locomotrice, on peut constater, au moyen de l'ophthalmoscope, les altérations caractéristiques de la *névrite optique* et de la *névro-rétinite*.

L'ataxie a une marche lente, envahissante, inexorable. Tous les moyens ont été employés jusqu'à ce jour sans succès pour en arrêter les progrès ; les médicaments les plus énergiques et les plus dangereux, le nitrate d'argent, le phosphore, ont donné moins qu'ils ne promettaient.

L'hydrothérapie, les bains sulfureux ont produit quelquefois de l'amélioration. On a signalé les bons effets des eaux de Balaruc contre cette terrible maladie, ainsi que celles de Lamalou (Dr Belugon, *Soc. d'hydrologie*, 1879-80.)

Les ataxiques sont sujets à des fractures spontanées qui tiennent à une altération particulière du tissu osseux, et à des arthropathies spéciales à cette affection. L'action des eaux arrête ces troubles trophiques et ces ostéites par résorption et raréfaction des cellules osseuses. (Feuvrier, *Thèse de Paris*, 1877.)

Depuis bien des années, à Barèges, nous avons eu occasion de traiter des ataxiques et nous avons constaté chez tous une rétrocession des symptômes, un temps d'arrêt favorable, et, chez quelques-uns, un amendement remarquable. Sans faire de l'enthousiasme, nous devons mettre en évidence des faits qui ont été appréciés par divers médecins et par M. le docteur Le Bret, médecin inspecteur honoraire de la station, qui y a obtenu également des résultats très remarquables. Les eaux de Barèges arrêtent et même font rétrograder les symptômes de l'ataxie dans les cas les plus graves, mais lorsque les altérations de la moelle sont superficielles et récentes, la guérison peut être espérée.

Après avoir relaté cinq observations très intéressantes et que nous regrettons de ne pouvoir reproduire faute d'espace, M. Martin, ancien médecin en chef de l'hôpital militaire de Barèges, s'exprime ainsi :

« Voilà donc cinq cas d'une affection très grave, réputée » presque fatalement progressive, dans le double sens de la » généralisation et de son aggravation, pour laquelle, il faut » bien le dire, la thérapeutique ordinaire reste assez généra- » lement impuissante, Un de ces malades, venu pour la pre- » mière fois à Barèges, où on ne l'a plus revu, ne donne à » observer aucun résultat avantageux. Un second, déjà traité » à Amélie-les-Bains, quitte notre station, après cette seconde » année de traitement sulfuro-thermal, ayant obtenu une

» légère amélioration. Un troisième, soumis pendant cinq » années consécutives à diverses médications hydro-minérales, » obtient, après trois saisons de Barèges, une amélioration qui » grandit chaque année. Un quatrième, venu deux fois à Barè- » ges, y trouve une amélioration plus sensible encore que » dans le cas précédent. Enfin un cinquième, soumis pendant » six ans, avec des résultats très divers, à toutes sortes de » médications, et notamment à l'usage de plusieurs espèces » d'eaux minérales, quitte en dernier ressort Barèges avec » une certaine amélioration qui a beaucoup augmenté par » la suite. »

Depuis que ces lignes sont écrites, notre confiance s'est accentuée davantage par le mieux progressif accusé par les trois derniers malades cités par M. Martin et par les succès obtenus chez beauconp d'autres ataxiques qui sont venus demander à nos thermes un soulagement inespéré.

Notre statistique comprend quatre-vingts malades de cette catégorie. Aucun d'eux n'a éprouvé d'accident ni d'aggravation, et, chez la plupart, les mouvements sont devenus moins désordonnés, la marche plus facile, la station mieux assurée, l'anesthésie a diminué ainsi que l'atrophie musculaire.

Parmi ces malades, plusieurs font remonter les accidents à l'impression du froid, deux à des excès vénériens, deux à la syphilis, huit à des campagnes pénibles, un seul à une affection rhumatismale, un à une chute de voiture, un à une contusion du rachis par un éclat d'obus, un à un abcès ouvert sous la plante des pieds et qui a amené une rétraction des orteils, un aux suites d'un mal perforant du pied, opéré à Toulouse en 1867. Ce n'est pas la première fois que cette cause est invoquée dans la production de l'ataxie, M. Sédillot en a cité quelques exemples. Les autres n'ont pu donner de renseignements précis. Le traitement thermal a été très varié ; en général, il a été conduit avec modération; on a prescrit les bains tempérés, les douches ont été ménagées et graduées suivant la susceptibilité des sujets, qui sont en général très impressionnables. Les bains Barzun ont amené des résultats très avantageux chez deux malades qui ne pouvaient supporter les bains trop stimulants du grand établissement thermal. L'électricité a été appliquée dans presque tous les cas, mais n'a semblé avoir qu'une influence douteuse sur la marche de la maladie. Peut-être faudrait-il employer de préférence les courants continus ascendants.

C'est par cette médication, légèrement stimulante et de moyenne intensité, que nous obtenons à Barèges des succès très remarquables, marquant un temps d'arrêt prolongé dans la marche inexorable de cette fatale maladie. Nous pourrions citer et montrer plusieurs ataxiques qui ont dû aux eaux de Barèges un prolongement d'existence de dix, de quinze et de vingt années.

K. *Chorée, ou danse de Saint-Guy.*

Les eaux de Barèges sont sans effet contre cette névrose convulsive dont la nature est inconnue. Qu'elle soit partielle ou généralisée, nous n'avons jamais vu quelque modification se produire, ni en bien ni en mal, dans les symptômes de cette affection. Nous avons particulièrement étudié à ce sujet un jeune marin envoyé à Barèges en 1868, et qui avait été pris de mouvements convulsifs des membres et de la tête, à la suite d'une grande frayeur : Etant placé sur les vergues d'un navire, par un gros temps, il avait vu plusieurs de ses camarades se tuer en tombant sur le pont. L'usage de nos eaux parut exaspérer le désordre de ses mouvements.

L. L'*épilepsie* n'aurait pareillement rien à gagner près de nos thermes. En l'absence de toute expérience personnelle, voici l'opinion de Bordeu, qui est ainsi formulée : « Quoi qu'il en » soit, je ne crois pas que les eaux de Barèges conviennent dans » l'épilepsie idiopathique ; si elle est sympathique et dépen» dante des premières voies, c'est différent ; mais qui pourra » assigner un moyen de distinguer ces deux cas ? » (*Loc. cit.*, p. 253.)

Nous avons eu à traiter une fois un cas d'*asphyxie locale des extrémités;* cette affection, qui est due à un spasme des artères capillaires des membres, est fort rare et ne saurait s'améliorer à Barèges ; notre sujet, soumis à Toulouse à l'influence des courants continus descendants, n'en retira aucun bénéfice.

M. Les *névralgies* ne sont pas toutes de même nature, rien n'est tenace, bizarre et affligeant comme ce genre de maladie. Le plus grand nombre des névralgies est dû à l'impression du froid humide : elles seraient donc sous la dépendance de la diathèse rhumatismale, et cependant elles ne peuvent être traitées par les moyens qui agissent contre celles-ci. En principe, les eaux de Barèges ne leur conviennent point, et le climat de la station, même en été, ne leur est point favorable. Les autres névralgies se rattachent à l'anémie et à l'intoxication paludéenne. Dans ce cas elles guérissent très facilement; dès que l'état général est remonté, que l'appétit, les forces sont revenus, que le sang s'est enrichi, les névralgies disparaissent. D'autres névralgies sont sous la dépendance de la diathèse herpétique; celles-ci peuvent s'améliorer à Barèges.

Le plus grand nombre des névralgies que nous avons à traiter sont des sciatiques, puis des névralgies faciales, brachiales, crurales, etc. Les sciatiques sont simples ou doubles, avec atrophie, engourdissement, fourmillement, faiblesse des membres. Lorsque le membre jouit de l'intégrité de ses fonctions et de son embonpoint, il y a simple *névralgie* et grandes chances de guérison.

C'est ainsi que s'explique le nombre extraordinaire d'améliorations obtenues dans cette névrose, et que notre statistique constate sur les cinq sixièmes des cas. Lorsque il y a atrophie on doit soupçonner une *névrite* rhumatismale ou autre, et alors les succès sont plus rares et plus incertains. Nous ne conseillerons jamais d'envoyer à Barèges les malades atteints de sciatiques. Les cas légers peuvent aller ailleurs avec plus de bénéfices. Les cas graves ne sauraient s'y améliorer.

M. Martin, en s'en tenant à la statistique, n'est pas de mon avis, et son opinion est corroborée de celle de M. Gasc, ancien médecin en chef; mais j'ai pour moi celle de M. le docteur Ballard, qui écrit, dans son estimable ouvrage, page 231 :

« Je ne sais pas encore si l'on doit regarder les eaux de Barèges comme un moyen de guérison à proposer dans le cas de névralgie essentielle...; ce qui me porte encore davantage à conclure que les malades affectés de sciatiques, sans complication aucune, ne doivent pas être envoyés à Barèges. »

N. *De l'emploi de l'électricité dans les paralysies.*

L'emploi de l'électricité, concurremment avec les eaux minérales, n'en est pas à faire ses preuves. J'ai dit un mot, dans les articles précédents, des bons effets que nous avons obtenus en soumettant certaines paralysies à l'action combinée des eaux et de la faradisation.

Nous nous servons à Barèges des courants intermittents induits, produits soit par une pile de Bunsen, animée par le bichromate de potasse et l'acide sulfurique, soit au moyen de la machine à électro-aimant de Duchenne (de Boulogne).

Outre les effets thérapeutiques excellents que l'on retire de la faradisation appliquée avec mesure et prudence, elle donne un excellent moyen de diagnostic pour reconnaître la nature et même l'origine de certaines paralysies. Nous renvoyons, pour les notions précises à retenir à ce sujet, à l'ouvrage de M. Duchenne (de Boulogne), intitulé : *de l'Electrisation localisée.* Paris, 1857. Voir aussi l'intéressant résumé sur l'application médicale de l'électricité dans les hôpitaux militaires (*Recueil des mémoires de médecine militaire*, janvier 1866); et enfin les récents travaux de M. le Dr Onimus.

A la Société d'hydrologie, dans sa séance du 16 mars 1868, M. le docteur Caussard a rendu compte des résultats obtenus à Bourbonne par l'emploi combiné des bains thermaux et de l'électricité contre les paralysies, les douleurs rhumatismales et les névralgies. Il y a là des faits importants à méditer. M. le docteur Wibligk, de Tœplitz (Bohême), a envoyé à la Société d'hydrologie un travail sur le même sujet.

Le médecin allemand fait alterner les bains avec l'électricité un jour l'un, un jour l'autre. M. le docteur Le Bret, en donnant l'analyse de ce mémoire, approuve cette pratique et cite le cas d'un jeune prêtre, atteint d'atrophie considérable des avant-bras et des jambes, qui fut guéri à Barèges par l'emploi alterné de ces deux moyens. Aujourd'hui on substitue avec avantage les courants continus à la faradisation, dans les paralysies, les contractures et les lésions de nutrition.

Nous n'avons pas épuisé le cadre complet des paralysies ou des névralgies que nous avons traitées à Barèges, nous avons renvoyé dans les groupes suivants celles qui s'y rattachent par leur origine. Ainsi nous trouverons successivement les névroses rhumatismales, les accidents nerveux syphilitiques et ceux plus nombreux encore qui sont la conséquence du traumatisme.

Le présent chapitre traite seulement des névroses centrales ou périphériques dites essentielles ou crues telles. Je me suis un peu étendu sur ce chapitre, quoiqu'il soit encore incomplet, parce que rien n'avait été dit encore pour constater les effets des eaux de Barèges sur l'ensemble des maladies nerveuses. On voit qu'il y a là de beaux succès à espérer. On y trouvera une application plus large de nos eaux, dont l'efficacité n'était pas déterminée sur ce point. Il y a aussi des restrictions à faire. En résumé, on peut dire qu'applicables à toutes les paralysies en général, les eaux de Barèges ne s'adressent point aux névralgies. Les paralysies qui cèdent le mieux à leur action sont les paralysies discrasiques, par vice ou appauvrissement du sang, celles par intoxication miasmatique ou minérale, celles avec atrophie ou altération nutritive des nerfs des organes centraux ou périphériques, celles enfin dans lesquelles la contractilité électro-musculaire et surtout la sensibilité électro-musculaire sont conservées.

CHAPITRE XXV.

Affections rhumatismales.

On confond, sous le nom de rhumatisme, deux affections bien différentes par leur nature et leurs manifestations. Leur étiologie est la même, c'est le froid humide qui les produit; mais, en vertu d'une prédisposition inconnue, les tissus impressionnés, les localisations diffèrent, et la maladie envahit l'économie avec un caractère indélébile particulier. J'ai vu quelquefois cependant des douleurs musculaires se porter sur les articulations, et réciproquement, mais ces faits sont très rares. Il faut donc distinguer deux espèces de rhumatismes et de rhumatisants.

Le rhumatisant à tempérament sec, nerveux, qui se plaint de douleurs musculaires ou névralgiques des membres, de la tête ou du tronc, n'est pas le rhumatisant lymphatique ou sanguin, dont les articulations sont douloureuses, avec engorgement aigu ou chronique.

Cette séparation est importante en ce qu'elle éloigne déjà toute une catégorie de malades de nos thermes, celle des rhumatismes nerveux et musculaires, qui peuvent être soulagés momentanément par nos eaux, mais qui courent la chance de s'exaspérer sous l'influence de nos bains et de notre climat. Il y a donc une distinction très marquée à établir entre le rhumatisme articulaire et le rhumatisme musculaire : ce dernier doit être dénommé *névro-musculaire,* car c'est bien réellement une névralgie, siégeant dans un nerf et ses ramifications musculaires et quelquefois viscérales. Ce rhumatisme nerveux n'est pas diathésique, constitutionnel, héréditaire, il est toujours acquis, n'entache pas l'ensemble de l'organisme, comme le rhumatisme articulaire qui, lui, a son point de départ dans les séreuses et attaque, par extension et à l'état chronique, les autres tissus, les autres organes, produisant des désordres de nutrition locaux ou généraux, ce que ne fait pas le rhumatisme névro-musculaire, qui n'occasionne le plus souvent que des désordres fonctionnels, même dans ses formes les plus invétérées.

A. *Rhumatisme articulaire.*

Quoique Barèges ne s'applique pas en général avec succès aux accidents rhumatismaux, cependant la catégorie des arthrites peut y trouver un grand soulagement. Il y a encore ici une distinction à faire entre le rhumatisme articulaire erratique, facile à déplacer, et l'arthrite rhumatismale fixe, simple ou multiple.

Dans le premier cas, l'effet des eaux pourrait produire des accidents fâcheux en portant l'affection sur un organe interne important, et ces migrations ne sont pas rares par suite de la perturbation produite par le traitement thermal, tandis que le rhumatisme articulaire fixe peut aborder avec confiance notre station minérale.

La douleur articulaire peut être le seul symptôme de l'affection ; alors l'arthrite est sèche, elle donne lieu à des craquements, à des frottements pénibles ; il y a défaut de synovie ; des dépôts fibreux, plastiques, existent sur les surfaces articulaires ; ou bien les désordres sont plus limités et bornés à une simple irritation des cartilages d'encroûtement.

Le plus souvent il y a engorgement, les tissus fibreux et cellulaires péri-articulaires sont empâtés ; il y a peu de douleur dans ces cas, mais les mouvements sont gênés plus ou moins, il y a compression des troncs nerveux et vasculaires, et l'on voit les membres s'anémier et s'atrophier autant par cette compression que par le défaut d'exercice.

Outre l'atrophie, le rhumatisme mono ou poly-articulaire peut être compliqué d'ankylose, lorsque le travail inflammatoire, longtemps et sourdement prolongé, a laissé des produits plastiques à l'intérieur et en dehors de l'articulation et que ces néotissus ont formé des soudures plus ou moins indélébiles. Une autre complication moins grave, mais presque aussi tenace, c'est l'hydarthrose, provenant de l'hypersécrétion de la membrane synoviale. Sans entrer dans des détails qui nous entraîneraient trop loin et pour résumer une expérience que la tradition et la pratique ont bientôt enseignée à Barèges, nous dirons que, parmi les lésions articulaires, dues au vice rhumatismal, la plus facile à combattre par nos eaux, c'est l'engorgement peu douloureux des articulations, chez les sujets mous, lymphatiques, qui sont le plus prédisposés à les contracter, et sur lesquels l'emploi le plus large de nos eaux énergiques, avec l'aide de la douche, du massage, s'applique avec grand succès. L'eau doit être donnée en boisson, et elle concourt, par l'absorption des principes minéralisateurs, à la résolution rapide de ces tumeurs articulaires, indolentes, stationnaires quelquefois depuis plusieurs années. Il faut un traitement thermal prolongé pour arriver à ce résultat ; il faut avoir de la persévérance et revenir plusieurs années pour obtenir une guérison complète.

L'hydarthrose cède aussi merveilleusement à nos eaux, et l'on sait s'il est difficile de la combattre par les moyens ordinaires, sur certains sujets.

Quoique les eaux de Barèges n'aient aucune action spécifique contre les diathèses et le rhumatisme en particulier, cependant elles mettent les malades dans les meilleures conditions pour s'en débarrasser ; et ce sont justement les individus qui, par constitution et tempérament, en sont le plus profondément atteints qui supportent le mieux nos eaux.

Les arthrites sèches sont moins favorablement impressionnées et peuvent éprouver un fâcheux retour à l'état aigu ; les rechutes, qui ont longtemps été regardées comme d'un bon pronostic pour la guérison, ne sont rien moins que favorables ; il faut les éviter avec soin et ménager avec prudence la susceptibilité des sujets. Les malades nerveux, irritables, ne seront admis qu'aux bains les plus doux, aux douches courtes et en arrosoir ; sur les natures moins impressionnables, on pourra agir plus hardiment.

Le rhumatisme mono-articulaire, fixe, dégénère quelquefois en tumeur blanche. L'anémie, l'aglobulie, la dyspepsie, qui accompagnent si fréquemment l'état rhumatismal, sont rapidement amendées par nos eaux et l'influence de l'altitude.

B. *Rhumatisme névro-musculaire.*

Il n'en est pas de même des rhumatismes musculaires et névralgiques, qu'il faut absolument exclure de nos thermes, la nature des eaux et le climat ne se prêtant point à leur soulagement. Cette conclusion, qui résulte de notre expérience personnelle, est confirmée par tous ceux qui ont exercé à Barèges. M. Durand-Fardel se prononce aussi pour l'exclusion absolue des eaux actives et fixes comme celles de Barèges, des individus névropathiques, à rhumatisme mobile, très douloureux, le long des trajets nerveux ; il conseille, dans les rhumatismes nerveux, les eaux de Plombières, Néris, Bagnères-de-Bigorre, etc.

Pourtant, d'après M. Pagès, ancien inspecteur de Barèges, et M. Vergès, le bain du *Fond*, à Barèges, serait efficace contre les rhumatismes nerveux.

Nous n'hésitons pas, dans des cas pareils, à prescrire les bains et douches de l'établissement *Barzun*, qui sont très propres à combattre ce genre d'affection.

L'*atrophie* et les *paralysies* qui succèdent souvent aux affections rhumatismales, tant articulaires que musculaires, sont efficacement traitées à Barèges, concurremment avec la faradisation. Nous possédons quelques observations très-remarquables de guérison accomplies près de nos thermes, pour des lésions de ce genre.

L'atrophie en général est plus difficile et plus longue à détruire que la paralysie ; cependant, dès que les mouvements sont rendus à un membre ou à un muscle, on peut espérer le voir reprendre progressivement ses dimensions normales.

Dans l'*ankylose* complète, il est évident que l'on n'a guère d'espoir de ramener les mouvements abolis ; cependant, par l'emploi énergique et prolongé de nos eaux, j'ai vu quelques ankyloses qui semblaient irrémédiables, s'améliorer par la fonte ou la résolution des tissus anormaux et le dégagement progressif des surfaces articulaires. Il ne faut pas négliger de communiquer aux membres des mouvements méthodiques fréquents pour rompre les adhérences, en même temps que l'action des eaux aide à la résorption des éléments étrangers accumulés dans les parties.

Le massage est aussi un adjuvant très utile du traitement thermal, pour vaincre les ankyloses, réduire les engorgements et ramener la circulation et la vie dans des membres inertes.

Les contractures, les fausses ankyloses, produites par la rétraction des tendons musculaires, à la suite de rhumatismes anciens, sont bien plus difficiles à vaincre ; nous avons vu quelques améliorations légères se produire, mais non pas des guérisons. Un résultat favorable n'est pas impossible, en y joignant l'extension permanente forcée au moyen d'appareils appropriés. Nous retrouverons ces lésions au chapitre du traumatisme.

Quoiqu'il soit bien reconnu aujourd'hui que la peau peut être le siège de manifestations rhumatismales, appelées *arthritides* par Bazin, nous n'en avons pas traité d'assez nombreuses pour établir l'action des eaux de Barèges sur ce genre de dermatoses. C'est une question qui reste à l'étude.

Le groupe des rhumatismes musculaires et nerveux est très voisin des affections purement névralgiques. Aussi nombre de névroses doivent leur origine au principe rhumatismal, qui affecte dans ses manifestations des formes très bizarres dont la plus commune est l'intermittence.

Le vice rhumatismal est un protée pathologique qui déroute la sagacité des praticiens les plus expérimentés, et peut déterminer des lésions inattendues, changer la vitalité, la nutrition des tissus, la contexture des organes, simuler l'inflammation sans produire de suppuration, déterminer des douleurs sans aucune altération organique appréciable ; ne respectant aucun organe du corps humain ; s'attachant de préférence aux tissus fibreux et séreux ; diathésique, héréditaire ou acquis ; n'abandonnant jamais sa proie, véritable type de spécificité dont il reste à trouver le remède. Le salicylate de soude, dont les effets physologiques se rapprochent de ceux produits par nos eaux, semble avoir établi un progrès dans la thérapeutique du rhumatisme articulaire aigu; néanmoins ce médicament offre des dangers, des contre-indications et des insuccès.

J'ai décrit en 1864, dans les *Mémoires de l'Académie des sciences de Toulouse*, un cas de dégénérescence fibro-osseuse de la rate, lésion singulière, rare, que j'ai cru devoir rattacher à la diathèse rhumatismale. En 1867, un sergent-major, entré dans mon service à l'hôpital de Barèges, portait une arthrite du genou droit, d'origine rhumatismale, avec hydarthrose ; de plus, il s'était formé à la partie inférieure et antérieure du fémur une tumeur dure, osseuse, déterminant des douleurs continues, s'exaspérant la nuit. En dehors de toute influence syphilitique, je diagnostiquai une tumeur ostéoïde ou exostose péri-articulaire, affection déjà signalée chez les vieillards et chez les rhumatisants.

Le traitement thermal, en produisant chez ce malade une amélioration sensible, suivie l'année suivante de guérison complète, confirma la nature de la lésion. La cuisse droite, au niveau de la tumeur, avait, 2 centimètres de plus que la cuisse gauche, et la tumeur immobile, profonde, large de 6 centimètres, avait 13 centimètres de longueur verticale.

A la fin de la cure, qui dura cinquante-quatre jours, sans accidents, la tumeur était moins dure, elle avait perdu 1 centimètre d'épaisseur et 2 centimètres de longueur ; le genou était bien diminué et l'hydarthrose presque disparue.

En 1868, ce malade est venu pour consolider une guérison à peu près complète. La circonférence de la cuisse est la même des deux côtés ; il reste un peu d'empâtement à la face antérieure et inférieure du fémur sur une étendue de 4 centimètres en largeur et 7 centimètres en longueur ; le genou est guéri, la marche facile, etc.

J'ai depuis observé un cas semblable sur un gendarme, qui a obtenu les mêmes effets favorables.

Les manifestations viscérales du rhumatisme ne doivent point nous occuper, parce qu'elles ne sont point envoyées, avec raison, à Barèges ; j'en excepte cependant quelques gastralgies et même entéralgies, notoirement rhumatismales, qui se sont bien trouvées de l'usage de nos eaux, prises avec prudence et modération.

C. *Maladies du cœur.*

Une des complications les plus fréquentes du rhumatisme c'est l'endocardite et les altérations organiques qui en sont la conséquence. Les théories qui régnaient jusqu'à présent pour interpréter l'action des eaux sulfureuses ne pouvaient faire admettre ces lésions, surtout près des sources réputées excitantes comme celles de Barèges. Aujourd'hui on devra revenir sur cette erreur, et, grâce à nos expériences, on sera moins absolu dans l'exclusion de certaines affections organiques du cœur qui peuvent évidemment s'y améliorer. Mais il faut savoir distinguer les cas et faire un choix judicieux dans cette catégorie de malades. Comme c'est là un fait nouveau, sur lequel la Société d'hydrologie a porté son attention, je lui consacrerai quelques lignes.

Voici ce que dit M. Durand-Fardel (page 463 de son *Traité de thérapeutique hydro-minérale*) :

« Les maladies du cœur ont été jusqu'ici rangées d'une « manière à peu près universelle parmi les contre-indications « formelles aux eaux minérales. »

« Il est probable qu'il y a quelque peu à appeler de ce juge- « ment. Ce qui a fait généralement bannir ces maladies des « établissements thermaux, c'est la considération des propriétés « excitantes qui sont attribuées aux eaux minérales. Cette « préoccupation est très-légitime, bien qu'il ne soit pas impos- « sible d'atténuer ou même de masquer en quelque sorte ces « propriétés, *qui sont loin de constituer l'essence de leur action.* » On peut lire aussi à ce sujet le rapport de M. Patissier, à l'Académie de médecine, sur l'*emploi des eaux minérales dans le traitement de l'endocardite chronique existant avec le rhumatisme.* (*Bulletin de l'Académie de médecine*, 1854, t. XX, p. 198.)

Ce dernier document renferme des faits nombreux qui prouvent que les lésions organiques et troubles fonctionnels de l'organe central de la circulation, qui sont sous la dépendance du rhumatisme, sont améliorés et guéris par l'usage d'une foule d'eaux thermales réputées efficaces dans les autres manifestations de cette maladie.

Bordeu ne refusait l'usage des eaux thermales qu'aux malades atteints d'affections *idiopathiques* du cœur.

M. Rotureau pense que les eaux thermales sont contre-indiquées dans les maladies du cœur ou des gros vaisseaux, à moins que les altérations ne soient sous la dépendance d'une diathèse rhumatismale. Il cite les stations de Bagnols et d'Uriage, où l'on traite ces maladies avec succès. On pourrait ajouter celles de Chaudesaigues (Dr Dufresse).

M. Vergès prescrit à Barèges, sans hésitation, des douches en arrosoir sur la région du cœur ; il a obtenu ainsi la guérison d'affections de cet organe d'origine rhumatismale : endo-péricardites chroniques, légères hypertrophies, etc.; il croit qu'on a tort d'exclure de Barèges toutes ces altérations.

Dans ses *Leçons sur les maladies du cœur*, publiées en 1869, M. Bucquoy n'hésite pas à conseiller les eaux minérales, lorsqu'il s'agit de relever les forces d'un organisme défaillant par suite de lésion cardiaque chronique. Mais il est retenu par la crainte de n'obtenir cet effet reconstituant qu'au prix d'une stimulation dangereuse. Nul doute que nos expériences ne soient faites pour lever ces scrupules et ces appréhensions.

Il y a donc à revenir sur l'exclusion prononcée contre toutes les affections organiques du centre circulatoire. Il faudra distinguer à l'avenir celles qui sont curables par nos eaux de celles qui ne le sont pas. L'origine rhumatismale fournit déjà une indication favorable. La nature des lésions doit également être précisée, parce qu'il en est qui ne pourraient aborder nos thermes sans danger. Lorsque la gêne de la circulation est extrême, que l'hématose en souffre, que l'anhélation est prononcée, que l'asphyxie est imminente, il faut s'abstenir très évidemment.

Mais, lorsque les fonctions du cœur sont seulement troublées, il y a lieu de se demander d'abord si cet embarras tient à une insuffisance ou à un rétrécissement.

Dans les cas de rétrécissement, il y aura plus de prudence à apporter au début de la cure, et le malade ne sera soumis que progressivement à l'influence des eaux, la première impression pouvant être fâcheuse par l'excitation momentanée qu'elle produit; plus tard, lorsque l'action sédative sur la circulation se prononce, on peut obtenir un véritable soulagement et un amendement des symptômes; les mouvements tumultueux du cœur sont régularisés et les exsudats plastiques, ainsi que l'hypertrophie de l'organe, sont diminués par le mouvement de régression nutrimentive, qui est un des effets les plus puissants de nos eaux. On sait que les rétrécissements proviennent tantôt de l'hypertrophie concentrique du cœur, tantôt des dépôts albumino-fibrineux qui tapissent les valvules. Dans le rétrécissement des valvules, il peut y avoir hypertrophie avec dilatation de la cavité cardiaque correspondante.

Les signes physiques qui décèlent cet état organique sont : la dureté du pouls, sa fréquence, le bruit sec et saccadé du cœur, le *souffle rude au premier temps, surtout sensible à la pointe.*

Ces altérations se présentent bien plus souvent dans le côté gauche que dans le côté droit du cœur.

Dans l'insuffisance, par dilatation des cavités et orifices, le pouls est mou, ondulant, la matité plus étendue, les bruits sourds, *le souffle au deuxième temps, surtout perceptible à la base.*

Dans ce dernier cas, l'embarras provient de l'inertie du cœur, et le tumulte de sa faiblesse; on comprend que l'action stimulante des eaux peut être appliquée sans crainte et dans toute son énergie, et lorsque, plus tard, la circulation est ralentie, le cœur a déjà repris le ton et la force nécessaires pour accomplir ses fonctions. Ainsi que la digitale, qui agit dans le même sens, les eaux seront administrées principalement dans la dilatation ventriculaire, l'insuffisance aortique, l'anémie, etc., chez les jeunes sujets. On éloignera des stations thermales les vieillards, les cachectiques et les individus atteints d'insuffisance mitrale ou de rétrécissement aortique prononcés.

Il va sans dire que si les palpitations de cœur des anémiques sont améliorées à Barèges, il n'en est pas de même des névropathies cardiaques qui s'exaspèrent rapidement.

Ainsi limitée, l'application des eaux de Barèges peut avoir une influence favorable dans les affections organiques du cœur spécifiées ci-dessus et liées à la diathèse rhumatismale. Cette question sera prochainement élucidée, mais notre conviction est déjà faite à ce sujet. Nous possédons plusieurs observations de maladies organiques du cœur améliorées à Barèges. Nous en avons réuni 23 cas, qui ont donné, sur 17 résultats définitifs connus, 4 guérisons, 6 améliorations et 7 restés dans le même état. Nous espérons donner plus tard une statistique plus complète, lorsque les idées que nous soutenons auront fait leur chemin.

D. *Rhumatisme noueux.*

Cette forme de rhumatisme n'a rien de bien particulièrement caractéristique, si ce n'est qu'elle représente une pénétration profonde de l'économie par le vice diathésique, chez des individus lymphatiques, dont les progrès constants, depuis de longues années, ont été favorisés par une prédisposition particulière, la persistance des causes productrices et l'insuffisance des moyens thérapeutiques et hygiéniques qu'on lui a opposés.

Le rhumatisme noueux a une invasion lente, progressive, sans phénomènes aigus; peu à peu, les articulations grandes et petites se trouvent engorgées, tuméfiées, déformées, sans grandes douleurs; des nodosités, sans dépôts tophacés, s'emparent des petites articulations, ce qui donne aux doigts la forme en fuseau; puis surviennent la subluxation des articulations, les contractures musculaires, les ankyloses plus ou moins complètes, fausses et vraies; le mouvement limité des membres rend les malades perclus et les plonge dans un état extrêmement pénible, sans que les fonctions de réparation soient altérées et sans qu'il y ait trace de gravelle et d'acide urique dans le sang ou les déjections.

La thérapeutique ordinaire a peu de prise sur ces états graves et compliqués : les bains de vapeur, les préparations iodées, les alcalins, les bains de sublimé, conseillés par Trousseau, les bains à l'arseniate de soude (Guéneau de Mussy) ont été tour à tour employés sans grand succès.

Nous croyons que les eaux de Barèges sont appelées à rendre de grands services dans le rhumatisme noueux, en suspendant ou faisant rétrograder la marche de la maladie, résolvant les engorgements articulaires, rendant la souplesse aux membres, l'élasticité aux muscles, en permettant aux os déviés de reprendre leur place dans les cavités d'où ils ont été chassés par les rétractions tendineuses et les encroûtements intra-articulaires.

Nous avons traité plusieurs rhumatismes noueux portés à un degré extrême. Après quelques insuccès et des cas d'amélioration douteuse, nous devons relater un fait très remarquable, destiné à faire connaître le véritable caractère de la maladie dans un état très avancé et les effets heureux obtenus.

Mlle X..., de Toulouse, vivant dans l'aisance, d'un tempérament lymphatique nerveux, est âgée de 30 ans ; elle a toujours eu des douleurs depuis son enfance ; sa mère les attribue à des bains froids qu'on lui donnait lorsqu'elle était en nourrice ; les première articulations prises furent celles des membres inférieurs, surtout à la hanche droite ; cependant elle pouvait marcher ; à 10 ans, elle a eu des névralgies avec rétraction des cuisses et des jambes ; depuis, les mouvements des hanches et des genoux sont devenus de plus en plus difficiles, sans gonflement prononcé.

La malade a fait divers remèdes ; elle a été à *Luchon* sans succès, à *Ax* deux ans avec aggravation. A 14 ans, les membres supérieurs se sont pris, les doigts se sont déformés, sont devenus noueux, les poignets également ; les coudes, les épaules n'ont que des mouvements limités, sans douleurs vives ; Mlle X... n'a plus marché depuis.

Quand je la vis pour la première fois, elle avait bonne mine, le teint coloré, de l'embonpoint, les yeux déviés, l'intelligence vive, le caractère enjoué ; elle passe ses journées sur un fauteuil qu'on roule dans l'appartement ; toutes les fonctions s'accomplissent bien; elle est réglée, le sommeil est bon, l'appétit excellent; sujette à prendre des coups d'air, elle est très impressionnable au froid et à l'humidité; elle peut manger seule, écrit, lit beaucoup, peut coudre et broder. Désireuse de guérir, Mlle X... est découragée; elle n'a pas mis de persévérance dans les traitements institués, par suite d'indispositions fréquentes et de peu de confiance dans la médecine.

Je constate une atrophie des jambes, avec subluxation des tibias en arrière, sans ankylose, ni hydarthrose des genoux; une rétraction tendineuse des muscles de la partie postérieure des cuisses. Au coude gauche, une luxation du cubitus, suite des manœuvres d'un rebouteur; une fracture mal consolidée du cubitus gauche à la partie moyenne, suite de chute. Le coude droit est sans déformation ni ankylose; il est dans la demi-flexion par rétraction du biceps brachial; les phalanges sont noueuses, subluxées, ainsi que les poignets, il y a rétraction des tendons des fléchisseurs des pouces; gêne des mouvements de la mâchoire par roideur des masséters; strabisme, etc. Il n'est pas possible de voir un état plus fâcheux et plus intéressant.

Je soumis la malade à la potion avec *iodure de potassium et digitale* pendant plusieurs mois, aux frictions excitantes, aux bains de vapeur, aromatiques, térébenthinés, au benjoin, etc.. deux fois par semaine et à haute température. Sous l'influence de ce traitement qu'on voulut bien suivre avec persévérance, un mieux sensible se déclara, et la malade se décida à faire le voyage de Barèges pour tenter un dernier effort. Ce n'était pas sans hésitations que j'avais conseillé cette ressource extrême, et je n'étais pas sans appréhensions sur la façon dont les eaux seraient supportées, après les échecs éprouvés à Ax et à Luchon. J'avais surtout confiance dans la façon dont je dirigerais la cure, en surveillant avec prudence les accidents qui pourraient se produire. Ces appréhensions se dissipèrent bientôt.

Mlle X... arriva à Barèges le 3 juillet 1868, elle y séjourna jusqu'au 17 août et y prit, sans encombre, 35 bains, en commençant par les *Polard* et finissant par l'*Entrée;* elle reçut 35 douches, d'abord en arrosoir, puis à plein jet; elle but deux demi-verres d'eau du *Tambour* par jour. On suspendit le traitement pendant cinq jours, après le 18e bain, et 5 jours après le 30e bain; cette dernière interruption fut commandée par une fatigue excessive et un dérangement des fonctions digestives occasionnés par une excursion intempestive poussée jusqu'à Gavarnie, en voiture, bien entendu.

La cure thermale fut donc parfaitement tolérée, malgré toutes les chances contraires, et une amélioration notable s'ensuivit. Déjà, à Barèges, les mouvements des membres étaient devenus progressivement plus faciles, plus étendus; il y avait moins de roideur musculaire, les articulations des poignets et des doigts étaient moins engorgées, toutes les fonctions, d'ailleurs, étaient restées en bon état.

Le 12 octobre suivant, je revis la malade, elle était enchantée du résultat obtenu; son cou, légèrement dévié, s'est redressé; la physionomie, les yeux ont plus de mobilité; la langue peut sortir de la bouche, ce qui n'avait pas eu lieu depuis 25 ans; les muscles se détendent, les articulations sont moins empâtées, plus mobiles; les doigts, plus flexibles, peuvent saisir et pincer de menus objets. Le fémur gauche a repris sa place dans la cavité cotyloïde; les jambes s'allongent; il existe des craquements de bon augure dans les poignets et les genoux; les adhérences se rompent, etc. Cette amélioration s'est maintenue et Mlle X... est revenue plusieurs fois à Barèges avec le même succès.

Sur 25 rhumatismes noueux traités à Barèges, 10 résultats définitifs nous sont connus, sur lesquels il y a 6 améliorations et 4 insuccès.

E. *Rhumatisme goutteux.*

Nous devions séparer la goutte du rhumatisme. Ce sont deux maladies bien différentes. Le caractère pathognomonique de la goutte réside dans l'excès d'acide urique dans l'économie, lequel se décèle dans les urines et se dépose, à l'état d'urate de soude, dans les articulations pour constituer ces concrétions tophacées qu'on ne rencontre que dans cette maladie.

Les eaux de Barèges sont tout à fait contre-indiquées dans la goutte; elles en augmentent les symptômes et déterminent des crises nouvelles avec une foudroyante rapidité. Il ne pourrait être permis d'avoir recours à leur usage que pour se bien fixer sur la nature d'une affection sur laquelle on aurait des doutes. A ce compte, la station de Barèges peut passer pour une pierre de touche infaillible.

Depuis Bordeu, qui avait signalé l'exaspération de la goutte par les eaux sulfureuses, tous les médecins qui se sont succédé à Barèges ont confirmé la justesse de cette observation.

M. Le Bret et M. Grimaud sont du même avis.

Artigues, ancien médecin en chef d'Amélie-les-Bains, a publié des faits qui tendent à prouver que la goutte pourrait être traitée avec avantage par les eaux sulfureuses de cette station. La composition des eaux sulfureuses d'Amélie-les-Bains étant bien différente de celle des eaux de Barèges, surtout par leur alcalinité prononcée, il n'est pas étonnant que ce qui est vérité à Amélie ne soit plus qu'erreur à Barèges. Nous avons été témoin du fait suivant, qui fait ressortir mieux que tous les raisonnements cette différence :

Artigues a donné l'histoire d'un capitaine des dragons de l'impératrice qui, atteint d'une goutte héréditaire, avait épuisé tous les remèdes, connus et secrets, employés contre cette cruelle infirmité; les eaux de Vichy avaient été sans effet; traité à *Amélie-les-Bains* en 1863, cet officier avait éprouvé une véritable amélioration de son état; non seulement les crises habituelles étaient moins fortes, mais elles étaient bien moins fréquentes. Charmé de ce résultat et poussé par des conseils peu éclairés, ce capitaine pensa que, si les eaux sulfureuses d'Amélie avaient été favorables, les eaux réputées plus puissantes de Barèges le guériraient radicalement. Il vint, en effet, à Barèges en 1865; depuis neuf mois, il n'avait eu aucune atteinte aiguë, seulement il était gêné par un engorgement du pied droit qui l'empêchait de faire son service.

Il ne prit que *deux bains* à Barèges, un bain *Polard* et un bain du *Fond;* ce fut assez pour provoquer une recrudescence terrible de la maladie, qui envahit plusieurs articulations, avec dépôt considérable d'acide urique dans les urines, fièvre, etc. Cette crise le retint 40 jours au lit et ne lui permit de quitter Barèges qu'après 60 jours, dans un état déplorable, qui ne s'est pas amélioré depuis. Cet officier a eu bien du mal à se remettre et a été forcé d'abandonner définitivement le service militaire et un brillant avenir. Nous ne citerons pas d'autres faits, celui-ci est suffisamment instructif.

En résumé, à l'exclusion de la goutte, il faut réserver pour Barèges, dans la catégorie des rhumatismes articulaires, les affections profondes, ayant produit des désordres graves, que la puissance de nos eaux peut seule modifier, tels que les engorgements non douloureux, avec ankylose, hydarthrose, paralysie, atrophie, rétractions musculaires, etc.

Tout ce qui est douleurs vagues, ou atteintes récentes, ou état rhumatismal latent, avec exacerbations périodiques ou névralgies sujettes à des recrudescences sous l'influence du froid humide, devra exclu de notre station.

Avec les affections de poitrine, ce sont là les principales contre-indications qui résultent de l'action inopportune du climat, de l'altitude de la région et de la stimulation spécifique produite par l'usage de nos eaux.

En résumé, sur 2,186 cas d'affections rhumatismales, nous en avons traité 1,387 qui étaient articulaires et 787 névro-musculaires.

Dans l'ensemble, les trois quarts des malades, ou 75 °/₀, ont retiré de bons effets de leur séjour à Barèges. Les affections qui ont été le plus heureusement influencées sont les douleurs articulaires avec engorgement : 87 °/₀ de succès ; celles qui l'ont été le moins sont les affections goutteuses : 80 °/₀ de revers.

Les paralysies, suite de rhumatisme musculaire ou articulaire, sont favorablement modifiées dans une forte proportion. Enfin, si, à l'encontre de notre théorie, les douleurs névro-musculaires vagues paraissent compter assez de succès, il faut réfléchir que ce sont là des affections éphémères, douteuses, épithètes qu'on peut également adresser à leurs guérisons.

CHAPITRE XXVI.

Affections herpétiques.

Dans de récentes discussions scientifiques on a été jusqu'à nier l'herpétisme et à lui refuser une place, comme état constitutionnel distinct, dans le cadre nosologique. Sans aller si loin, il faut bien reconnaître que le domaine de cette diathèse tend tous les jours à s'amoindrir. On a séparé déjà les dermatoses de nature syphilitique, celles qui appartiennent à la scrofule ; on a fait une classe à part des manifestations cutanées de l'arthritisme ; enfin le parasitisme tend tous les jours à s'accroître aux dépens de la classe des affections dartreuses. Sans nous engager dans une foule de questions, sujettes à controverse, sur l'origine, la nature et le traitement des dermatoses herpétiques, nous nous contenterons de faire voir que les eaux de Barèges ont une action incontestable contre les formes les plus graves, les plus invétérées, des maladies de la peau. Pour cela nous n'aurons qu'à répéter ce qu'a si bien établi M. Le Bret, dans ses écrits et ses discours à la Société d'hydrologie, et, après lui, par M. Vincent, dans sa thèse pour le doctorat. Nous invoquerons notre propre expérience, celle de nos maîtres et de nos prédécesseurs, qui ont si brillamment inauguré la clinique thermale à Barèges.

Nous avons divisé les maladies de la peau en trois classes, qui les renferment toutes d'une façon assez commode pour l'usage pratique. Nous allons successivement étudier les herpétides *humides*, *sèches* et *parasitaires*.

A. *Eczéma.* — C'est la forme la plus commune de notre première classe ; elle l'emporte de beaucoup par sa fréquence sur toutes les autres. Ici les chiffres parlent d'eux-mêmes et n'ont pas besoin de grands commentaires. Ainsi nous avons traité 1200 affections sécrétantes de la peau, sur lesquelles 1000 environ sont des eczémas ; les résultats définitifs de la cure thermale donnent 200 guérisons confirmées, 400 améliorations, 100 maladies de ce genre laissées dans le même état et 300 résultats inconnus. De ces eczémas, les uns siégeaient à la tête, à la face, d'autres aux mains et pouvaient être attribués à l'exercice de certaines professions; les autres aux extrémités inférieures, ceux-ci se rattachaient parfois à un état variqueux chez des individus âgés ou fatigués, ou bien ils s'étaient développés à la suite de lésions traumatiques, fractures, contusions, brûlures, plaies longues à se cicatriser. Dans quelques cas rares, l'affection était généralisée et donnait au malade un aspect repoussant.

Ces éruptions se présentaient à nous sous divers états, tourmentant les malades depuis de longues années, revenant par poussées aiguës aux changements de saison, principalement en hiver et au printemps, ne laissant pas de traces dans l'intervalle ou seulement des surfaces lisses, rouges, violacées avec desquamation, ce qui aurait rendu difficile le diagnostic sans le secours des renseignements donnés par le malade ou les notes médicales dont il était porteur. Souvent aussi l'affection était permanente et la sécrétion plus ou moins active.

Deux catégories bien distinctives de malades se présentaient à l'observation : dans l'une, la dermatose affectait des individus lymphatiques qu'elle ne semblait nullement incommoder et qui conservaient les apparences de la santé la plus florissante ; dans l'autre, c'étaient des personnes d'un tempérament sec et nerveux, chez lesquelles les démangeaisons pénibles, les sécrétions abondantes portaient atteinte aux fonctions digestives et à la nutrition.

Nous avons observé aussi chez plusieurs de ces dartreux une altération et une déformation des ongles des pieds et des mains.

Suivant l'état du malade et de la maladie, le traitement institué se composait de bains à température peu élevée, pris dans les baignoires de *Louvois*, du *Fond* ou de *Dassieu* ; ces bains étaient prolongés le plus possible et longtemps continués, on y joignait des tisanes rafraîchissantes ou amères, un régime doux ; la boisson minérale était donnée à petites doses. J'ai vu très peu de recrudescences pendant le traitement thermal qu'il a fallu très rarement interrompre. Lorsque l'eczéma se présentait avec des symptômes aigus, on faisait des applications émollientes et on prescrivait quelques bains *Barzun* avant d'admettre le malade au grand établissement.

L'eczéma des lymphatiques guérit bien plus facilement à Barèges que celui des névropathiques ; cependant, nous avons constaté des cures très remarquables obtenues chez ces derniers. Chez les lymphatiques, on peut insister sur des bains plus énergiques.

Il serait bon que les malades se préparassent pendant quelques mois à la cure thermale par des purgatifs, des dépuratifs, des bains, des sucs d'herbe, le régime, etc. Le moment le plus opportun pour suivre un traitement thermo-minéral est dans l'intervalle des crises aiguës; de cette façon on en prévient le retour et l'on arrive à une guérison définitive, à la condition d'éviter avec soin les causes physiques, hygiéniques ou morales, qui ont déterminé ou entretenu le mal.

Il est incontestable que, si la diathèse herpétique préexiste ou se développe chez un individu, on doit l'attribuer presque toujours à une cause matérielle, traumatique ou professionnelle, à des écarts de régime, à des travaux sédentaires, à des chagrins prolongés, ou à une excitation cérébrale constante.

On n'a pas assez étudié les relations qui existent entre les dermatoses, les névralgies et les troubles cérébraux. Pour ma part, en visitant les maisons d'aliénés, j'ai été frappé de la grande quantité d'affections de la peau qu'on y rencontre. Nous avons vu que l'aliénation mentale ne pouvait que s'aggraver à Barèges. Cependant, lorsque le désordre des idées peut être attribué à la rétrocession d'un exanthème, nos eaux peuvent être utiles. Je les ai vu réussir, également, dans deux cas de vésanie hystérique.

Les manifestations herpétiques sur l'utérus et ses annexes sont très fréquentes et justiciables de nos eaux les plus douces.

Il en est de même de certaines entérites, dites *pultacées*, qui ne sont que des dartres internes. Nous en avons vu et guéri plusieurs cas à Barèges.

Je ne m'attache pas à décrire particulièrement les variétés de l'eczéma, qui prend les noms de *simplex*, *figuratum*, *nummulaire*, *diffusum*, *rubrum*, etc., suivant ses formes, sa couleur, son étendue, son lieu de prédilection.

L'eczéma impétigineux, bien moins fréquent chez les adultes que les précédents, est l'apanage de l'enfance et guérit aussi très bien à Barèges; sur 50 cas d'impétigo que nous avons notés, nous avons constaté 15 guérisons solides; c'est là un très beau succès et qu'on obtiendrait difficilement ailleurs.

Il faut savoir distinguer aussi des véritables herpétides, l'eczéma des arthritiques et l'eczéma des scrofuleux.

B. *Acmé* est du féminin et doit désormais s'écrire et se prononcer *acmé*. C'est une affection pustuleuse ayant son siège à la face et sur les parties supérieures du tronc.

L'acmé n'est pas véritablement une affection herpétique; elle est presque toujours liée au lymphatisme *(acmé juvenilis)*, à la scrofule *(acmé varioliforme* et *pustulo-tuberculeuse)* ou à la syphilis *(acmé pustuleuse)*. Cependant, les acmés *sebacea* et *punctata* doivent rentrer dans la catégorie des dartres. Quoiqu'il n'y ait pas de caractère distinctif bien certain à cet égard, cependant on peut dire, en général, que les pustules qui laissent des cicatrices appartiennent à la syphilis et surtout à la scrofule, et que celles qui ne laissent pas de traces sont des herpétides, cette dernière diathèse affectant moins profondément la peau que les deux autres.

Il y a encore une autre espèce d'acmé : c'est la *rosacea* ou couperose. Elle se montre principalement chez les ivrognes, quoiqu'il y ait des exceptions à cette règle, notamment chez les femmes, à l'époque de la ménopause.

L'acmé est très peu modifiée par nos eaux et ne guérit pas facilement à Barèges. Voici les chiffres de notre statistique : 18 guérisons et 37 améliorations sur 92 malades.

Plusieurs malades atteints d'éruptions de la face ou du cuir chevelu trempent leur tête dans le bain ; ces immersions peuvent être conseillées dans l'acmé, le pityriasis, etc., mais non dans l'eczéma. Nous avons vu des érysipèles de la face survenir par cette pratique. Un érysipèle grave s'est produit aussi sur un malade qui avait voulu prendre une douche sur la face dans le but de guérir une acmé; cet accident le mit à deux doigts du tombeau. On sait, du reste, que les érysipèles, qui semblent se développer spontanément, ont presque toujours pour point de départ quelques vésicules d'eczéma à l'entrée des narines, ou quelque excoriation du nez ou des oreilles. Dans tous les cas, nous conseillons les lotions à l'eau minérale et les pulvérisations.

Nous ne parlerons de l'*érythème intertrigo*, souvent mélangé d'eczéma, que pour affirmer que les soins de propreté suffisent à sa guérison et qu'il est inutile de recourir aux établissements thermaux pour une maladie aussi bénigne.

Quant aux *herpès*, on en voit rarement aux eaux; ce sont des affections de courte durée ou des symptômes de maladies en dehors de notre sphère d'action. L'*herpès tonsurans* est une dermatose parasitaire.

C. Le *psoriasis* est, sans contestation, du domaine de l'herpétisme; il n'y a que la syphilis qui ait des manifestations à peu près semblables; les commémoratifs serviront à établir une distinction que l'aspect seul de la dartre ne permet pas toujours de faire.

Le psoriasis est constitué par des plaques de forme irrégulière ou arrondie, plus ou moins étendues, à fond rouge ou rose, recouvertes de productions épidermiques, épaisses, blanches, nacrées, caractéristiques. Lorsque les plaques du psoriasis sont rondes, petites, principalement fixées aux coudes et aux genoux, c'est la *lèpre vulgaire*; lorsque les plaques sont rondes, petites et disséminées sur toute la surface du corps et des membres, c'est le psoriasis *guttata;* lorsqu'il n'existe que quelques plaques assez grandes, irrégulières, c'est le *sparsa;* enfin, ces grandes plaques peuvent, à la longue, envahir presque toute la surface de la peau : c'est le psoriasis *inveterata*, maladie hideuse, que les malades cachent avec soin et qui, à l'inverse de l'eczéma, attaque rarement la face.

Ces diverses variétés, et surtout la dernière, sont extrêmement rebelles ; cependant, elles guérissent près de nos fontaines. Nous pourrions citer quelques observations très concluantes à ce sujet ; elles sont corroborées du témoignage de tous les médecins qui ont exercé à Barèges dans ces dernières années; ils ont constaté, avec nous, des guérisons radicales de psoriasis invétérés, qui faisaient le désespoir des malades et qui ne s'étaient nullement améliorés ailleurs. Mais il faut certaines conditions pour assurer le succès, d'abord beaucoup de persévérance dans la cure, la prolonger pendant deux mois et cela trois ou quatre ans de suite; puis, au traitement thermal, on ajoute les préparations arsénicales, soit la liqueur de Fowler, soit les pilules asiatiques, lorsque les malades n'en ont pas fait usage avant d'arriver aux eaux.

La question des médications adjuvantes est diversement interprétée; la pratique de Barèges les justifie par ses succès.

Sur 800 cas de psoriasis, nous connaissons 582 résultats définitifs de la cure, sur lesquels 136 guérisons confirmées, 274 améliorations plus ou moins prononcées et seulement 172 effets négatifs.

Il va sans dire que les bains les plus actifs sont employés contre cette dermatose, qui ne donne à craindre aucune répercussion ni exacerbation. La source de l'*Entrée*, la *piscine*, lorsque l'aspect du malade n'est pas repoussant, sont les bains préférés; les douches seront également prescrites, quand rien ne s'oppose à l'application de ce moyen topique et énergique.

La contagion des dartres n'est admise que pour les parasitaires; cependant, on a cité des cas où cette invasion était incontestable pour des formes qui ne sont pas encore comprises dans le parasitisme.

Le *psoriasis* ne doit rien faire redouter de semblable, et si l'on isole, pour les bains, les malades qui en sont atteints, c'est plutôt pour respecter la répugnance des autres baigneurs et aider à la dissimulation d'un mal qui afflige profondément celui qui le porte.

Le *psoriasis lingual*, avec atrophie de l'épithélium (Küss), est une affection assez commune et qui s'améliore à Barèges fréquemment; nous en avons vu plusieurs exemples; c'est le similaire du psoriasis cutané, comme les granulations du pharynx sont les similaires de l'eczéma et de l'herpès.

D. *Prurigo* ou lichen, affection papuleuse très tenace, accompagnée le plus souvent de démangeaisons atroces, qui ne laissent au malade ni trêve ni repos. Quelquefois les démangeaisons existent sans éruption apparente. C'est alors un prurigo interne, ou une dermalgie; il y a là des phénomènes nerveux variés, qui vont jusqu'à porter un certain trouble dans les facultés mentales; on a vu parfois le prurigo pousser au suicide ou à des actes de folie.

Le prurigo peut être généralisé ou partiel; celui qui siège sur les membres est le plus bénin; le prurigo *ani* ou *pudendi* est le plus pénible par sa persistance et les tourments qu'il occasionne au malade.

Nous n'avons pas besoin de démontrer que nos eaux ne conviennent nullement à ce genre de maladie; elle est le plus souvent exaspérée ou réveillée à Barèges et ne saurait y éprouver aucune amélioration. On a cependant essayé quelquefois de vaincre la ténacité de la maladie en la poussant à son summum, par l'application violente de nos eaux. On a réussi quelquefois ainsi à dompter le mal, au moins pour quelque temps, après une recrudescence terrible; nous ne sommes pas partisan de cette médecine casse-cou et nous préférons conseiller aux malades atteints de prurigo la fréquentation des sources hyposthénisantes du système nerveux. Les bains *Barzun*, du reste, remplissent parfaitement cette indication, et nous ne saurions trop les recommander dans les cas de ce genre.

E. Le *pityriasis* siège le plus souvent à la face et au cuir chevelu; c'est une affection bénigne et qui est modifiée heureusement par les eaux de Barèges; si elle est généralisée, les bains doux, tièdes et prolongés, du *Fond* et de *Dassieu* produisent le meilleur effe ; lorsqu'elle n'occupe que la tête, des lotions avec l'eau du *Tambour* suffisent pour calmer les démangeaisons, arrêter la desquamation et faire disparaître les rougeurs.

Le pityriasis est une manifestation herpétique ou arthritique. Dans le premier cas, on observe presque toujours une angine granuleuse concomitante. Ces angines offrent une rougeur peu vive, avec sécheresse, bourgeonnement de la muqueuse, du pharynx et des amygdales; une sécrétion de mucosités épaisses, grises, membraneuses, avec sentiment de gêne et de constriction, qui fait faire des efforts de déglutition et des *hem!* fréquents; ces accidents ne sont pas traités à Barèges avec beaucoup de succès. Quelques cas s'y améliorent, d'autres s'y exaspèrent, le plus grand nombre n'en tire aucun bénéfice. Ces maladies sont le triomphe de Cauterets. Les personnes qui en souffrent trouveront là une voie de salut bien plus infaillible, ainsi que celles atteintes de catarrhes et de bronchites, qui sont d'origine ou de nature herpétique.

F. *Ichthyose.* — Je crois pouvoir affirmer que l'ichthyose est guérissable par les eaux de Barèges; cette assertion est tellement en opposition avec les idées classiques et l'expérience des dermatologistes les plus autorisés, que je dois la corroborer de quelques preuves.

L'ichthyose est une maladie de la peau le plus souvent congénitale, héréditaire, caractérisée par un développement excessif des plaques épidermiques et constituant une difformité hideuse, qui donne à l'enveloppe cutanée l'aspect rugueux, écailleux de la peau d'un serpent ou d'un poisson. Tantôt généralisée, tantôt partielle, l'ichthyose se montre principalement sur la partie externe des membres, où l'on voit des écailles grises, nacrées, de la dimension d'un ongle, et imbriquées les unes sur les autres. Les individus qui en sont atteints cachent leur maladie avec soin; quelques-uns, cependant, en font parade et se montrent, pour de l'argent, dans les foires, sous le nom d'hommes-poissons.

Ces productions épidermiques tombent et se reproduisent très facilement; il est pourtant des époques, des saisons où elles sont plus apparentes, mieux fournies que dans d'autres. Nous n'hésitons pas à rattacher cette affection à la diathèse scrofuleuse, et pour nous, elle est constituée, non par une difformité, ce qui ne veut rien dire, mais par un excès de développement des cellules épithéliales cornées, qui forment la couche supérieure du derme et qui sont sécrétées par le corps muqueux de Malpighi. C'est donc un acte de nutrition exagéré qui se passe dans un tissu normal par suite d'un vice diathésique transmis ou acquis. Le développement excessif de la couche épidermique oblitère les conduits sudoripares et folliculaires ; c'est ce qui donne à la peau cette rugosité, cette sécheresse qu'on remarque chez ces malades. Comme il est écrit partout que l'ichthyose est incurable, on ne cherche point à la guérir. C'est là un préjugé scientifique fâcheux sur lequel il faut revenir. Il est certain que les bains sulfureux artificiels sont très efficaces pour faire disparaître la maladie ; mais comme elle revient au bout d'un certain temps, on se décourage, et l'on a tort. Ce n'est qu'en persévérant qu'on peut venir à bout des maladies tenaces, et les meilleurs moyens échouent parce que l'on ne leur a pas donné le temps d'agir assez profondément. Aux maladies chroniques il faut des traitements chroniques.

Nous avons eu la chance de réunir, en quelques années, 50 observations d'ichthyose, affection relativement rare, surtout dans l'armée, où elle est un motif d'exclusion ou de réforme. Ces 50 sujets présentaient la maladie à l'état partiel 16 fois, et 34 fois elle était généralisée ; 32 fois elle était congénitale et 18 fois acquise ; cette dernière circonstance est plus commune qu'on ne croit, et il faut l'attribuer à de grandes fatigues, à de longues privations éprouvées en campagne. Les résultats obtenus sont : 14 insuccès, 16 améliorations persistantes et 7 *guérisons complètes*. Ces guérisons ont porté deux fois sur des ichthyoses congénitales, dont nous relaterons rapidement les phases.

M. de Th..., officier de la garde impériale, vient à Barèges en 1864 ; il était atteint d'ankylose incomplète de l'articulation huméro-cubitale droite, par suite d'arthrite rhumatismale, avec atrophie du membre ; il avait des cicatrices adhérentes, de nature strumeuse, au thorax et à la cuisse gauche, les traces d'un coup de feu à la cuisse gauche, de plus une ichthyose généralisée datant de l'enfance, affection qui a beaucoup augmenté depuis la campagne de Crimée, où cet officier a été blessé. Les membres et le tronc sont couverts d'écailles rondes, grisâtres, d'un demi-centimètre de diamètre, surtout aux genoux et à la partie externe des cuisses et des bras, où il n'y a aucune apparence de poils. M. de Th... prend 35 bains de piscine, 20 douches, du 1er juin au 10 juillet; il boit trois verres d'eau par jour. L'état du coude droit n'a pas changé, le membre correspondant a repris de l'ampleur et de la force, la santé générale s'est améliorée, l'ichthyose a complètement disparu. Revenu en 1865, M. de Th... n'a pas été incommodé par de nouvelles productions écailleuses; il a suivi un traitement à l'iodure de potassium pendant l'hiver et a pris des bains sulfureux. La peau est partout nette et lisse; il y a encore un soulèvement de quelques pellicules; mais les glandes sébacées et sudoripares fonctionnent et les poils ont poussé sur des parties où le malade n'en avait jamais eu. Après une nouvelle cure thermale de 45 bains et 30 douches, cet officier nous quitte ayant beaucoup gagné dans les mouvements du coude gauche et dans la force des autres membres; l'ichthyose n'avait pas reparu. Un an après, je recevais de ses nouvelles; la guérison ne s'était pas démentie.

M. B..., vétérinaire de l'armée, officier intelligent et très instruit, vient à Barèges, en 1864, pour une ichthyose généralisée datant de l'enfance, contre laquelle aucun traitement sérieux n'a été dirigé. Les squames ont, sur les parties externes des membres, la dimension d'une pièce de 50 centimes; le tronc en est également couvert. M. B... prend 35 bains de piscine, 2 pilules asiatiques par jour et 3 verres d'eau minérale; après 10 bains, les squames tombent et la peau devient nette et lisse, les mains seules restent un peu farineuses et ridées. Le 17 septembre 1865, 14 mois après sa cure, M. B... m'écrivait : « Je crois que je suis bien guéri; je n'ai plus une seule » écaille sur les membres et le ventre, la peau est très nette » et des poils ont paru aux avant-bras, où je n'en avais ja- » mais vu. »

Ces faits sont susceptibles de donner quelques espérances aux malheureux atteints de cette pénible infirmité; ils réagiront aussi contre les idées trop absolues, qui règnent dans la science, sur l'incurabilité de cette affreuse maladie.

G. *Dermatoses parasitaires.* — Les plus nombreuses de ce genre sont le *sycosis* ou *mentagre* et le *pityriasis versicolor*, si souvent confondu avec les éphélides et même avec le psoriasis.

Nous ne saurions trop insister sur l'inutilité d'un traitement thermal contre ces dermatoses, dues à la présence d'un microphyte. L'action des bains sulfureux est très éphémère ou nulle contre ces maladies. Pour le sycosis, l'épilation et la cautérisation sont les seuls moyens à employer; contre le pityriasis, on a conseillé diverses pommades dont la meilleure est encore à trouver. Cependant, les eaux sulfureuses sont utiles pour relever la constitution des malades, car le parasitisme ne s'implante que sur des organismes en souffrance ou affaiblis.

Le *porrigo*, la *pelade*, *l'herpès tonsurant* ne sont nullemnnt modifiés à Barèges. Cependant, il existe quelques variétés de mentagre qui s'en sont bien trouvées; elles appartiennent à l'affection pustuleuse désignée par Bazin sous le nom de *sycosis non parasitaire.*

Quoique la pellagre ne soit pas, à proprement parler, une maladie de la peau, nous rappellerons que M. Le Bret a fait connaître plusieurs cas très intéressants de guérisons obtenues à Barèges dans les divers degrés de cette affection.

On a sans doute remarqué que nous avons confondu, sous la dénomination de dermatoses herpétiques, des affections génériques de la peau qui pouvaient appartenir aux autres diathèses. Bazin s'est attaché à décrire les caractères qui distinguent les dermatoses suivant la maladie constitutionnelle qui leur a donné naissance.

Une semblable distinction est difficile à faire en dehors des commémoratifs ou des autres symptômes concomitants. D'ailleurs, l'incertitude n'est pas chose grave pour les médecins qui croient à la puissance des eaux sulfureuses contre les herpétides pures, lesquelles guérissent aussi bien à Barèges que les syphilides et les scrofulides, quoi qu'on en ait dit.

Le seul embarras serait pour appliquer une médication auxiliaire reconnue utile; mais l'iodure de potassium est également efficace contre les dermatoses scrofuleuses ou syphilitiques, et l'on ne donnera de l'arsenic que lorsque l'herpétisme sera bien manifeste.

Il va sans dire que ces médicaments spécifiques sont plus utilement administrés dans l'intervalle des cures thermales, et nous ne les donnons, à Barèges, que si les malades n'y ont point encore été soumis; alors nous croyons nécessaire de joindre à l'action topique et dynamique de nos eaux l'effet d'une médication altérante, appropriée à la maladie.

Dans l'ensemble, et sur 1,800 maladies de la peau, dont le résultat curatif est connu, nous avons constaté 490 guérisons définitives et 850 améliorations.

CHAPITRE XXVII.

Affections syphilitiques.

Nous avons vu dans la statistique générale que ce groupe fournissait le plus de succès. Ce n'est pas que les eaux de Barèges guérissent la vérole, mais elles mettent l'organisme dans les meilleures conditions pour se débarrasser du virus qui le mine; elles sont merveilleuses pour la reconstitution des tissus et la rénovation rapide des éléments anatomiques normaux altérés par l'influence morbide ou l'excès des médicaments absorbés.

La médication thermale n'est donc pas spécifique, mais elle vient singulièrement en aide aux efforts de la nature et des médicaments altérants. C'est ainsi qu'il faut expliquer les succès obtenus à Carratraca (Espagne) et ailleurs.

A l'époque actuelle, on peut dire que la syphilis a perdu beaucoup de sa force et de sa malignité; ses atteintes sont moins profondes, plus faciles à déraciner, et, en dehors des eaux thermales, on obtient des cures nombreuses et solides.

Beaucoup de malades qui viennent à Barèges auraient pu guérir par les voies ordinaires; c'est ce qui explique le grand nombre de succès obtenus dans cette classe d'affections et surtout dans les manifestations cutanées, qui nous donnent presque 100 pour 100 de résultats favorables.

Cependant il existe des organisations, des tempéraments plus aptes que d'autres à se laisser pénétrer par le vice syphilitique; ce sont précisément ces natures molles, lymphatiques sur lesquelles nos eaux ont la plus heureuse influence. D'autres fois, l'abus des médications poussées à outrance jette les malades dans une cachexie dont nos eaux les relèvent par leur puissance réductrice, qui s'exerce sur les phénomènes intimes de la nutrition pour éliminer les éléments étrangers et les substances toxiques accumulées dans certains organes. C'est ainsi que les sources de Barèges peuvent passer pour les antidotes des poisons métalliques (plomb, mercure).

Il arrive aussi que les médicaments ordinaires n'ont pas amené le résultat qu'on attendait ; la syphilis suit son cours ; on craint de continuer des remèdes qui ne peuvent que saturer et affaiblir le malade, et on l'envoie aux eaux, où il pourra, sans danger, continuer la médication spécifique et atteindre sans encombre la guérison.

C'est dans ces cas et dans ceux qui n'ont encore été soumis à aucun traitement actif que nous ajoutons à la cure thermale le bénéfice d'une médication spécifique auxiliaire, et nous obtenons, par cette façon d'agir, des effets plus rapides et plus certains. On a signalé depuis longtemps l'effet prophylactique des eaux sulfureuses contre la salivation mercurielle, qui ne se produit jamais pendant leur emploi simultané avec les préparations hydrargyriques. Par contre, j'ai vu des salivations survenir chez des malades qui avaient abusé des mercuriaux ; l'effet seul des eaux dévoilait l'intoxication de l'organisme et l'en débarrassait.

Pour en finir avec les généralités, je dirai que plusieurs des cas les plus graves que nous avons traités dans ces dernières années étaient des syphilis exotiques, contractées par des militaires dans des expéditions lointaines, notamment au Mexique et en Cochinchine, où la maladie présente un caractère de malignité qu'elle a perdu en Europe.

A. Les *accidents primitifs* ne sont pas ordinairement envoyés aux eaux ; pourtant, la cure thermale n'en contrarie point la guérison, comme il nous a été donné d'en observer quelques exemples sur des malades venus pour d'autres motifs à Barèges et qui avaient contracté soit des chancres, soit des uréthrites depuis quelques jours seulement.

Bordeu cite plusieurs guérisons de syphilis primitives opérées exclusivement par l'usage des eaux de Barèges (Observat. 163, 164, 165). Cependant, ajoute-t-il (p. 294, th. 110) : « Nous ne » pouvons pas ni ne voulons faire croire que nos eaux guéris-

» sent les maux vénériens, mais elles agissent à la façon du » mercure ou du moins secondent beaucoup son action. »

Les inflammations de l'urètre sont exaspérées ou ravivées par l'usage de nos eaux. Dans les infections récentes, il vaut mieux s'abstenir, la maladie pouvant être plus longue et s'exaspérer par l'effet des bains et surtout de la boisson minérale. Dons les cas d'uréthrite chronique, cette surexcitation passagère peut être utilisée pour mener à bonne fin des écoulements anciens qui tendaient à s'éterniser. J'ai vu une uréthrite aiguë guérie en vingt jours, pendant le traitement thermal; le sujet de l'observation était un caporal du 93e, nommé *Mars*.

Cette action substitutive des eaux peut être attribuée soit à une action élective sur les organes génito-urinaires, comme nous l'avons signalée dans les maux de gorge, soit à l'irritation produite dans le canal par le passage des urines ardentes chargées d'urates et d'autres matériaux de désassimilation.

Les chancres cicatrisent très rapidement sous l'influence thermale et l'infection générale est moins à craindre par le mouvement dépuratif qu'elle détermine.

Les sueurs sont très abondantes chez nos baigneurs, et l'on sait que la sudation est une excellente méthode pour détruire la syphilis à tous les degrés. S'il est vrai que cette terrible maladie peut guérir sans l'emploi des médications dites spécifiques, on comprend que, près de nos thermes, on trouve les conditions les plus favorables à la cure hygiénique et reconstituante qui, d'après des doctrines récemment ressuscitées, serait aussi efficace et moins dangereuse que l'emploi des préparations mercurielles et iodées.

B. *Syphilides*. Les dermatoses, manifestations secondaires cutanées de la syphilis, viennent en grand nombre à Barèges. Beaucoup de ces maladies sont légères; d'autres n'ont pas été soumises à un traitement spécifique que nous sommes obligés de leur faire reprendre pendant ou après la cure. Nous avons déjà parlé des syphilis latentes et du préjugé qui faisait de nos eaux une espèce de pierre de touche au moyen de laquelle on s'assurerait si la diathèse est définitivement éteinte et si l'on n'a pas d'accidents ultérieurs à redouter. Nous repoussons ce privilège merveilleux, on peut l'exploiter ailleurs. Nous n'avons jamais rien vu qui pût nous permettre de l'accepter. Nous avons bien vu des uréthrites réveillées, des angines exaspérées, des éruptions ou des taches apparaître chez les syphilitiques en puissance; mais ces sujets n'étaient évidemment point guéris; ils portaient des signes non équivoques de l'infection, ou bien ils étaient ce qu'on appelle reblanchis; les accidents primitifs avaient disparu depuis quelques mois, ils étaient arrivés à la période à laquelle on voit survenir les accidents secondaires, ou ceux-ci surgissaient parce que le traitement spécifique avait été nul ou pas assez prolongé.

Nous conseillons beaucoup d'examiner chez ces sujets l'état des ganglions cervicaux ou épitrochléens; c'est là un criterium bien plus certain.

Quant aux individus parfaitement indemnes, ayant suivi une médication rationnelle, appropriée aux symptômes, soit qu'ils fussent bien guéris, soit qu'ils n'eussent point de tendance aux récidives, ils ont eu beau interroger nos fontaines, elles ne leur ont rien appris sur la certitude de leur guérison; ils ont pu être rassurés par cette épreuve, et c'était un grand bonheur pour certaines natures délicates ou préoccupées; mais, au point de vue scientifique, nous n'aurions osé en rien inférer de positif. Que la syphilis soit guérissable radicalement, c'est incontestable dans beaucoup de cas; mais on sait que cette cruelle maladie a des retours inexplicables et bien mystérieux, et que des accidents tardifs peuvent survenir après vingt et trente ans de sécurité parfaite.

1° Les *pustules syphilitiques* ont leur siége sur la face, sur le cuir chevelu; elles disparaissent et reparaissent avec la plus grande facilité; les eaux sulfureuses, aidées de l'iodure de potassium avant, pendant et après la cure, sont excellentes pour bannir à jamais ce fâcheux symptôme.

2° L'*acmé* du tronc peut avoir aussi la même origine, mais elle est moins fréquemment le signe de l'infection vénérienne; il faut savoir distinguer également l'acmé produite par l'usage de l'iodure de potassium. Dans le même ordre d'éruptions artificielles, nous avons vu quelques érythèmes caractéristiques occasionnés par l'abus du copahu.

3° L'*ecthyma*, à ses divers degrés, est plus difficile à déraciner. Il a une évolution plus longue et laisse des traces brunes qui persistent pendant plusieurs années. C'est par ces stigmates que la syphilisation est souvent dévoilée, et la cure indiquée.

4° *Taches cuivrées*, éphélides, etc., sont des manifestations superficielles, sans gravité et dont nos eaux ont facilement raison.

5° Le *psoriasis* syphilitique a pour caractère d'être discret, à petites plaques rondes, dont le fond est cuivré et non pas rouge, et ne procurant point de démangeaisons. Ces signes distinctifs sont loin d'être constants, et nous avons vu des psoriasis à base rouge, à plaques étendues, irrégulières, occasionnant un prurit incommode et qui étaient manifestement syphilitiques par leur origine et la facilité avec laquelle ils cédaient au traitement thermal combiné avec la médication spécifique. C'est dans l'étude des antécédents du malade qu'on peut trouver le véritable diagnostic de ces dermatoses. Le siège cependant a quelque chose de significatif : le psoriasis syphilitique préfère la face et le tronc, le psoriasis dartreux n'attaque jamais la face et se montre sur les membres aussi bien qu'au tronc, principalement aux coudes et aux genoux, où les frottements répétés sont une cause déterminante de son apparition. L'exfoliation peut donner aussi un signe distinctif : dans le psoriasis syphilitique, l'épiderme est soulevé, se détache et se renouvelle comme après une brûlure ou un vésicatoire; dans la psore dartreuse les squames sont épaisses, d'un aspect de plâtre ou de cire, qu'on ne saurait confondre avec l'aspect précédent ; enfin le psoriasis syphilitique est rapidement modifié et éteint sans retour pour la cure thermale ; il n'en est pas de même du psoriasis herpétique invétéré, qui demande plusieurs années et la médication arsenicale pour disparaître complètement.

Le *psoriasis palmaire* et *plantaire* est tout à fait spécial à l'infection vénérienne; il se présente sous l'aspect d'une exfoliation épidermique, ou bien il prend la consistance cornée, avec épaississement et fendillement de l'épiderme, surtout aux pieds. Il constitue alors une affection longue et pénible contre laquelle échouent tous les moyens thérapeutiques ordinaires. Barèges excelle contre cette forme particulière. On lui applique les bains les plus énergiques en y joignant la douche. Sous l'influence de cette cure intensive nous avons vu disparaître, et sans retour, des psoriasis cornés, datant de plusieurs années, et qui avaient suivi ailleurs, sans succès, des cures thermales sulfureuses.

6° L'*eczéma syphilitique* est peut-être moins facile à distinguer que le psoriasis de même nature ; d'ailleurs, cette psore est plus rare dans la diathèse qui nous occupe. Des quatre espèces principales de dermatoses on peut dire que la pustule est syphilitique, la vésicule est scrofuleuse, la squamme est herpétique et la papule arthritique.

7° La forme *tuberculo-ulcéreuse* s'est présentée à nous dans quelques cas de syphilis profonde contractée hors d'Europe ; elle accompagnait un état cachectique voisin du marasme et avait résisté à tous les traitements spécifiques et reconstituants. Les eaux de Barèges produisent un effet très favorable, en amenant la cicatrisation rapide de ces ulcères, étendus à presque toute la surface cutanée ; elles relèvent les forces des malades, donnent une nouvelle impulsion aux fonctions organiques alanguies, et produisent des guérisons inespérées, en laissant seulement des cicatrices comme souvenir indélébile du danger couru. L'iodoforme a été très utile, dans un cas, pour combattre les douleurs intolérables éprouvées par le malade.

8° Les *ulcères serpigineux*, *phagédéniques*, etc., les bubons ulcérés, les décollements, tous ces accidents, qui tiennent à un défaut de vitalité des tissus et qui se perpétuent dans les tempéraments propices, par le défaut de ressort de la constitution, s'améliorent, s'amendent et se guérissent sous l'influence bienfaisante des eaux et du climat de Barèges. Seulement, dans ces cas, il ne faut pas dépasser une certaine mesure et surveiller l'action topique de l'eau minérale, qui peut produire des accidents d'irritation locale.

On voit que, dans l'ordre des syphilides, la guérison ou l'amélioration définitives sont la règle et l'insuccès la minime exception.

C. *Angines et stomatites.* — Les inflammations spécifiques de la muqueuse buccale, des amygdales et du pharynx sont tellement caractéristiques qu'il est impossible d'en méconnaître la nature. L'engorgement des ganglions cervicaux et sous-maxillaires les accompagne presque toujours. Ces accidents syphilitiques ne sont pas de ceux qui réussissent le mieux près de nos eaux; aussi n'est-ce qu'avec la plus grande prudence et par certains artifices balnéatoires que nous avons pu obtenir des améliorations dans ces états qui sont des plus communs et des plus rebelles.

Il est donc bien entendu que toutes les altérations de la gorge, quelle qu'en soit l'origine, ne peuvent aborder Barèges avec confiance. Comme contre-indication fournie par la localisation, nous ajouterons les maladies de l'anus, si souvent concomitantes de celles de la gorge, et, en général, celles des organes génito-urinaires de l'homme et de la femme.

Les engorgements glandulaires sont également réfractaires à nos thermes, à moins qu'il n'y ait suppuration ou ulcération; alors la fonte et la guérison sont très rapides sous l'influence de nos eaux.

D. *Arthrites.* — Il y a sans doute une uréthrite rhumatismale, comme il y a une cystite, une ophthalmie, une métrite d'origine rhumatismale; mais ce sont là des accidents contre lesquels les eaux sulfureuses de *Saint-Sauveur* et de *Barzun* sont appliquées avec succès.

Il est certain aussi qu'il y a une arthrite blennorrhagique, qu'on ne saurait confondre avec un rhumatisme articulaire. Celui-ci peut survenir pendant le cours et à l'occasion d'une uréthrite, mais ne constitue pas ces engorgements péri-articulaires du genou ou du coude, qui suivent la suppression d'un écoulement uréthral. La distinction est assez facile à établir, surtout quand on sait que l'arthrite blennorrhagique est toujours mono-articulaire. Il faut savoir aussi que nos eaux sont sans effet sur les orchites de quelque nature qu'elles soient, ce qui tient à leur impuissance manifeste contre les engorgements du système glandulaire, impuissance que nous constaterons mieux encore à l'article des scrofules. Il n'en est pas de même pour les arthrites blennorrhagiques, même les plus anciennes : les eaux de Barèges ont la propriété de guérir très vite et radicalement ces affections ; elles ont une double action, également favorable, celle de réduire l'engorgement des tissus cellulaires et fibreux qui empâte l'article et de rappeler le flux uréthral, ce qui produit une heureuse dérivation et ramène l'affection à sa simplicité et à sa localisation normales, où les moyens ordinaires peuvent l'atteindre et la détruire. Je pourrais citer quelques observations très concluantes qui rendent ces résultats incontestables.

Si l'on soupçonnait un vice spécifique dans la manifestation articulaire, on prescrirait un traitement antisyphilitique à la suite de la cure thermale. Il y a, en effet, des arthrites qui se produisent pendant le décours des accidents primitifs, secondaires et tertiaires de la syphilis ; elles cèdent également à nos bains et à nos douches sagement administrés. D'autres fois il n'existe que de simples arthralgies, accompagnées de douleurs musculaires des membres ; ces accidents se dissipent aussi à Barèges.

E. *Affections osseuses.* — Plus l'infection syphilitique est profonde, plus les accidents sont graves et difficiles à maîtriser, plus l'efficacité des eaux de Barèges devient manifeste. Les guérisons seront moins fréquentes, il est vrai, mais les succès obtenus dans des cas désespérés, la réparation des désordres les plus affreux, suffisent pour établir une supériorité et une énergie d'action qu'on chercherait vainement ailleurs.

Les manifestations plus superficielles peuvent guérir sans le secours des eaux thermales ou près des stations dites d'agrément.

Lorsque le tissu osseux est atteint, il faut venir à Barèges.

Voilà pourquoi je disais, en commençant, que ma statistique, comme toutes les statistisques, avait besoin d'un commentaire et que, prise au pied de la lettre, elle pouvait prêter à des interprétations fausses. Le système osseux n'est pas un de ceux qui fournissent le plus de succès, mais les résultats qu'on obtient dans ces lésions n'en sont pas moins des plus précieux, en réalisant des cures difficiles alors que tous les autres moyens thérapeutiques ont échoué.

Nos relevés portent, sur 131 cas de ce genre : 35 guérisons, 65 améliorations et 31 résultats nuls, ou 3/4 de succès certains; ce qui est énorme pour des affections aussi graves.

Nous citerons, parmi ces accidents : les périostoses, les exostoses, les douleurs ostéocopes, les ostéites des membres, les caries et nécroses des os de la face, du nez, de la voûte palatine, de la base du crâne, ces derniers compromettant la vie des malades. Tous ces accidents sont merveilleusement combattus par l'action combinée d'un climat vivifiant, de bains reconstituants, d'une médication spécifique, qui a pu être reprise parce que l'état du malade se relevait ; enfin, avec l'aide d'un régime analeptique, que les fonctions digestives ranimées rendaient réparateur. Par tous ces efforts réunis, nous sommes arrivé à dominer des accidents formidables et à les faire rétrograder, alors que tout espoir semblait perdu et toute science impuissante.

F. *Accidents nerveux.* — Nous pourrions citer également quelques cas de paralysie partielles syphilitiques, une atrophie musculaire générale, chez un officier, produite par des exostoses développées dans le canal rachidien, des hémiplégies, suites de gommes intra-crâniennes, des tremblements mercuriels, etc., guéris ou améliorés à Barèges. Ces faits sont très fréquents et constituent pour nos eaux une spécialité des plus certaines et des plus bienfaisantes.

G. *Cachexie syphilitique et mercurielle.* — Il en est de même pour les cachexies profondes, accompagnées ou non d'accidents extérieurs, lorsque l'organisme, profondément atteint par le virus, ou imprégné de substances médicamenteuses toxiques, a perdu tout son ressort par l'altération des tissus et des humeurs de l'économie. On voit se produire alors de véritables résurrections, la reconstitution des éléments organiques, le rétablissement des fonctions vitales et le retour à une santé florissante.

CHAPITRE XXVIII

Affections scrofuleuses.

Les eaux sulfureuses et les eaux chlorurées sodiques se partagent le privilège de guérir les affections scrofuleuses. La science n'est pas encore bien fixée sur la valeur relative de ces deux médications minérales.

Pour juger la question, il faudrait avoir exercé comparativement dans les diverses stations de ces deux classes d'eaux. Nous ne pourrons dire ici que ce qui ressort de notre expérience sur Barèges, et nous espérons apporter, pour la solution de ce différend, un appoint important.

La scrofule présente deux formes bien tranchées ; elle entache des sujets nerveux, secs, sensibles, irritables, et alors on lui a donné le nom d'*éréthique*. La seconde forme, dite *atonique* ou *torpide*, se présente sur des individus mous, lymphatiques, chez lesquels le jeu des fonctions est ralenti, la vitalité endormie, le système nerveux affaissé; ceux-là surtout peuvent espérer de grands effets près de nos fontaines. Un grand nombre de femmes, d'enfants et de jeunes gens des deux sexes, dominés par le lymphatisme, supportent à merveille nos eaux et s'en trouvent très bien.

La scrofule est souvent compliquée de tuberculose, et il est rare alors que les organes pulmonaires ne soient pas atteints. C'est là un motif impérieux d'exclusion. L'altitude des lieux est très favorable dans la scrofule, mais très contraire aux phtisies tuberculeuses. Tous les ans nous sommes obligés d'éloigner de notre station des poitrinaires, dont l'état ne pourrait que s'y aggraver, et la plupart des accideuts funestes proviennent de cette catégorie de malades.

Le lymphatisme est souvent dirigé vers les bains de mer,

pour être redressé. Disons de suite que les bains de mer sont ordinairement mal appliqués, sans direction médicale, sans distinction des cas qui peuvent en être heureusement ou défavorablement impressionnés. Aussi l'on ne retire qu'un bénéfice éventuel de ce moyen puissant, et souvent on y obtient des effets opposés à ceux qu'on en attendait. Les eaux sulfureuses ne sont pas conseillées avec plus de discernement ; mais elles sont moins dangereuses par les précautions qu'on prend dans leur administration sur les lieux d'emploi.

Les bains de mer forment surtout un complément très heureux de la cure thermale, dans une foule de cas qui relèvent de la scrofule et du lymphatisme ; nous les prescrivons après le traitement de Barèges, au grand bénéfice de nos malades.

A. *Scrofulides.* — Les dermatoses scrofuleuses sont en général sécrétantes, ulcéreuses, et laissant après elles des traces, des cicatrices indélébiles. L'*eczéma* et surtout l'*impétigo*, qui se présentent le plus souvent chez les enfants, sont les formes initiales les plus bénignes de la diathèse strumeuse ; ces accidents, accompagnés de ganglions, d'otorrhées, de blépharites, etc., disparaissent à mesure que la constitution se développe et se fortifie, si les conditions hygiéniques sont bonnes, si des soins convenables sont administrés. Les eaux sulfureuses des Pyrénées, suivies des bains de mer, sont un moyen puissant de rénovation organique chez les enfants souffreteux et servent à chasser le levain impur qui les entache.

Plus tard, c'est l'*acmé* qui se présente, à l'époque de la puberté. L'acmé *varioliforme* est une des variétés qu'on observe dans la jeunesse ; il en est de même de l'acmé *juvenilis* et de certaines couperoses, liées soit à la dysménorrhée, soit à la ménopause. C'est à ces âges critiques que les cures sulfo-thermales donnent des résultats excellents et assurent pour l'avenir une santé florissante. M. le docteur Theil, ancien président du syndicat de la vallée, dans sa thèse, soutenue, en 1830, à Montpellier, affirme que c'est à l'époque de la puberté que les eaux de Barèges agissent le mieux dans la scrofule. A l'âge mûr, lorsque des fatigues, des maladies, des privations ou des chagrins ont battu en brèche des constitutions vigoureuses jusque-là, on voit apparaître des manifestations strumeuses tardives qui, sous la forme la moins profonde, constituent ces pustules des membres, du tronc ou de la face, discrètes, plus souvent réunies et formant une pléiade de petits ulcères qui finissent par se confondre, se renouvellent sans cesse et donnent lieu à des surfaces suppurantes à fond grisâtre, dont on ne peut obtenir la cicatrisation. Je n'ai pas besoin de dire que la syphilis est une des maladies qui donnent le plus souvent lieu à l'explosion des symptômes de la scrofule latente. Alors il se produit des accidents complexes, combinés, qui déjouent les efforts de l'art par leur ténacité et leur malignité et auxquels le plus grand syphilographe de nos jours (Ricord) donne le nom pittoresque de *scrofulates de vérole*.

Les *ulcères atoniques* sont plus communs chez les vieillards et constituent un exutoire qu'il faut savoir respecter ou remplacer. Nous avons vu quelquefois prescrire des vésicatoires, des cautères, pour prévenir les dangers de la suppression d'ulcères ou d'exanthèmes sécrétants chez des enfants et des jeunes gens. Nous sommes tout à fait contraire à cette manière d'agir. Nous croyons que ces suppurations artificielles sont toujours fâcheuses, qu'elles épuisent des organismes déjà débilités, et que la cicatrisation, même rapide, des plaies, des ulcères, dermatoses, etc., dans la jeunesse, n'offre aucun danger de répercussion, lorsque des traitements rationnels, dépuratifs et autres, sont administrés. Mais chez les vieillards des précautions sont bonnes à prendre, la cure thermale doit être conduite avec prudence et réserve, tandis qu'elle sera bien plus largement administrée dans les autres âges.

Contre les *ulcères scrofuleux*, s'ils sont à large surface, on devra ménager la force et la durée des bains ; l'irritation locale, l'absorption et, par suite, la saturation se produisant plus facilement ; mais les accidents d'inflammation sont bien moins à craindre par les eaux sulfureuses que par les eaux salines et les bains de mer, ce qui tient à l'onctuosité que possèdent nos sources, qualité encore plus prononcée à l'établissement *Barzun*, qui rend d'immenses services dans ces circonstances. Enfin, c'est dans ces cas qu'on a préconisé, avec avantage, les cataplasmes de barégine, et sans doute que l'iode contenu dans cette substance n'est pas sans action utile contre de tels accidents.

Nous avons traité avec succès des scrofulides *squammo-tuberculeuses* de la face ; des scrofulides *pustuleuses*, *tuberculo-ulcéreuses*, *pustulo-crustacées*, qui sont les formes dermiques les plus graves et les plus communes de cette diathèse. Outre les bains, la boisson minérale, les lotions, nous avons employé souvent les douches d'eau minérale pulvérisée pour modifier, déterger et cicatriser les surfaces sécrétantes et ulcérées. Il est d'autres manifestations auxquelles cette maladie donne fréquemment lieu, telles que *blépharites*, *otorrhées*, *leucorrhées*, que nous guérissons à Barèges par les mêmes moyens. Nous devons insister surtout sur les altérations, suppurations, fongosités, caries de l'oreille interne qui s'améliorent rapidement près de nos thermes. Il en est de même de l'*ozène* scrofuleux, dartreux ou syphilitique, dont nous avons constaté plusieurs guérisons. On doit rattacher à une cause diathésique la production de certains polypes, et nous mentionnerons un polype des fosses nasales et un polype du conduit auditif chez deux scrofuleux que nous avons opérés à Barèges, et chez lesquels nous avons prévenu le retour de la végétation par les préparations iodées et la fréquentation de nos thermes pendant trois années consécutives.

B. *Abcès froids.* — Ces abcès se forment lentement sur diverses parties du corps ; ils sont idiopathiques, ou le plus souvent symptomatiques d'une lésion osseuse. Dans ce dernier cas, ils prennent le nom d'abcès par congestion. Le pus blanc, crémeux, sans odeur, appartient aux abcès froids ; tandis que dans les abcès par congestion, il est liquide, sanieux et d'une extrême fétidité.

Lorsque les abcès sont vastes, leur ouverture est toujours dangereuse et ne doit être faite qu'à la dernière extrémité. On n'est pas bien fixé encore sur la possibilité de la résorption complète de ces collections purulentes. Si elles sont essentielles, on cherche à vider peu à peu la cavité pyogénique et l'on y provoque une inflammation adhésive à la façon des autres poches contenant des liquides pathologiques.

Lorsque l'abcès est déterminé par une carie osseuse, profonde, on ne croit pas que la guérison soit possible et l'on ne cherche qu'à atténuer la maladie et à prolonger les jours du malade. Nous pensons que la cure médicale de ces abcès doit être tentée et que l'intervention chirurgicale est toujours fâcheuse en mettant les surfaces suppurantes et les altérations osseuses en contact plus ou moins direct avec l'air extérieur, ce qui est la condition la plus défavorable qu'on puisse réaliser. Certainement, si la mort est imminente, la tumeur comprimant des organes importants, il faut se hâter de la vider, pour donner du répit au malade ; mais, lorsque la scène se passe sur les membres ou sur les parties externes du tronc, il faut diriger tous ses efforts vers la résorption spontanée du pus, et employer tous les moyens qui peuvent arriver à ce résultat en combattant la diathèse et relevant la constitution du sujet. Les eaux de Barèges ont le précieux avantage de produire ces deux effets. Nous possédons 82 observations d'abcès froids simples, ou par congestion, et nous connaissons l'issue définitive de la cure thermale chez 59 de ces malades. *Quatorze ont été complétement guéris*, 18 ont éprouvé une grande amélioration, 12 sont restés dans le même état et 15 sont décédés.

Quatorze guérisons ! c'est un résultat magnifique dans une affection si grave. Ces effets merveilleux ont surpris tous les médecins qui en ont été témoins. L'instruction du Conseil de santé des armées sur les eaux minérales s'est déjà prononcée dans ce sens et affirme l'efficacité des eaux de Barèges contre les abcès par congestion.

Nous demandons qu'on envoie à Barèges tous les individus atteints d'affections de ce genre.

C. *Engorgements glandulaires et adénites suppurées.* — L'action des eaux de Barèges s'exerce d'une manière tout à fait différente, suivant que les ganglions lymphatiques sont simplement engorgés, ou bien que l'inflammation suppurative s'en est emparée ; tout à fait nulle et quelquefois nuisible dans le premier cas, elle est très favorable dans le second. On sait combien il est fréquent, dans la diathèse qui nous occupe, de voir se produire une hypertrophie des glandes, soit idiopathique, soit sympathique d'une lésion cutanée ou profonde. Ce sont ordinairement les ganglions cervicaux, sous-maxillaires, qui forment des chapelets, des pléiades, des tumeurs dures, mobiles, indolentes; elles se présentent moins souvent aux aisselles et aux aines, à moins d'altération strumeuse des membres. Ces ganglions sont un symptôme bénin de la scrofule, mais ils n'en constituent pas moins un accident fâcheux par les stigmates qu'ils laissent souvent et qui impriment aux malades un cachet indélébile, qui déprécie la santé la plus florissante et la beauté la plus parfaite.

Ces engorgements sont très tenaces; ils s'accompagnent d'un empâtement du tissu cellulaire ambiant et restent stationnaires quoi qu'on fasse. Leur terminaison la plus ordinaire est l'inflammation, avec fonte purulente, qui donne lieu à des plaies, des cicatrices fâcheuses, etc. La résolution de ces tumeurs est le but que doit se proposer le médecin. Les eaux chlorurées sodiques peuvent amener ce résultat que nous obtenons plus rarement à Barèges.

Ceci est connu depuis longtemps, et cependant, tous les ans, nous voyons venir à nous beaucoup de malades atteints d'engorgements glandulaires. Bordeu a dit, et cette phrase a été répétée par tous ceux qui se sont occupés de Barèges : « Je n'ai » vu que rarement des tumeurs ou des glandes que nos eaux » aient parfaitement et complètement fondues ou résoutes; j'ai » vu seulement qu'elles en ont diminué un grand nombre et » fait suppurer beaucoup d'autres. Les eaux détruisent bien » l'enveloppe, mais le noyau leur résiste souvent. » Cela est de la plus grande exactitude et tout à fait conforme à ce qu'on observe tous les jours encore. L'empâtement cellulaire, qui enveloppe les ganglions tuméfiés, disparaît, mais la glande ne bouge pas, ou bien elle s'enflamme et suppure, ce que l'on voulait éviter.

Les eaux de Barèges ne sont donc point résolutives des glandes engorgées; c'est là une vérité flagrante et qu'il ne faut laisser ignorer à personne.

Mais lorsque la suppuration s'est emparée de ces organes et qu'il reste des ulcères, des plaies, des fistules lents à se fermer, alors l'action des eaux de Barèges devient très utile, en activant la fonte des tissus, tarissant la suppuration, hâtant la formation des cicatrices, leur consolidation. C'est surtout contre les adénites suppurées qu'on obtient à Barèges des guérisons rapides et définitives.

D. *Tumeurs blanches.* — La limite où s'arrête l'arthrite simple et où commence la tumeur blanche est quelquefois difficile à déterminer. Cependant la tuméfaction articulaire, dérivant de la scrofule, a une forme moins régulière que celle de l'arthrite traumatique ou rhumatismale. Elle est comme bosselée; la peau qui la recouvre est pâle, lisse, sans chaleur; la douleur est obtuse et profonde. Dans la tumeur blanche, les tissus intra-articulaires sont le siège primitif de la maladie, et leur inflammation en est le premier degré; c'est cette inflammation chronique, sourde, qu'il importe de combattre pour l'empêcher de se propager au tissu osseux, où elle produit des ostéites, des caries, des abcès profonds, des plaies fistuleuses qui caractérisent le second degré, le plus grave de cette affection. L'arthrite rhumatismale a son siège dans le tissu fibreux péri-articulaire, avec tuméfaction régulière, arrondie, rougeur, chaleur à la peau; l'arthrite traumatique a son siège plus souvent dans la séreuse, avec complication d'hydarthrose. Ces divers signes objectifs sont très utiles pour guider le diagnostic et le traitement; car, suivant la judicieuse remarque de Duplan, toutes les arthrites ne se comportent pas de la même façon vis-à-vis de la cure thermale et exigent des modes particuliers dans son application, comme nous le verrons à l'article *Traumatisme*. En vertu de prédispositions individuelles, innées ou acquises, les arthrites de diverses origines peuvent dégénérer en tumeurs blanches, ou bien celles-ci s'établissent d'emblée.

Les tumeurs blanches des extrémités inférieures sont plus communes et plus graves que celles des membres supérieurs, ces dernières pouvant être plus facilement astreintes au repos et à l'immobilisation, qui sont les premières conditions du succès.

Les plus fréquentes de ces tumeurs blanches sont aux articulations tibio-tarsiennes, puis aux genoux. Les premières sont presque toujours la conséquence d'entorses plus ou moins négligées. Les autres sont de cause interne, diathésiques ou accidentelles, succédant à des fièvres graves, qui ont étiolé la constitution, ou tenant à un vice spécifique, rhumatismal, strumeux ou syphilitique. Quelle qu'en soit la nature, la tumeur blanche doit être traitée avec vigueur et ténacité, car ses suites sont souvent fatales et obligent fréquemment à recourir à des amputations dont l'issue est incertaine.

Le plus grand bienfait qu'on doive chercher près des sources thermales, c'est d'entraver la marche de l'affection et de relever la constitution des sujets. Ces deux buts sont parfaitement atteints à Barèges; et cette spécialité d'action ne saurait lui être contestée. Il est certain que, dans des cas aussi graves, il faut savoir se contenter de peu ; une amélioration relative, qui donne du répit au malade, qui lui permet de se reconstituer, de réagir contre la diathèse, tout en diminuuant l'intensité de l'affection locale, c'est déjà un grand avantage. Cette amélioration est la règle à Barèges, et si les guérisons sont rares, c'est que cette terminaison est presque impossible à obtenir par suite des désordres accomplis.

Nous avons divisé les tumeurs blanches en deux espèces : la première constituée par l'engorgement des tissus extérieurs et l'inflammation des cartilages intra-articulaires. Ces accidents doivent être traités avec assez d'énergie et sans grande crainte de voir se réveiller ou se propager une inflammation, plutôt tenace, lente à rétrocéder, que vive et prompte à se rallumer. Une cure prolongée est ici nécessaire; les bains doivent être progressivement gradués pour arriver jusqu'au summum de la gamme de Barèges ; on y joint les douches à doses modérées et rarement à plein jet, la boisson minérale, les toniques, les promenades à l'air vif et au soleil. Tels sont les moyens qui, continués pendant deux et trois mois, plusieurs années de suite, doivent amener un succès certain.

D'après les travaux de M. Lannelongue (1878), il faut distinguer de la tumeur blanche une arthrite tuberculeuse ou *synovite granuleuse*, qui se trouvera également bien de nos eaux.

Une autre particularité du traitement thermal des tumeurs blanches, c'est qu'on doit faire diriger la douche, non sur la tumeur, mais sur le collet ou rétrécissement qu'elle forme avec la partie supérieure du membre atteint.

Cette indication est due à Duplan, dont les travaux sur Barèges ont un cachet si profondément pratique. Il signale aussi, comme caractère distinctif de l'arthrite scrofuleuse, l'atrophie de la partie du membre située au-dessus de la tumeur et non au-dessous, d'où la formation du collet qui est en quelque sorte pathognomonique.

La soudure de l'articulation malade est la terminaison ordinaire de la tumeur blanche; il se forme une ankylose qu'il faut avoir bien soin de prévoir et de déterminer dans la situation la plus favorable au malade, c'est-à-dire dans l'extension aux genoux, dans la flexion aux coudes.

Dans le degré plus avancé de la maladie, les cartilages articulaires sont détruits, la portion spongieuse des os est atteinte d'inflammation; il se forme une ostéite raréfiante, les aréoles du tissu osseux se dilatent, d'où gonflement et tuméfaction considérables, périostites, abcès profonds, douleurs térébrantes, plaies fistuleuses, suppurations de mauvaise nature; à ces désordres locaux, il faut joindre un affaiblissement progressif de la constitution, une anémie, un état cachectique, allant jusqu'au marasme, etc. C'est souvent dans cet état que les malades sont conduits péniblement jusqu'à Barèges, station regardée comme une ressource ultime, décisive, à laquelle on n'a malheureusement recours qu'à la dernière extrémité.

Le malade se rattache avec avidité à ce dernier espoir de salut, et il y aurait cruauté à le désabuser et à le lui ravir. Et cependant qu'attendre, même des moyens les plus héroïques, dans des circonstances si désespérées? Pourtant nous obtenons encore dans ces cas quelques succès inespérés.

Lorsque la situation est moins grave, que le sujet n'a pas perdu tout ressort, que l'affection est localisée, quels qu'en soient les désordres, on peut encore obtenir beaucoup à Barèges. La plus grande prudence est ici commandée; on sait combien est dangereuse l'extension d'une phlogose qui s'exerce sur des tissus profonds, bridés, denses et résistants. On doit surveiller attentivement l'action des bains, qu'on donnera d'abord à leur plus faible degré, sans se laisser entraîner par les désirs ardents du malade ou de sa famille, qui veulent toujours forcer les doses au risque de compromettre le succès. On prescrira de petites cures de 10 à 12 jours, même moins, séparées par un intervalle de trois ou quatre jours de repos. On portera son attention sur l'état local, sur les fonctions digestives, respiratoires, sur la fièvre, le sommeil, etc., afin de parer au moindre accident. Il n'est pas rare que la suppuration soit augmentée au début; cet effet est heureux s'il ne dépasse pas une certaine mesure, car il est bientôt suivi d'une diminution considérable dans la fonte des tissus. L'inflammation, la douleur s'apaisent, les cicatrices tendent à se former, les engorgements diminuent et les malades peuvent attendre, dans un calme et un mieux relatifs, une saison prochaine, qui leur donnera un bénéfice plus complet, surtout si, dans l'intervalle, ils sont soumis à une bonne hygiène et à un traitement approprié à leur état.

Malheureusement les personnes atteintes de ces cachexies profondes ne font pas, en général, partie de la classe aisée de la population, et les améliorations obtenues aux eaux sont bientôt compromises et rendues inutiles par le retour aux conditions déplorables dans lesquelles vivent ces malheureux. Dans l'armée, où les manifestations de la scrofule, tardives ou acquises, sont assez nombreuses, par suite des fatigues et des accidents de la profession, les individus atteints d'affections graves sont gardés dans les hôpitaux, où les conditions hygiéniques sont relativement bonnes, mais ne suffisent pas à entretenir les bons effets produits par les eaux minérales.

Nous voudrions qu'on créât pour ces militaires un asile, un dépôt spécial, situé au bord de la mer, sur une plage du midi de la France, où les convalescents et les phtisiques seraient soignés pendant l'hiver et où les scrofuleux, pour lesquels les bains de mer seraient prescrits, viendraient passer l'été. Ce serait là une création digne de la France et qu'on pourrait étendre aux indigents soignés dans les hôpitaux civils.

Les résultats obtenus à l'hôpital de Beck-sur-Mer, sur les enfants scrofuleux des hospices de Paris, doivent encourager les administrations dans la voie què nous indiquons. C'est un sujet que nous nous proposons de développer plus amplement ailleurs.

Les tumeurs blanches comprises dans notre statistique donnent des résultats consécutifs vraiment remarquables; s'ils ne sont pas à la hauteur de ceux produits par certains auteurs, c'est qu'il se glisse souvent, dans les statistiques, des erreurs involontaires ou des exagérations inconscientes. Nos résultats représentent l'exacte vérité, et ils sont propres à satisfaire les plus difficiles et les plus incrédules.

Sur 212 tumeurs blanches, à divers états de gravité, nous connaissons 155 résultats définitifs, parmi lesquels 7 guérisons complètes, ou 4,5 %; 65 améliorations, ou 42 %; 6 décès, ou 7 %, et 72 effets nuls ou 50 %.

Quelle est la médication qui pourrait promettre de semblables bienfaits?

E. *Coxalgies.* — On a une tendance à confondre sous le nom de coxalgies toutes les arthrites de la hanche, tandis que l'on devrait réserver ce terme pour les tumeurs blanches de l'articulation coxo-fémorale. Dans celles-ci les accidents sont d'autant plus graves qu'ils sont plus difficiles à apprécier, à combattre, qu'ils sont situés plus profondément, au milieu de tissus où ils peuvent aisément se propager. Une autre cause d'aggravation, c'est la marche, les mouvements auxquels les malades se livrent, car ils n'acceptent, grands et petits, qu'avec la plus grande répugnance les appareils contentifs et le repos le plus absolu, prolongé pendant plusieurs mois, auquel il faut les astreindre si l'on veut arriver à un effet favorable. L'extension continue semble aussi, dans ces derniers temps, avoir donné d'excellents résultats.

Les symptômes de la coxalgie diffèrent de ceux que nous avons signalés pour les tumeurs blanches, en ce que la tuméfaction est plus difficile à reconnaître; la douleur n'est pas très vive, même à la pression; elle se fait surtout sentir au genou correspondant. Ce sont les mouvements spontanés ou communiqués qui la dévoilent dans les profondeurs de l'article; ces mouvements sont bientôt limités ou rendus impossibles par des altérations plus avancées. La déformation de la hanche devient aussi très manifeste; il y a rotation du trochanter, qui est porté en dedans; le genou et la pointe du pied suivent ce mouvement, le pli de la fesse est abaissé ou effacé, le bassin est dévié et abaissé du côté opposé, ce qui peut en imposer pour le raccourcissement du membre; le malade marche en fauchant, en appuyant sur la pointe du pied; il peut y avoir des contractures avec paralysie des extenseurs; alors la jambe est réellement plus courte, plus ou moins fléchie sur la cuisse et la cuisse sur le bassin; enfin, par suite de l'encroûtement de la cavité cotyloïde et de la rupture du ligament rond, la tête du fémur peut être luxée et portée par les contractions musculaires en dehors de sa position normale. Ce fait cependant, rare chez l'adulte, est plus commun chez les jeunes enfants. Je n'ai constaté qu'une fois, sur cinquante coxalgiques militaires, cette luxation du fémur, dite spontanée.

Les désordres sont ordinairement limités aux tissus fibreux et cartilagineux et se terminent par une ankylose ou une rétraction, qui vouent les malades à une claudication irrémédiable. Car ici on n'a pas la ressource de la rupture de l'ankylose, qui n'a guère été tentée que pour le coude et le genou.

Lorsque le tissu osseux est attaqué, le cas devient très grave, parce que cette lésion détermine des suppurations profondes, qui font d'énormes dégâts avant de se faire jour au dehors, ensuite par l'importance des organes voisins et la difficulté d'y porter un remède efficace.

Cependant les coxalgies simples et compliquées nous ont donné plus de succès que les tumeurs blanches en général. Ceci provient de ce qu'il faut séparer avec soin de la coxalgie deux états bien moins sérieux que l'on confond assez souvent avec elle. C'est d'abord l'arthrite simple coxo-fémorale, provenant soit d'un rhumatisme, soit d'une contusion directe ou indirecte, chez des personnes n'ayant aucune tendance au lymphatisme. Nous avons observé plusieurs cas de ce genre dans notre pratique de Barèges. Les meilleurs signes différentiels sont;

l'absence de déformation dans la fesse ou la hanche, la douleur fixe dans le creux de l'aine, s'exaspérant à la pression, la difficulté, l'appréhension dans la marche, tandis que les mouvements communiqués sont tous libres et étendus. L'usage des eaux de Barèges améliore rapidement ces états, qui n'ont qu'une apparente gravité.

L'autre catégorie, sur laquelle je voudrais pouvoir m'appesantir davantage, est celle des *coxalgies spasmodiques*. C'est une affection névralgique, intéressant les muscles de la région lombo-sacrée et sacro-iliaque, de la fesse et de la hanche, qui produit des déformations, des raccourcissements et des douleurs, qui peuvent faire croire, au premier abord, à une véritable coxalgie. Une exploration attentive fait bientôt reconnaître que l'articulation est saine, que les mouvements sont libres et non douloureux, que les sensations pénibles et les contractions spasmodiques siègent dans les masses musculaires; c'est une variété ou une extension de la sciatique, combinée avec le lumbago névralgique ou une névralgie pelvi-trochantérienne.

Cet état a été très bien décrit par M. Verneuil à la Société de chirurgie, en 1865, et par M. Vergnaut (de Lyon); il doit entrer dans la science et permettra de faire des distinctions utiles au traitement et au pronostic de certaines coxalgies, dont l'origine et la nature n'ont rien de commun avec la scrofule.

Les eaux de Barèges ont une action incertaine contre ces névralgies, dont les unes sont rhumatismales, les autres traumatiques.

Sur 132 coxalgies, nous avons obtenu 9 guérisons, 39 améliorations, 29 effets nuls, 9 décès et 46 résultats restés inconnus.

F. *Mal de Pott et arthrites vertébrales.* — La tige vertébrale, composée d'un grand nombre de petites articulations, est susceptible de fournir toutes les variétés d'arthrites qu'on rencontre ailleurs. Cette partie de la pathologie est peu avancée. On n'a pas étudié également les lésions traumatiques, luxations, fractures, qui peuvent atteindre l'axe osseux, si bien nommé « *colonne du corps humain.* » Souvent nous avons été à même de constater l'existence d'arthrites rhumatismales ou traumatiques, sacro-iliaques, qui avaient été méconnues et qui sont plus fréquentes que l'on ne pense.

M. le docteur Ripoll, chirurgien distingué de Toulouse, a décrit une variété de mal de Pott qui consiste dans l'arthrite vertébrale, qu'on peut diagnostiquer pendant la vie, dont les autopsies prouvent l'existence et qui, contrairement à la tuberculisation et à la carie vertébrales, guérit presque toujours, si elle est bien traitée. Le véritable caractère distinctif de cette arthrite vertébrale, c'est la forme *arrondie* de la courbure de l'épine, qui indique un simple affaissement des disques intervertébraux et un empâtement des tissus périphériques. Pour nous, c'est la tumeur blanche au premier degré, que nous avons signalée dans les articulations des membres et qui se retrouve dans l'épine dorsale. Les parties osseuses ne sont pas atteintes encore, mais quand le corps des vertèbres est envahi par la carie ou la fonte tuberculeuse, il se forme des abcès qui fusent au loin jusque dans l'aine; la courbure du rachis est alors *anguleuse* et la maladie prend un caractère de haute gravité.

Le service éminent qu'a rendu M. Ripoll est de donner un signe à peu près certain, la forme de la courbure, pour permettre de diagnostiquer le degré de l'altération vertébrale et de reconnaître les lésions de l'épine qui sont ou ne sont pas au-dessus des ressources de l'art.

Dans l'arthrite vertébrale, M. Ripoll conseille un traitement médical et chirurgical énergiques, l'immobilisation du thorax au moyen de corsets plastiques, et surtout les eaux de Barèges, qui lui ont donné d'excellents résultats, notamment chez la fille d'une cantatrice célèbre, dont je fus chargé de diriger la cure thermale. Dans le véritable mal de Pott, c'est-à-dire dans la carie, avec fonte purulente et tuberculeuse des vertèbres, on a bien peu de ressources et d'espoir; cependant, si la marche de la maladie peut être enrayée, si la lésion locale est réparable, s'il se forme une cicatrisation et une soudure des parties désorganisées, on peut encore obtenir une amélioration relative. Souvent on voit se produire dans ces cas des paraplégies par compression ou inflammation de la moelle; ces paraplégies peuvent elles-mêmes disparaître ou s'amender par la rétrocession des désordres qui leur ont donné naissance. Il nous suffit de faire entrevoir que, même dans les cas les plus extrêmes, on peut avoir confiance dans l'action des eaux de Barèges pour relever les forces du malade, combattre la diathèse et réparer les lésions locales. M. Le Bret cite plusieurs cas de carie vertébrale, avec paraplégie, améliorés et même guéris à Barèges.

Bordeu (p. 288, Obs. 162) parle de deux enfants atteints de carie vertébrale dont l'état fut très amélioré par l'usage des eaux de Barèges.

Avant tout, il faut consulter la poitrine, si souvent compromise dans ces états scrofuleux avancés. Outre que l'existence des tubercules pulmonaires est un indice ou une présomption de la dégénérescence des vertèbres, elle fournit en outre une contre-indication formelle de l'usage de nos eaux et du séjour dans les hautes régions où elles s'administrent.

G. *Ostéites et caries.* — On pourrait écrire un volume sur les altérations osseuses que nous recevons à Barèges, si l'on voulait donner quelques détails sur les diverses ostéites, périostites, caries et nécroses que nous avons à traiter. Ces affections, en 15 ans, se sont élevées au nombre de 530 à l'hôpital militaire. La moitié appartenait au vice scrofuleux, 131 étaient syphilitiques, 58 simplement traumatiques, sans compter celles qui se rattachaient aux lésions articulaires, dont elles formaient une complication. Celles qui dérivaient de la diathèse strumeuse attaquaient le plus souvent les côtes et le sternum, puis les tibias, puis les os du pied, ensuite le fémur, le membre supérieur, l'omoplate, très rarement la tête, et, dans cette région, surtout le maxillaire inférieur.

Les plus superficielles étaient facilement guérissables; celles qui attaquaient les parties profondes du squelette, ou les extrémités spongieuses des os, étaient les plus rebelles.

Ces affections se présentaient à tous les degrés, à toutes les phases de leur évolution; quelquefois avec simple périostite, mais le plus souvent le tissu osseux était déjà enflammé, érodé dans une étendue plus ou moins grande, des abcès avaient été ouverts et laissaient des plaies fistuleuses, donnant issue à cette sanie caractéristique de la fonte osseuse.

Ces caries étaient plus ou moins limitées, plus ou moins profondes; lorsqu'il y avait ostéo-myélite, nous avons toujours pensé que l'usage de nos thermes était intempestif, ou même dangereux, et nous n'admettions les malades qui en étaient porteurs qu'avec la plus grande réserve, après les avoir préparés par une cure à Barzun. D'autres fois l'altération s'étendait plus en surface qu'en profondeur; elle produisait alors des nécroses, et nos eaux étaient très utiles pour hâter l'expulsion des séquestres et réparer les surfaces dénudées, en y déterminant un travail de restauration. Ces résultats heureux étaient surtout obtenus avec une merveilleuse rapidité sur les malades porteurs de caries et plaies fistuleuses des côtes et du sternum. Ordinairement la guérison était obtenue d'emblée et pouvait être considérée comme définitive avant que le malade quittât Barèges.

Nous avons vu aussi plusieurs caries scrofuleuses du sacrum guérir très rapidement. Nous devons citer, comme cas curieux et intéressant, celui d'un gendarme qui, atteint de carie à la partie interne des 6e et 7e côtes, du côté gauche, avait vu se former un abcès intra-thoracique qui, heureusement ouvert dans les bronches, donnait lieu à une expectoration purulente fétide, tous les deux ou trois jours. Ce gendarme ne put être admis la première année à Barèges, par crainte de voir l'altération gagner les organes pulmonaires, menacés par la présence de cet abcès et des adhérences pleurales déjà formées; il alla à Cauterets et s'en trouva bien. Revenu à Barèges les deux années suivantes, il y subit un traitement, après lequel il fut totalement guéri de sa carie, ainsi que de la suppuration interne qu'elle entretenait; il reprit son service et l'a continué depuis. C'est M. Noguès, professeur à l'Ecole de médecine de Toulouse, qui m'avait adressé ce malade.

Sur les os longs, le travail de désorganisation prend plus d'extension. Sur le tibia, par exemple, il occupe parfois toute la partie antérieure de l'os, du genou au cou-de-pied, formant des clapiers, des fistules, des plaies, qui s'ouvrent et se referment, donnant issue à du pus, de la sanie ou de petites esquilles, laissant des cicatrices peu solides, minces, lisses, promptes à s'ulcérer de nouveau.

Lorsque les malades supportent bien les eaux, on prescrit avec avantage des bains locaux d'eau minérale, prolongés pendant 20 à 40 minutes. Ce moyen est préférable à celui des douches, dont le choc a parfois des effets fâcheux.

La carie gagne souvent en profondeur, pénètre le tissu aréolaire, qu'elle dilate et distend ; c'est surtout vers les extrémités spongieuses des os que cet accident se produit ; il peut y avoir alors extension aux articulations voisines et tumeur blanche consécutive.

Ces désordres sont très difficiles à réparer ; ils ne sont pas cependant au-dessus des ressources de l'art ; les eaux de Barèges produisent une modification heureuse sur les sujets, leur donnent, comme on dit, un coup de fouet, et impriment à la lésion locale un mouvement rétrograde et une activité dans le sens normal. C'est ainsi qu'elles aident les tentatives chirurgicales pour en couronner les efforts. Nous avons vu un cas de trépanation du tibia, ayant pour but de détruire une carie profonde de cet os ; l'opération avait laissé une vaste cavité, pouvant loger un œuf de poule, tapissée d'une membrane pyogénique qui n'avait aucune tendance à la cicatrisation ; l'usage des eaux de Barèges détermina dans cette cavité un bourgeonnement rapide, qui combla en grande partie le vide et permit la formation d'une cicatrice enfoncée, relativement solide.

Nous ne doutons pas, qu'après la résection ou l'évidement sous-périosté des os, on n'obtienne, à l'aide des eaux de Barèges, une régération plus prompte et plus complète du tissu osseux.

D'autres fois, l'altération consiste en un ramollissement partiel ou complet, car ici, comme sur le tissu nerveux, inflammation est synonyme de ramollissement. Ce ramollissement, lorsqu'il est général, constitue l'ostéomalacie ; partiel, il donne aux os une courbure plus ou moins prononcée, espèce de rachitisme local. La tuberculisation est aussi une des altérations osseuses qui se produit fréquemment dans l'état scrofuleux.

Ces accidents subissent un temps d'arrêt sous l'influence combinée des eaux et du climat de Barèges, sauf la réserve expresse des cas de tuberculose généralisée et surtout pulmonaire. Nous avons vu également des hyperostoses scrofuleuses, des tumeurs, dites à *myéloplaxes,* diminuer et disparaître par l'effet du traitement thermal.

Les toniques sont souvent administrés conjointement avec les eaux : amers, quinquina, iodure de fer, etc. Nous avons essayé aussi, avec grande prudence, la liqueur de Villatte, en injections, telles que les a préconisées M. Notta. Notre collègue M. le docteur Navarre a employé, à l'exemple de Bordeu, les onctions mercurielles contre les caries et les tumeurs blanches, et non sans quelque succès.

En résumé, bonne pour atténuer la diathèse strumeuse, non pas comme médicament altérant, mais comme médication tonique et reconstituante, excellente pour relever la constitution des sujets, la station de Barèges s'adresse spécialement aux dermatoses pustuleuses, aux ulcères, aux altérations profondes des os et des articulations, surtout lorsqu'il y a tendance à la suppuration, dont elle arrête le travail de désorganisation. Enfin, des diverses manifestations de la scrofule, il faut en exclure les engorgements glandulaires, qui ne s'y améliorent que très rarement. Ces effets étaient déjà connus, et nos recherches ne font que les confirmer. Quant à la place que la scrofule occupe dans nos résultats statistiques, on voit qu'elle avait besoin d'être expliquée, et qu'en retranchant les lésions qui ne peuvent en bénéficier par leur nature ou leur gravité, on retrouve cette spécialité d'action que Barèges possède d'une façon éminente contre cette diathèse, spécialité qui lui a été accordée de tous temps, et qui doit lui être maintenue.

CHAPITRE XXIX.

Lésions traumatiques.

Dans la grande majorité des cas, les suites du traumatisme sont aggravées par un état constitutionnel préexistant. Il est de notion vulgaire que les plaies et blessures guérissent avec plus ou moins de facilité suivant les individus. Il y a à cet égard des différences ethniques très remarquables, et, dans la même race, tous les sujets ne se comportent pas de la même façon vis-à-vis du traumatisme. Cette remarque peut être étendue aux accidents même les plus formidables, et elle repose sur des états particuliers de l'organisme qui ne sont nullement définis.

En outre, il est souvent très difficile de reconnaître si les accidents ne sont pas sous la dépendance d'une diathèse éteinte ou latente, acquise ou innée, dont la lésion chirurgicale aurait été le signal ou le réveil. De même qu'un grand jurisconsulte se demandait à chaque procès : « où est la femme ? », dans toute maladie chronique, on peut à bon droit se demander : où est la diathèse ? Il est certain que la plupart des lésions chirurgicales que nous traitons à Barèges sont entretenues par une disposition constitutionnelle ou diathésique que l'influence de nos eaux a la propriété de modifier. Dégagées de cette complication, ces lésions marchent d'elles-mêmes à une guérison que nul autre moyen n'aurait pu obtenir.

Dans ces dernières années, MM. Gosselin, Verneuil, P. Berger, Védrènes, etc., ont étudié l'influence du traumatisme sur les diathèses, et réciproquement les rapports des maladies constitutionnelles et diathésiques avec la marche, le pronostic et le traitement des lésions traumatiques. Il y a là une riche mine d'observations et de faits non encore épuisée. Le rhumatisme, la syphilis, l'herpétisme et surtout la scrofule impriment à certaines affections chirurgicales un cachet particulier qu'il faut savoir reconnaître et dégager. La clinique de Barèges est fertile en leçons de ce genre. Voir la thèse du docteur Frilet (de Gèdres) sur les *Manifestations herpétiques dans leurs rapports avec le traumatisme*. Paris, 1880. Cette thèse contient plusieurs observations recueillies à l'hôpital militaire de Barèges.

Il n'est pas rare de voir, dans la pratique, attribuer à des coups et à des chutes des lésions tout à fait diathésiques. Il faut ne tenir qu'un compte apparent de ces fictions, qui n'ont d'autre but que de sauvegarder l'amour-propre des familles. Il en est de même des dermatoses les plus invétérées, que les malades croient naïvement ou affirment sournoisement être la suite d'un bouton qu'ils se seraient maladroitement écorché.

Les lésions traumatiques sont extrêmement variées et se présentent avec des chances plus ou moins grandes d'amélioration. Il en est pour lesquelles le succès n'est pas douteux, d'autres chez lesquelles il est certain, d'autres enfin qui sont tout à fait incurables. Nous les avons rangées, comme dans les chapitres précédents, en divers groupes, suivant les organes ou les tissus qu'elles intéressent.

A. *Arthrites.* Les arthrites traumatiques sont simples ou compliquées.

Les arthrites simples sont la conséquence d'une contusion directe, ou bien d'une fracture qui a eu lieu dans leur voisinage, d'une entorse, d'une luxation, d'un phlegmon, etc. ; elle sont surtout lentes à guérir aux membres inférieurs, où elles constituent des engorgements indolents, avec atonie des tissus et œdème péri-articulaire à la moindre fatigue.

L'arthrite traumatique chronique se distingue de l'arthrite rhumatismale en ce qu'elle ne se déplace pas, qu'elle est peu douloureuse au toucher, sans coloration, ni chaleur à la peau, sans déformation, ni gonflement exagéré au repos. Elle diffère de la tumeur blanche, en ce que celle-ci a une tuméfaction lisse, bosselée qui ne se rencontre pas dans l'arthrite traumatique. Ces caractères différentiels, donnés, comme nous l'avons dit déjà, par Duplan, sont excellents dans la pratique, lorsqu'il y a doute sur l'origine de la maladie ; ils sont utiles aussi pour le traitement thermal, car l'arthrite traumatique est bien plus prompte à revenir à l'état aigu que toutes les autres altérations articulaires; il faut donc avoir grand soin de n'administrer la cure minérale qu'à dose prudente et modérée.

La coxalgie simple est quelquefois la conséquence de chutes soit sur les pieds, plus souvent sur le siège; nous en avons vu deux exemples en 1868, sur deux dames qu'on avait longtemps traitées comme atteintes de sciatiques, erreur inverse de celle que nous avons signalée pour la coxalgie spasmodique.

L'arthrite qui survient spontanément à la suite de fièvres graves doit être assimilée à celle qui succède à une violence extérieure. Rien ne peut l'en faire distinguer, et elle exige les mêmes précautions dans l'application des eaux. Il arrive souvent que l'arthrite traumatique ou celle de cause interne restent sans complication, ou bien elles donnent lieu à une exsudation plastique, à des dépôts fibro-albumineux, qui tapissent les surfaces articulaires, occasionnent des frottements douloureux, des craquements, etc.; ce sont ces inflammations chroniques, ces exsudats plastiques que nos eaux excellent à combattre et à résoudre. D'autres fois la séreuse entre en jeu, soit par une hypersécrétion de synovie, d'où une hydarthrose longue à disparaître, soit par une sécheresse de l'articulation encore plus pénible. Nous pourrions citer plusieurs observations d'hydarthrose du genou, vraiment remarquables par la guérison parfaite obtenue à Barèges, chez des enfants et des adultes, qui ont été réintégrés dans toute la plénitude de leurs fonctions locomotrices. Les arthrites sont souvent aussi compliquées d'ankylose. Les ankyloses sont vraies ou fausses, complètes ou incompletes, utiles ou vicieuses.

L'ankylose vraie est celle qui provient de la soudure des surfaces articulaires en contact; elle est fausse lorsque la difficulté des mouvements tient, non du fait de l'articulation qui est saine, mais de la rétraction des muscles servant à la mouvoir. Pour être utile, il faut qu'elle soit rectiligne au genou, angulaire au coude. Elle est vicieuse lorsque ces conditions ne sont pas réalisées. En outre, dans les ankyloses du coude, il faut surveiller la pronation forcée qui cherche à s'établir et tâcher d'obtenir la supination de l'avant-bras, qui est bien plus avantageuse pour le malade.

Dans l'ankylose complète il n'y a rien ou très peu à espérer de l'effet des eaux; dans l'ankylose incomplète on peut obtenir beaucoup.

Une autre complication assez ordinaire de l'arthrite chronique, c'est l'atrophie des parties situées au-dessous : ainsi du bras pour l'épaule, de l'avant-bras pour le coude, de la jambe pour le genou, etc. Cette atrophie, due en partie à l'inaction musculaire des membres, est aussi causée par la gêne des troncs nerveux et vasculaires comprimés par l'engorgement fibro-cellulaire, qui obstrue les voies au voisinage de l'articulation malade. Cet accident est très vite amendé par l'usage des eaux de Barèges, qui raniment les fonctions vitales alanguies, et dégagent les rameaux nerveux et vasculaires plus ou moins oblitérés. L'électricité est très efficace contre ces atrophies musculaires, soit qu'on emploie les courants continus faibles, ou la faradisation. (Dr Valtat, *Thèse de Paris*, 1877.)

L'action du traitement thermal est efficacement aidée par des frictions, des massages, des mouvements méthodiques et gradués imprimés aux articulations malades; des moyens orthopédiques et gymnastiques sont également employés dans ce but. Nous avons vu aussi quelques pseudarthroses ou fausses articulations, s'améliorer sous l'influence de nos eaux et par la pratique des mouvements forcés, moyen sur lequel insiste avec raison notre ami le Dr Sistach, dans son travail remarquable sur les *Luxations traumatiques* (*Gaz. méd. de Paris*, 1869).

Les arthrites, même récentes, peuvent être traitées avec succès à Barèges. Duplan en cite deux cas, et nous en avons vu aussi plusieurs exemples. A la suite de luxations répétées, il peut survenir une faiblesse, un relâchement des ligaments qui ne maintiennent plus les surfaces osseuses en contact. Le traitement thermal est utile dans ces cas, pour rendre le ton et la vigueur aux tissus relâchés. Quelques tarsalgies ont résisté à nos eaux, et particulièrement celles qui provenaient d'entorses médio-tarsiennes plus fréquentes qu'on ne pense et souvent méconnues (Dr Terrillon, 1876).

Sur 680 lésions articulaires simples, dues au traumatisme, nous connaissons 500 résultats, dont 100 guérisons complètes et 250 améliorations.

Les arthrites compliquées d'ankylose, sur 100 résultats connus, donnent : 10 guérisons, 50 améliorations et 40 insuccès ; les hydarthroses, au nombre de 109 cas, ont fourni, sur 86 résultats définitifs connus : 17 guérisons et 46 améliorations, ou 75 0/0 d'effets favorables.

B. *Fractures.* — Les suites de fractures se traduisent par des douleurs à la moindre fatigue, de la gêne dans les mouvements, de l'engorgement des parties situées autour et au-dessous de la lésion; des cals vicieux, difformes, avec raccourcissement des membres et claudication ; un arrêt dans la circulation et dans l'innervation des parties ; des empâtements, des soudures comprenant des aponévroses, des tendons et gênant le jeu des muscles et des articulations, etc. Ces divers phénomènes sont plus ou moins curables ; quelques-uns sont irremédiables, surtout ceux qui tiennent à une consolidation défectueuse.

D'autres peuvent aussi être amendés par la vertu qu'ont nos eaux de réduire les tissus anormaux à leur moindre volume et de diminuer, dégager les cicatrices osseuses, ainsi que celles des autres tissus.

On était parti de là pour penser que les eaux minérales pouvaient ramollir les cals récents et s'opposer à la consolidation des fractures de fraîche date. Cette erreur a été rectifiée, et aujourd'hui on admet les ruptures osseuses au bénéfice des eaux six mois après l'accident et même avant. L'action minérale régularise le travail pathologique et l'épure, en le réduisant à ce qu'il a de nécessaire et de bienfaisant, en s'opposant aux accumulations de tissus anormaux et les détruisant quand ils existent. Aussi voit-on presque toujours les engorgements se dissiper, les cals se concentrer et s'endurcir, les vaisseaux et les nerfs se dégager pour rendre la nutrition, la sensibilité et la motilité aux parties ; les muscles, tendons et aponévroses délivrés de leurs entraves reprendre leur mobilité et leurs fonctions.

En 1867, nous avons donné des soins à un mécanicien de la

marine, venu à Barèges les deux années précédentes pour une ankylose du genou gauche, par suite de fracture comminutive de la rotule broyée en plusieurs fragments par le choc d'un rocher; malgré les désordres produits, le genou reprit assez de mobilité pour permettre de longues promenades, alors qu'au début de la cure quelques pas à peine pouvaient être péniblement effectués.

Nous verrons ces effets se répéter dans les autres lésions traumatiques; ils se résument en une stimulation de l'action vitale organique et en un secours apporté à la nature dans ses efforts pour restaurer l'ordre normal violemment rompu.

Outre l'action locale, il y a une influence rénovatrice générale qui se porte sur la constitution et y rétablit l'équilibre fonctionnel. C'est ainsi que les désordres entretenus par des diathèses fâcheuses sont redressés et peuvent arriver à bonne fin.

Nous avons vu, dans cet ordre de faits, les fractures non consolidées entrer dans une voie de restauration rapide, après l'usage de nos eaux; et nous pourrions donner l'histoire intéressante de deux officiers d'état-major, porteurs de fractures par coup de feu de la mâchoire inférieure, dont la soudure n'avait pu s'effectuer, et qui obtinrent d'heureuses guérisons à Barèges.

Les fractures et les luxations de la colonne vertébrale mériteraient un chapitre à part. L'étude de ces graves accidents est un des *desiderata* de la pathologie chirurgicale; il a été signalé déjà par M. le baron Hippolyte Larrey comme pouvant être le sujet d'une monographie importante; il en est de même des arthrites diverses du rachis, que nous avons esquissées plus haut. Nous avons recueilli des faits intéressants, dans notre pratique de Barèges, de sévices avec déformation de l'axe spinal. Une paraplégie plus ou moins complète était liée à ces états, la plupart fort graves. Par le même mécanisme de résolution des tissus anormaux et de dégagement des organes comprimés, nous avons vu des améliorations considérables être la conséquence du traitement thermal; nous regrettons de ne pouvoir les décrire plus en détail.

Les suites de fractures, au nombre de 540 dans notre statistique, ont donné 60 guérisons complètes et 240 améliorations, sur 440 résultats consécutifs connus.

C. *Ostéite, carie.* — L'ostéite et la carie sont souvent la conséquence des violences extérieures, surtout si le sujet est prédisposé à ces accidents consécutifs. Les chutes, coups ou blessures donnent lieu à des inflammations directes du périoste et de la trame osseuse; le plus souvent ces phlogoses profondes dérivent de phlegmons, d'abcès, etc., des parties molles superposées aux couches osseuses; il y a altération, décollement, dénudation, érosion au contact de matières anormales, qui cherchent à se faire jour au dehors et ont une action éminemment destructive; ou bien les os sont écrasés, brisés comminutivement et les fragments anguleux sont une cause d'irritation pour les tissus ambiants; d'autres fois, les téguments lacérés donnent passage à des portions d'os irréductibles, qui se carient et se nécrosent au contact de l'air, laissant des plaies, des ulcères, des trajets fistuleux indurés, calleux, que rien ne peut réduire et oblitérer. Ces accidents sont manifestement amendés par nos eaux; ils constituent une spécialité d'action qui triomphe des lésions les plus graves et les plus invétérées, qu'elles soient simples ou compliquées.

Nous n'avons pas vu à Barèges de suppuration *bleue;* quelquefois le pus a pris une coloration noirâtre due à la carie et à la fonte nécrosique des os spongieux. Jamais l'ostéo-myélite ne s'est développée sous l'influence de nos eaux; et la septicémie n'a emporté aucun malade de cette catégorie.

Un de nos collègues de la médecine militaire nous a fourni un exemple de périostite traumatique de la partie inférieure et antérieure de la jambe droite, datant de six ans, survenue à la suite d'une contusion; il existait une plaie fistuleuse qui donnait issue, par intermittence, à une suppuration claire, peu abondante. Le gonflement et la douleur étaient constants, la marche pénible. Le traitement thermal, supporté difficilement par le malade, consista en vingt-huit bains *Polard* et des pédiluves sulfureux, qui firent disparaître la douleur et le gonflement; au départ du malade, il restait encore un petit point ulcéré; trois mois après, la guérison était complète et ne s'est pas démentie.

Nos thermes ont été fréquentés presque simultanément par plusieurs officiers du génie, atteints, à la suite de chutes violentes, de fractures du métatarse, avec luxation de l'astragale. Deux capitaines virent les mouvements du pied et du membre devenir plus faciles à la suite de leur cure thermale, et ils continuent leur service avec une légère claudication, causée par la luxation non réduite de la tête de l'astragale, qui fait saillie sur le dos du pied. Un colonel du génie, ayant eu les os du tarse écrasés, avait vu une carie s'emparer de l'astragale et un ulcère envahir la face dorsale du pied. Après avoir fait usage, sans aucun succès, des eaux d'Amélie-les-Bains, il vint à Barèges en 1866, faisant quelques pas à l'aide de deux béquilles. D'un tempérament lymphatique, très apte à subir, sans accidents, l'effet salutaire de nos eaux, cet officier supérieur vit sa cure traversée par le retour d'une fièvre intermittente contractée en Algérie. Il séjourna deux mois à Barèges, pendant lesquels il prit 45 bains *Polard*, 16 douches et 70 verres d'eau minérale. La plaie ulcéreuse, large, profonde, à fond grisâtre, avait donné lieu à l'issue de plusieurs esquilles; les tendons sous-jacents étaient exfoliés, les os cariés; il y avait tuméfaction du tarse et du métatarse, dont les mouvements étaient limités et douloureux. Après plusieurs alternatives d'amélioration et d'aggravation, la plaie était totalement cicatrisée au départ; il ne restait plus que de l'engorgement et de la gêne dans les mouvements des surfaces articulaires et des tendons. Une canne suffisait pour soutenir la marche. Revenu en 1867, la cicatrice du pied était solide, l'engorgement disparu, les mouvements du pied et des orteils de plus en plus prononcés, la marche facile et prolongée. En 1868, cet officier supérieur établissait le camp de Lannemezan et venait à Barèges consolider une cure dont il avait longtemps désespéré.

Ces faits suffisent pour donner une idée de la façon d'agir de nos eaux et des cas où elles sont plus particulièrement indiquées.

D. *Ulcères, cicatrices vicieuses.* — Les ulcères qui succèdent au traumatisme sont entretenus par une lésion des tissus profonds. Cependant, par eux-mêmes, par la situation qu'ils occupent, par l'amincissement et l'adhérence de la peau aux parties mobiles ou immobiles sous-jacentes, par l'épaississement et les callosités du derme, par des décollements interminables, par l'influence secrète ou avérée de quelque diathèse, on voit souvent ces plaies s'éterniser et résister à tous les moyens, à tous les agents médicamenteux externes et internes, aux cautérisations, à l'occlusion, etc.

M. Le Bret a constaté que ces ulcères et ceux dérivant de cachexies diverses pouvaient être aggravés à Barèges, que cette aggravation pouvait aller jusqu'à la diphthérite et que souvent l'usage des eaux ne produit sur eux aucun effet favorable. Cette opinion ne cadre pas avec l'expérience traditionnelle de Barèges, et nous n'avons observé rien de semblable dans nos salles de l'hôpital militaire. Les cas cités par M. Le Bret appartiennent à des sujets vivant dans la misère, et leur séjour à Barèges n'a pas suffi pour modifier ces états pathologiques nés dans des conditions hygiéniques déplorables. C'est là, je crois, l'explication des faits qui ont frappé notre savant et distingué confrère.

Il est certain que nos eaux sont cicatrisantes. En 1867, notamment, nous avons eu dans notre service une collection nombreuse de plaies ulcérées, anciennes et récentes, quelques-unes très étendues et de mauvais aspect; elles ne se sont nullement aggravées sous l'influence des eaux; plusieurs ont été cicatrisées complètement, toutes les autres étaient en bonne voie à la sortie des malades.

Un seul fait, qui s'est passé sous nos yeux en 1865, nous a démontré qu'il n'est pas cependant indifférent de plonger dans nos bains les plus énergiques des organes délicats lorsqu'ils sont dénudés. Un soldat, atteint de paraplégie, par suite de fracture de la colonne vertébrale (il avait été, au Mexique, précipité par son cheval dans un ravin ou *baranco* profond), avoit également une plaie par arrachement à la partie postérieure du scrotum. Il ne parla point de ce dernier accident, qui passa inaperçu. Au troisième bain, la gangrène envahissait le scrotum, et l'on eut beaucoup de peine à s'en rendre maître.

Cependant, la réparation des bourses fut obtenue et le traitement thermal repris. Ce malade en retira quelques avantages pour sa paralysie, qui diminua sensiblement. Mais il est des gens voués aux accidents les plus bizarres. La veille de son départ, ce malade, accusé d'avoir dérobé une chemise à un de ses camarades, se précipitait dans le *Bastan* par une croisée du premier étage de l'hôpital; il ne se fit que des contusions insignifiantes dont il guérit en quelques jours.

Nous avons vu aussi une lymphite se développer à la jambe à l'occasion d'une plaie ulcérée. L'action topique de nos eaux est donc manifestement irritante; nous l'avons déjà établi, et Duplan faisait de cette action la base de sa théorie.

Nous parlerons encore des ulcères au chapitre XXXI ; en attendant, nous devons maintenir que l'infection purulente générale et les altérations du pus à la surface et dans les profondeurs des plaies sont certainement prévenues et combattues par nos eaux. La pureté de l'air, dépouillé de tout germe fermentescible, est aussi très précieuse pour modifier les surfaces suppurantes et les qualités du pus. Il n'a jamais été fait d'études sur la marche et la durée de la cicatrisation dans les altitudes; c'est une lacune à combler. Ici, point de miasmes, point d'impuretés; pas n'est besoin de tamiser l'air, il faut, au contraire, lui ouvrir un large accès vers les malades et les plaies, sur lesquels il n'a qu'une action bienfaisante. On sait, du reste, que les médecins italiens ont prouvé, dans ces derniers temps, la puissance anti-putride du sulfite de soude, qui est un médicament excellent contre la septicémie; et nos eaux contiennent des sulfites.

Pour les *cicatrices adhérentes*, suites de plaies, les *brides cicatricielles*, suite de brûlures, les *rétractions tendineuses*, suite d'arrachements, on peut également obtenir beaucoup à Barèges, où les déviations pathologiques sont réduites à leur plus simple expression.

E. — Il en est de même des *paralysies traumatiques*, lesquelles peuvent succéder à de simples contusions, à une commotion locale, ou bien à une compression exercée sur le trajet des nerfs par une tumeur, un engorgement ou par l'action même d'un bandage trop strictement appliqué. Ces paralysies sont dues aussi à la section d'un tronc ou d'un filet nerveux, à la rupture causée par un arrachement ou par un instrument tranchant, catastrophes devenues plus communes depuis que l'industrie a multiplié l'emploi des machines; enfin, la paralysie est souvent causée par des blessures de guerre, accidents que les progrès de la civilisation n'ont rendus ni plus rares ni moins meurtriers.

Bordeu explique ainsi les améliorations obtenues dans quelques-unes de ces paralysies. « La compression causée sur les » nerfs par des cicatrices diminue, dit-il, page 223, par les » eaux de Barèges. La résolution est due alors, en partie, à » l'abord du suc nourricier nouveau qui (comme un métal » fondu en fond un autre), fluidifie le tissu concret anormal et » le met en état d'être évacué par telle ou telle excrétion. »

Des paraplégies plus ou moins complètes ont quelquefois succédé à des chutes sans qu'il y ait eu lésion de la colonne vertébrale et altération des nerfs. Dans ces cas l'innervation, un instant troublée, ne tarde pas à se rétablir, et les eaux de Barèges sont très efficaces pour amener ce résultat, s'il tarde à se prononcer sous l'influence des moyens de la thérapeutique ordinaire.

Quelquefois la paralysie générale a pu être produite par une commotion violente; nous ne conseillerons pas l'emploi de nos eaux pour dissiper un ébranlement aussi étendu du système nerveux. Un de nos éminents collègues de la Marine n'a retiré aucun bénéfice de son séjour à Barèges, où il était venu pour améliorer un état de ce genre.

Les paralysies partielles, limitées, sans mélange d'excitation morbide ou idiosyncrasique, sont bien plutôt notre fait et le triomphe de nos thermes.

Les paralysies du deltoïde, qui s'observent si fréquemment à la suite des luxations de la tête de l'humérus, sont rapidement dissipées.

Il en est de même de celles qui se prononcent après des phlegmons plus ou moins étendus de la main, etc.

L'*atrophie*, quelquefois confondue avec la paralysie, est la diminution d'un ou de plusieurs des éléments normaux qui composent les tissus ou les organes. On doit distinguer l'atrophie de l'amaigrissement, du dessèchement, du marasme. Elle est produite par un défaut de nutrition, par le ralentissement de la circulation vasculaire et nerveuse dans une partie du corps, avec résorption des éléments constituants. Le tissu adipeux est le premier à disparaître, puis le tissu cellulaire, puis les muscles, etc.; il est difficile d'admettre que les tissus plus résistants, fibreux et osseux, puissent s'atrophier.

L'atrophie, en général, est plus longue à guérir, sous l'influence du traitement thermal, que la paralysie à laquelle elle est souvent subordonnée. Qu'il y ait paralysie ou non, la faradisation, employée concurremment avec les eaux, produit des résultats excellents contre l'atrophie ; mais la guérison ne se prononce souvent que plusieurs mois après la cure thermale.

M. Vulpian a étudié, en 1872, les altérations des muscles et des nerfs qui se produisent sous l'influence des lésions traumatiques, et aussi les modifications anatomiques que subit la moelle épinière à la suite des grands traumatismes et des amputations.

Les ankyloses, les fractures, les phlegmons laissent souvent après eux des atrophies irrémédiables, par suite de l'inaction des parties longtemps immobilisées. Les bandages contentifs peuvent aussi la produire; mais elle disparaît rapidement dès que les mouvements deviennent libres et actifs.

Quant aux paralysies traumatiques, leur histoire serait longue, et nous nous contenterons d'indiquer les succès accentués qu'on obtient à Barèges contre ce genre d'accident.

Nous terminerons par l'histoire de deux de nos jeunes confrères que nous avons traités à Barèges. Je cite de préférence les observations dont des médecins sont les sujets, parce qu'ils apprécient mieux les causes et décrivent exactement les symptômes éprouvés et les résultats obtenus. Ils donnent à ces relations une garantie précieuse d'exactitude scientifique.

Le premier, médecin dans la cavalerie, fit une chute de cheval sans gravité, mais qui lui laissa une paralysie fémoro-poplitée, avec atrophie du membre inférieur droit. Il pouvait à peine faire quelques pas à l'aide d'une canne. Après deux saisons passées à Barèges, il fut complètement guéri et demanda à servir dans l'infanterie, se sentant assez fort pour marcher et ayant perdu le goût des exploits équestres.

Le second, chirurgien très distingué de la marine, à qui nous devons de bons travaux micrographiques et chimiques sur la station de Barèges, fut victime d'un accident assez singulier. Il avala, par mégarde, un morceau de bois en mangeant son potage. Au bout de quelques jours : entérite violente, formation d'un phlegmon dans la fosse iliaque droite, *typhlite* et *pérityphlite*, abcès ouvert dans le flanc, issue du fragment de bois par la plaie, etc. Après plusieurs mois de souffrances inouïes, les accidents s'amendent, le malade guérit, mais il lui reste une paralysie, avec atrophie de tout le membre inférieur droit; différence de 3 centimètres dans la circonférence des deux jambes, marche pénible, presque impossible, anesthésie et refroidissement, relâchement des articulations, œdème des malléoles, etc. M. le docteur V... reste deux mois et demi à Barèges, du 2 juin au 18 août 1865; il prend 60 bains et 30 douches; l'amélioration est déjà considérable; elle était telle, quelques mois après, que M. V... s'embarque et fait la campagne du Mexique. Notre confrère, qui avait occupé les loisirs de sa cure à scruter le secret de nos eaux, vint par reconnaissance leur faire une nouvelle visite en 1867, pour nous montrer et consolider une guérison parfaite.

Outre les paralysies, les violences extérieures occasionnent parfois des *névralgies* fort rebelles dont le mécanisme est très obscur ; parfois ces douleurs dans le trajet des nerfs sont dues à des esquilles, des pincements, des tiraillements dans les cicatrices, dans les cals vicieux des fractures, où il se forme parfois des stalactites bizarres; quelques-unes de ces névralgies doivent être attribuées à la présence de *névromes*, et l'extirpation de ces petites tumeurs est le seul moyen de les guérir, lorsqu'elles sont accessibles.

D'autres fois, enfin, il est impossible de trouver une cause matérielle qui explique ces douleurs névralgiques. On les voit persister, même en l'absence de la partie malade, comme il en existe des exemples, après l'ablation d'un membre douloureux. Des *tremblements*, des chorées et autres *névroses locales* ou générales peuvent succéder à des sévices graves. Ce n'est pas à Barèges que ces accidents, et les névralgies ci-dessus, peuvent trouver du soulagement.

CHAPITRE XXX.

Blessures par armes de guerre.

La spécialité des eaux de Barèges dans les blessures de guerre est parfaitement établie, et tous les jours elle se vérifie et se confirme davantage. Ces vertus ont quelque chose de merveilleux ; car il faut considérer que les groupes précédents contiennent quelques cas graves et beaucoup de lésions légères, faciles à guérir, ce qui augmente en leur faveur la proportion des succès, tandis que pour les blessures de guerre nous voyons réunies à Barèges les lésions les plus sérieuses et les plus étendues, les mutilations les plus affreuses ; non pas celles qui peuvent céder spontanément ou que les moyens chirurgicaux peuvent réparer, mais celles qui ont résisté à tout, qui sont ordinairement entretenues par un vice constitutionnel ou diathésique, par des corps étrangers ou des circonstances particulières que n'ont pu vaincre la science médicale et l'art chirurgical.

Dans ces conditions, les effets obtenus sont vraiment prodigieux et justifient bien la préférence que Bordeu a fait accorder à Barèges sur les Eaux-Bonnes, qui se nommaient, comme on sait, *eaux d'arquebusades.*

On ne saurait être mieux placé qu'à Barèges pour étudier les suites éloignées de ces blessures. Cependant on chercherait vainement dans les auteurs quelques renseignements sur les effets qu'on peut attendre de l'action de ces thermes contre les infirmités glorieuses acquises sur les champs de bataille. Je n'ai trouvé, sur ce sujet, que quelques observations éparses dans les Traités de pathologie externe et dans les Mémoires de l'ancienne Académie de chirurgie.

Dans la première édition de cet ouvrage j'ai dû laisser inachevé le chapitre spécial aux plaies par armes à feu, faute de documents suffisants. Malheureusement la guerre de 1870-71 m'a permis de combler cette lacune, en me fournissant un trop nombreux contingent de faits intéressants.

J'ai saisi une occasion si favorable qui me permettait de réunir un grand nombre de blessures, de les classer suivant leur gravité, l'arme ou le projectile qui les avaient produites, la partie du corps qui avait été atteinte, etc.

L'examen des résultats éloignés des blessures est le meilleur moyen de contrôler la valeur relative des méthodes chirurgicales, des procédés opératoires, des appareils et pansements employés, enfin de comparer les conséquences de la conservation ou de l'amputation des membres après les désordres graves produits par les armes à feu. Ces diverses questions nous occuperont au cours de cette étude.

J'ai soigné, à Barèges, en 1871, 1872 et 1873, 1,384 blessures, sur lesquelles plus de 1,100 étaient produites par des balles, environ 200 par éclats de bombe ou d'obus. Le canon est donc bien moins redoutable que le fusil, et l'on sait pourtant combien l'artillerie allemande a été supérieure et prépondérante pendant la dernière guerre.

Il est vrai d'ajouter que les blessures, par les gros projectiles, sont bien plus souvent mortelles que les autres, par les désordres considérables qu'elles occasionnent, et que pour avoir la valeur comparative exacte entre les effets de destruction des gros et des petits projectiles, il faudrait connaître le nombre des hommes tués sur le coup par les uns et par les autres.

Les blessures par armes blanches ont été relativement très rares, la longue portée des armes à feu tenant désormais les armées à une grande distance, et les Allemands, qui redoutaient l'ardeur de nos troupes dans les luttes corps à corps, les ont évitées avec beaucoup de prudence.

Les autres causes de blessures ont été des éclats de pierre projetés par l'explosion d'une poudrière ou d'une bombe; un écrou d'obus venant frapper à la face un officier, M. P... qui reçut à Loigny, près de l'œil gauche un écrou en cuivre ayant 28 millimètres de haut et 25 millimètres de diamètre. L'œil fut désorganisé et l'écrou fut extrait, six semaines après, au-dessous de l'oreille gauche. M. P... a parfaitement guéri à Barèges et l'adaptation d'un œil artificiel a fait disparaître toute trace apparente de ce formidable accident. Un obus entier écrasant la jambe d'un soldat du 22e d'infanterie de ligne, le nommé Gendarme, qui a conservé son membre; deux fois seulement nous avons constaté les dégâts causés par une balle de *mitrailleuse*, cet engin, dont on avait fait tant de bruit, et qui semble avoir fait peu de besogne pendant la campagne.

Il est intéressant de connaître en quelles proportions les diverses régions du corps sont atteintes dans les hasards des combats. Nous avons donc recherché le nombre de lésions que la tête, le cou, le dos, etc., présentaient chez nos 1,294 blessés; lesquels ont été atteints par 1,384 projectiles qui leur ont occasionné 1,423 lésions diverses. Sur ces 1,423 blessures, nous en avons noté 677 du côté droit, et 698 du côté gauche du corps; il y a donc égalité à peu près complète, et il n'y a pas de raison pour qu'il en soit autrement. 48 fois les deux côtés ont été atteints par le même projectile; 9 fois à la tête, ce qui tient à ce que les blessures, dans cette région, occupaient la ligne médiane, sans pénétrer dans la cavité; car dans ce cas, comme pour la poitrine ou le bassin, lorsqu'une balle ou une arme traversent de part en part, les orifices d'entrée et de sortie ne comptent que pour une blessure. Le fait le plus saillant, c'est que 18 fois les deux cuisses ont été touchées par le même projectile, ce qui tient à l'épaisseur de cette partie du membre pelvien, qui offre une plus grande surface aux atteintes.

Les lésions du crâne ont été relativement rares, ce qui provient de deux circonstances : la première c'est que les coups de feu atteignant la tête sont le plus souvent mortels, et secondement que les blessés de cette catégorie qui ont survécu ne sont guère envoyés aux eaux minérales, surtout à Barèges.

Les blessures de la face ont été plus nombreuses et la plupart très intéressantes : nous en citerons plus loin quelques exemples.

Les lésions de la région cervicale sont peu fréquentes, celles du tronc également; parce que, si elles sont superficielles, elles ne donnent lieu qu'à des accidents insignifiants, et si elles sont profondes, pénétrantes, elles causent le plus souvent la mort instantanée des blessés; cependant on peut survivre à de semblables atteintes, et les exemples en sont plus communs qu'on ne pense généralement, puisque notre statistique porte la mention de 50 plaies pénétrantes de poitrine, lesquelles ont vingt-six fois intéressé les poumons, et 50 plaies pénétrantes du bassin et du ventre, dont 19 avec lésion des intestins ou de la vessie; ces 100 blessés n'étaient plus en danger, plusieurs ont parfaitement guéri, d'autres conserveront longtemps encore de la gêne et seront exposés à des accidents variés.

Les membres inférieurs nous ont donné 725 atteintes, la moitié environ de toutes les blessures, ce qui tient à ce que ces parties sont plus étendues que les bras, et que d'ailleurs elles sont bien plus importantes à guérir, l'utilité de la locomotion se faisant sentir bien plus impérieusement que le besoin des bras pour travailler. Parmi les lésions des extrémités pelviennes, nous signalerons celles de la cuisse et du genou, dont nous avons observé à Barèges un grand nombre de cas, fort intéressants au point de vue de la chirurgie conservatrice.

Les membres thoraciques nous ont donné 485 blessures, dont quelques-unes très graves et suivies de résection.

Si nous partageons le corps humain en deux parties par un plan horizontal passant par l'ombilic, nous aurons 634 atteintes pour les régions supérieures, et 789 pour les régions inférieures, ce qui ne témoigne pas en faveur de la précision du tir des Allemands; on sait, du reste, que leur fusil à aiguille ne valait pas notre chassepot.

Blessés de la dernière campagne traités à Barèges en 1871, 1872 et 1873, avec le résultat immédiat de la cure thermale.

BLESSURES INTÉRESSANT LES			NOMBRE.	GUÉRISONS.	AMÉLIORATIONS.	Laissées dans le même état.	AGGRAVÉES.	OBSERVATIONS.
Parties molles 483.	Peau		194	19	122	51	2	
	Tendons.. Muscles		154	8	107	38	1	
	Nerfs.	Paralysies	60	4	37	18	1	
		Névralgies	61	»	24	34	3	
		Autres	14	»	6	7	1	
Articulations 174.	Engorgements		34	1	23	10	»	
	Ankyloses		122	1	64	56	1	1 décès par pneumonie (1871).
	Autres		18	1	10	7	»	
Os 647.	Fractures		247	13	159	72	3	
	Ostéites, caries, nécroses		367	5	235	120	7	Dont 1 décès par résorption purulente (1872).
	Amputations		23	»	19	4	»	
Totaux			1294	52	806	417	19	

Outre les vertus curatives générales de nos eaux, il était utile de faire ressortir leur action élective sur les divers tissus de l'économie. C'est ce que nous avons tenté dans le tableau ci-dessus.

Déjà, dans d'autres parties de notre ouvrage, nous avons dit que le résultat de nos cures thermales était d'autant plus favorable qu'il s'exerçait sur les tissus les plus profonds, les plus denses, sur les organes fibreux et osseux.

Il est vrai que les blessures de guerre entament presque toujours plusieurs tissus à la fois, c'est pour cela que nous les appelons *mixtes;* aussi nous avons eu soin, chez chacun de nos blessés, de ne considérer que le tissu le plus important et le plus gravement compromis.

Ainsi, dans l'ensemble, et sur nos 1,294 blessés, les résultats *immédiats* de la cure sont de 52 guérisons complètes, 806 améliorations, 417 effets nuls et 19 aggravations; ou bien 2/3 d'effets favorables, 1/3 d'effets nuls. Cette proportion fort belle est dépassée pour les lésions de la peau et des muscles qui donnent 3/4 d'effets favorables, mais cette catégorie comprend les cicatrises, affections légères et facilement curables.

Ces cicatrices étaient simples ou étendues, rayonnées, profondes, adhérentes, procurant de la douleur et de la gêne dans les mouvements ; ces derniers phénomènes s'observent lorsque, par suite de la déchirure des tissus cellulaires, aponévrotique et musculaire sous-jacents, il y a eu suppuration prolongée, avec fonte et perte de substance de ces divers tissus ; ces accidents peuvent aussi être le résultat de l'inflammation, de la gangrène et surtout de la pourriture d'hôpital, complication si commune dans les hôpitaux et ambulances encombrés.

Sur 194 lésions de la peau, nous avons noté 10 sillons, 82 sétons, 98 cicatrices occupant de larges surfaces ou adhérentes, plus 4 contusions.

L'action des eaux de Barèges sur les cicatrices consiste à les condenser, à les diminuer, à réduire la trame inodulaire à sa plus grande simplicité ; résultat auquel ce tissu tend par lui-même et qu'il n'atteint parfois qu'après de nombreuses années. Les adhérences cicatricielles avec les couches sous-jacentes sont également diminuées, souvent détruites complètement, surtout si le malade exerce sur la peau des mouvements de traction et de latéralité, qui aident à la détacher. De là résulte une plus grande souplesse des parties et le retour à l'intégrité des fonctions plus ou moins gênées ou abolies.

Les rétractions, les brides ne se trouvent pas aussi bien du traitement thermal de Barèges, ou du moins nous avons eu peu de succès dans ce genre de lésion. Il est vrai que nous n'avons pu appliquer le massage, si utile dans ces cas, ainsi que dans les roideurs articulaires, notre hôpital n'étant pas pourvu officiellement de cet adjuvant précieux de la médication thermale, auquel nous avons recours très souvent pour les malades civils.

Les lésions nerveuses donnent lieu à des accidents variés, qui persistent longtemps après la blessure et quelquefois toute la vie. Ces accidents sont de plusieurs sortes : la section des cordons nerveux étant complète, l'abolition totale de la sensibilité et du mouvement en est la conséquence ; la division du nerf n'étant que partielle, la sensibilité est seule conservée, il y a parésie, ou bien le mouvement persiste, le sentiment est aboli, alors il y a anesthésie ; ces divers états s'accompagnent souvent d'atrophie des parties dont la nutrition est en souffrance.

La section complète des troncs nerveux est due souvent à des coups de sabre, leur dilacération provient des projectiles ou débris de projectiles ayant pénétré et déchiré les tissus.

Lorsqu'il y a division simple et nette, les deux bouts des filets nerveux se rétractent et s'éloignent ; cependant, leur cicatrisation peut encore s'opérer, et la communication entre le système cérébro-spinal et ses expansions périphériques peut se rétablir ; lorsque la destruction d'une portion de nerf est considérable, la circulation de l'*influx nerveux* peut encore se faire au moyen d'anastomoses, à la façon de la circulation artérielle, après la ligature des gros vaisseaux.

Les nerfs, étant moins élastiques, résistent moins que les artères aux violences extérieures. Nous ne faisons qu'effleurer ces questions qui ont été élucidées par des travaux récents très remarquables.

Les lésions des vaisseaux importants sont rares à constater, parce qu'elles donnent presque toujours lieu à des hémorrhagies immédiatement mortelles. Cependant, nous avons soigné deux blessés qui avaient survécu à la section et à la ligature consécutive, l'un de la fémorale, l'autre de l'artère humérale.

Si les secours étaient plus prompts, on sauverait beaucoup de blessés qui périssent d'hémorrhagie. Pour prévenir un certain nombre de ces accidents, il serait utile de pourvoir chaque combattant de bandes et compresses destinées à appliquer rapidement un appareil contentif. La transfusion pourrait aussi sauver quelques blessés.

Nos eaux sont très efficaces contre l'atrophie et la paralysie traumatiques, en réveillant la vitalité des parties, en rétablissant la circulation, l'innervation et la nutrition des tissus.

Aussi, dans ce genre de lésions, nous constatons les 3/4 de

succès pour 1/4 d'insuccès, l'ordre inverse se manifeste s'il s'agit de névralgies. Lorsque les cordons nerveux ont été contus, déchirés, enflammés, lorsqu'ils participent à un travail pathologique qui se passe près d'eux, alors il y a irritation et douleur plus ou moins vive, quelquefois intolérable; d'autres fois, des filets nerveux ont été compris dans une ligature, saisis ou comprimés par une cicatrice, ou bien ont acquis un développement anormal, constituant un névrôme; dans ces divers cas, nos eaux sont presque toujours impuissantes.

En 1879, nous avons traité à Barèges un colonel Russe, blessé à Plewna, le 12 septembre 1877, d'un coup de feu à l'épaule et au cou, du côté gauche : lésion de l'omoplate et du plexus cervical, cicatrices douloureuses, paralysie du bras, hyperesthésie s'irradiant à la tête et à tout le côté; souffrances atroces, que les injections de morphine seules peuvent soulager et dont le malade abuse. M. X. a subi à Wurtzbourg (Dr Berchman) une opération pour enlever un névrôme et quelques débris de corps étrangers (vêtements) qui étaient en contact avec le plexus; les douleurs ont persisté après l'opération; l'électricité longtemps continuée, les eaux de Tœplitz, rien n'y a fait; à Barèges, nous n'avons pas été plus heureux, et nous avons dû renvoyer cet intéressant malade dans un état désespérant.

Les lésions articulaires d'origine traumatique n'obtiennent pas de très beaux résultats près de nos thermes; cela tient au défaut de massage, comme je l'ai dit plus haut, et aussi au grand nombre d'ankyloses complètes, la plupart définitives et irrémédiables par soudure des surfaces articulaires.

Nos plus grands et nos plus nombreux succès ont porté sur les affections osseuses graves, compliquées, ayant résisté à tous les moyens de traitement, et qui se sont transformées rapidement sous l'action de nos eaux bienfaisantes. C'est là leur véritable triomphe, leur spécialisation bien accusée. Sur 600 blessés porteurs de fractures avec cals difformes, plaies fistuleuses, caries profondes, suppurations intarissables, etc., les deux tiers sont partis de Barèges guéris ou améliorés, et ces guérisons et améliorations n'ont fait que s'accroître par l'effet consécutif des eaux.

En résumé, en tenant compte de la gravité des accidents à réparer, nous voyons que les altérations du tissu osseux sont celles qui nons ont donné le plus grand nombre de résultats favorables, autant que les cicatrices, qui par elles-mêmes constituent des accidents légers et faciles à guérir.

Nous n'avons eu que deux décès, en trois ans, sur 1,300 blessés; c'est bien peu quand on considère l'état fâcheux dans lequel beaucoup d'entre eux nous sont envoyés. Un de ces décès a eu lieu par suite de pneumonie, affection contractée en route pour venir à Barèges; l'autre décès est survenu chez un militaire arrivé au dernier degré du marasme, par suite de suppuration abondante fournie par plusieurs trajets fistuleux entretenus par une carie des os de la hanche et du bassin.

Parmi les nombreuses questions que ce travail voudrait élucider, il en est une assez importante, celle de savoir à quelle époque on doit envoyer les blessés aux eaux; s'il faut attendre six mois, un an ou plus, après la blessure, et lorsque tout travail inflammatoire superficiel ou profond a disparu?

Nous pensons que l'usage des eaux de Barèges n'a aucun effet fâcheux sur les blessures récentes, et qu'il y a même avantage à ne pas trop retarder leur emploi, si l'on ne veut pas se trouver en présence d'accidents d'autant plus rebelles et difficiles à guérir qu'on aura trop attendu pour les combattre. Aussi doit-on poser en principe que ce genre de lésion pourra être envoyé aux eaux thermales, après six mois, lors même qu'il existerait encore de la suppuration et une inflammation chronique des tissus denses et profonds : ostéites, périostites, caries, nécroses, exfoliations tendineuses, plaies fistuleuses entretenues par la présence d'esquilles, de portions de vêtements ou de projectiles, etc. Et cependant, six ans encore après la guerre, nous avons vu des blessés venir chercher tardivement près de nos fontaines une guérison plus difficile à obtenir; tandis que nous n'avons noté aucun accident, ni remarqué aucun inconvénient pour les cures faites peu de temps après la blessure.

Ainsi que je l'ai proclamé dans les chapitres précédents, ce sont les résultats éloignés du traitement thermal qu'il importe de connaître pour bien en apprécier les effets.

J'ai donc recherché quels étaient les effets consécutifs obtenus sur les blessés traités à Barèges.

Je n'ai pu avoir des renseignements suffisants sur les malades soignés en 1871 ; cette recherche n'a donc pu porter que sur les 772 blessés venus en 1872 et 1873.

174 certificats ont manqué; les 600 autres ont fourni 77 guérisons définitives, 366 améliorations persistantes, 90 états stationnaires, 63 réformes ou retraites, que nous voulons bien compter comme étant des cas d'insuccès, et enfin 2 décès.

En résumé, les résultats définitifs acquis sont, en nombres ronds, d'un quart d'effets nuls 26 °/₀, pour trois quarts d'effets favorables 74 °/₀, dont un huitième de guérisons complètes.

En regard de ces chiffres, il est impossible de contester la valeur réelle et très accentuée de nos thermes contre les accidents consécutifs aux blessures de guerre.

Quelques chirurgiens ont pensé et écrit que l'action des eaux thermales est nulle ou nuisible dans les suites de plaies par armes à feu. Cette erreur fâcheuse doit être combattue avec énergie, elle est très préjudiciable aux blessés.

A ces assertions téméraires, nous opposons l'expérience et la tradition, et surtout les faits nombreux que nous relatons impartialement dans cette étude, ceux dont nous avons été témoin et ceux qui se sont produits à Amélie, à Bourbonne et dans une foule de villes d'eaux.

Nous allons parcourir rapidement les diverses mutilations que nous avons soignées, en signalant ce qui nous a paru intéressant au point de vue de la chirurgie d'armée.

Nous avons relevé l'histoire médicale de nos 1,300 blessés. Dans l'impossibilité de résumer tout ce que contiennent ces notes cliniques, nous les avons synthétisées en trois groupes, représentés par quelques types expressifs ; nous avons établi des tableaux par régions atteintes avec les accidents consécutifs des blessures. Ainsi, nos 1,294 mutilés présentaient 1,423 lésions, dont 213 de la tête et du tronc, 485 du membre supérieur, 725 du membre inférieur. Nous avons formé trois tableaux répondant à ces trois divisions du corps humain.

Dans l'ensemble, ces 1,423 blessures comprennent : 499 lésions des parties molles, 193 atteintes des articulations, dont 58 pénétrantes simples et 125 pénétrantes avec fractures ; 100 plaies pénétrantes des cavités, 49 de la poitrine, 51 de l'abdomen ; enfin 631 cassures d'os, dont 61 simples et 570 comminutives, 537 des membres, 33 de la tête et du tronc.

Ces divers accidents de guerre présentaient, à leur arrivée à Barèges, les infirmités suivantes, plus ou moins curables : 190 cicatrices simples adhérentes ou ulcérées ; 337 gênes, raideurs, douleurs, engorgements des membres ou des articulations ; 56 névralgies, 188 paralysies ou atrophies ; 202 ankyloses vraies, plus ou moins complètes, utiles ou vicieuses ; 51 rétractions, brides, fauses ankyloses ; 247 plaies fistuleuses ; 44 consolidations vicieuses, cals difformes ; 2 luxations ; 23 amputations, 11 des membres, 12 des doigts ou des orteils ; 6 résections partielles ou totales ; 13 gênes des fonctions digestives ou respiratoires ; 5 pertes ou altérations de la vue.

Il est évident que plusieurs de ces accidents pouvaient être réunis sur le même sujet, mais on a toujours noté le plus grave d'entre eux, laissant sous-entendus ceux qui en étaient la conséquence naturelle. Ainsi, une carie osseuse est presque toujours accompagnée de trajets fistuleux, d'ankylose des articulations voisines, d'engorgement des parties, avec paralysie et atrophie des muscles de la région inférieure à la blessure, etc.

Le tableau suivant nous montre les diverses atteintes de la tête et du tronc, avec les accidents qui en ont été la suite.

Au crâne, sur 14 lésions, 10 sont superficielles et laissent 7 cicatrices, dont 5 coups de sabre et 2 sillons de balle sur le même officier, chargeant à la tête des héroïques cuirassiers de Reischoffen.

Deux éclats de pierre ont produit une contusion avec une telle commotion du cerveau, qu'il s'en est suivi une hémiplégie et un trouble des facultés mentales.

213 *Blessés de la tête et du tronc.*

RÉGIONS ATTEINTES ET GRAVITÉ DES BLESSURES.				NOMBRE.	CICATRICES.	GÊNE, DOULEUR, RAIDEUR.	NÉVRALGIE.	PARALYSIE ET ATROPHIE.	ANKYLOSE.	ENGORGEMENT DES GLANDES.	PLAIES FISTULEUSES.	PERTE DE L'ŒIL OU DE LA VUE.	GÊNE DES FONCTIONS.	OBSERVATIONS.
Tête 53.	Crâne 14.	Superficielles 10.	Contusions	2	»	»	»	1	»	»	»	»	1	Cérébrales.
			Lésion des part. mol.	8	7	»	»	»	»	»	»	1	»	
		Avec fractures diverses		4	2	»	»	1	»	»	»	1	»	
	Face 27.	Superficielles		7	4	1	1	»	»	»	»	1	»	
		Avec fractures 20.	Du maxill. supérieur	11	3	1	»	1	»	»	4	2	»	
			Du maxill. inférieur	9	1	3	»	»	2	»	3	»	»	
	Cou 12.	Superficielles		10	5	1	»	3	»	(1) 1	»	»	»	(1) Cervicales.
		Avec fractures diverses		2	»	»	»	2	»	»	»	»	»	
Thorax. 96.	Dos 18.	Lésions superficielles		10	1	5	1	3	»	»	»	»	»	
		Avec fractures diverses		8	»	1	1	1	»	»	»	»	»	
	Poitrine 78.	Extérieures.	Lésion des part. mol.	19	4	6	2	7	»	»	5	»	»	
			Avec fractures	10	1	4	»	»	»	»	»	»	»	
		Pénétrantes simples		11	»	4	»	5	1	»	»	»	1	Respiratoires.
		— avec fractures		38	2	12	1	2	5	»	12	»	4	Respiratoires.
Abdomen 64.	Abdomen 15.	Extérieures		6	4	1	»	»	»	(2) 1	»	»	»	(2) Séminales.
		Pénétrantes.	Avec lésion viscérale	1	»	»	»	»	»	»	»	»	1	Digestives.
			Avec fractures	8	2	3	1	»	»	»	2	»	»	
	Bassin 49.	Extérieures, parties molles		7	5	»	2	»	»	»	»	»	»	
		Pénétrantes avec lésion viscérale		7	»	»	2	1	»	»	2	»	2	Digestives.
		— avec fractures diverses		35	3	3	1	1	»	»	23	»	4	Urinaires et fécales.
TOTAUX				213	44	45	12	28	8	2	56	5	13	
					213									

Des 4 fractures, 2 sont légères ; la 3e est portée par M. D..., lieutenant au 10e d'infanterie, qui a reçu un coup de sabre à Rézonville, le 16 août 1870, qui lui a fait sur le front une balafre classique, du sourcil à la tempe gauche, longue de 8 centimètres, entamant le rebord supérieur de l'orbite, et coupant la branche ophthalmique du nerf facial, d'où perte de la vision de ce côté et douleurs névralgiques intolérables, lesquelles disparaissent complètement à la suite du traitement thermal de Barèges.

Le 4e cas concerne M. G..., sous-lieutenant au 1er dragons, qui, à la suite d'un coup de sabre reçu à Gravelotte sur le pariétal gauche, devint hémiplégique du côté droit, et resta aphasique deux mois et demi. M. G... est allé à Bourbonne en 1871, avec grande amélioration consécutive ; venu à Barèges en 1872, il a encore un peu de faiblesse et d'atrophie des membres du côté droit, accidents qui diminuent beaucoup sous l'influence de nos bains et douches, aidés de l'électricité.

Les blessures de la face sont au nombre de 27, dont 20 avec fractures des maxillaires et désordres graves; nous avons obtenu plusieurs succès remarquables. Nous ne citerons que celui de M. J..., capitaine d'artillerie, bien connu à Toulouse, qui, atteint, à Metz, d'une plaie effroyable, intéressant les maxillaires, le palais et la langue, parle, mange sans difficulté ni difformité prononcées, grâce à un appareil prothétique de Préterre ; M. J... est venu deux ans à Barèges, où se sont cicatrisées deux fistules salivaires externes et une fistule du plancher buccal, entretenue par une esquille, qu'il a été enfin possible d'extraire à Toulouse. M. J... s'est marié depuis et a continué son service militaire.

Pour faire l'histoire complète de la dernière campagne, il faudrait relater tous les faits intéressants ou curieux qui se sont produits; tel n'est pas notre dessein, qui consiste principalement à faire voir qu'on peut survivre à des accidents formidables, et que les eaux de Barèges sont excellentes pour dissiper ou atténuer les tristes reliquats des blessures de guerre, contre lesquels tous les autres moyens sont restés impuissants.

Au cou, les plaies superficielles s'effacent rapidement ; lorsqu'elles sont profondes, elles intéressent des organes si délicats et si importants que leur guérison est bien rare.

M. le capitaine D..., a été blessé le 18 août 1870 à Saint-Privat par une balle qui a traversé le cou, intéressé l'œsophage et le larynx; il a rejeté des portions de vêtement par la bouche; altération de la voix, et gêne de la déglutition; tous ces accidents, ainsi que certains troubles nerveux, ont disparu sous l'influence de la cure de Barèges; la guérison a été complète et ne s'est pas démentie.

Des 12 cas portés à notre tableau, 10 n'offrent rien d'utile à noter; c'est parmi eux qu'est compris un fait de balle explosible qui a paru authentique et incontestable.

Les deux fractures de la région ont eu lieu sur les apophyses épineuses des vertèbres cervicales, avec commotion de la moelle et paralysie consécutive peu étendue et de peu de durée des membres supérieurs.

Le thorax a été atteint 97 fois, dont 18 blessures du dos, la plupart superficielles; lorsqu'elles ont pénétré plus profondément, les omoplates ont été brisées, et il en est résulté des trajets fistuleux longs à guérir. Un de ces blessés, M. D..., capitaine au 41e d'infanterie, reçut à Borny (14 août 1870), et simultanément, une balle et un éclat d'obus à la région dorsale, ayant labouré horizontalement les deux omoplates; venu à Barèges, en 1871, M. D... présente des douleurs et des fistules persistantes, lesquelles guérissent en 1872, le traitement thermal ayant déterminé l'expulsion de débris de vêtements dont rien ne faisait soupçonner la présence.

M. B..., chef de bataillon au 74e, à la suite d'un coup de feu à la région du dos, arrive à Barèges avec deux larges plaies fistuleuses entretenues par un drain en caoutchouc de fort calibre, mis en place depuis six mois et dont rien ne justifie actuellement l'emploi. J'enlève le drain et le malade quitte Barèges un mois après, parfaitement guéri. Je pourrais citer à l'appui de cette observation celle de plusieurs blessés, chez lesquels, par crainte exagérée ou par négligence, on laissait en place depuis bien des mois des drains formant séton et entretenant une suppuration inutile dans des parties qui ne demandaient qu'à guérir, tout travail pathologique intérieur étant terminé.

Plusieurs coups de feu à la région lombaire ont lésé en outre la colonne vertébrale et déterminé une paraplégie que nos eaux ont beaucoup améliorée; parmi les résultats heureux, nous citerons celui d'un ancien artilleur, ordonnance d'un illustre maréchal de France, qui, arrivé à Barèges avec des béquilles, a pu depuis reprendre un emploi très actif sur un domaine voisin de Toulouse, où il est marié et bien portant.

Lorsque les plaies de la poitrine sont extérieures, elles n'ont pour conséquence ultime grave que deux ordres principaux d'accidents : les paralysies des bras par suite de lésion du plexus axillaire, ou des plaies fistuleuses des parois thoraciques occasionnées par fracture et carie des clavicules, du sternum, ou des côtes ; les uns et les autres de ces accidents ont été très heureusement modifiés à Barèges ; les paralysies ont sensiblement diminué, et les altérations osseuses ont été surtout rapidement cicatrisées et guéries.

Les plaies pénétrantes de poitrine sont toujours très graves par l'importance des organes contenus dans cette cavité : le cœur, les gros vaisseaux, les poumons, les troncs nerveux peuvent être lésés, traversés, déchirés.

Nous ne pouvons entrer dans le détail de toutes les observations que nous avons recueillies à ce sujet, nos tableaux synoptiques en donnent un résumé succinct, nous y relevons le chiffre suivant : sur 10 plaies pénétrantes de poitrine, traitées en 1872, il y en a 2 entièrement guéries, 7 très améliorées et une seule laissée dans le même état.

L'hémoptysie n'est pas toujours un signe certain de pénétration dans la cavité et de lésion pulmonaire ; nous avons constaté plusieurs fois que le trajet du projectile ou son extraction de la surface de la cage thoracique excluaient la possibilité de sa pénétration et de toute atteinte des poumons et de leurs enveloppes; cependant, les blessés affirmaient avoir craché du sang pendant plusieurs des jours qui suivirent la blessure. En dehors de toute lésion organique antérieure, on ne peut expliquer ces faits que par la commotion subie et la rupture de quelques vésicules ou vaisseaux capillaires des poumons.

Voici le résumé succinct de quelques observations de blessures de cette catégorie : M. W..., capitaine adjudant-major au 8e bataillon de chasseurs à pied, reçut à Freschwiller, en pleine poitrine, une balle qui n'a jamais été extraite, et dont le trajet oblique a atteint le plexus axillaire à droite; il en est résulté une paralysie partielle de tout le bras, qui s'est tellement améliorée par le secours de la faradisation et de deux saisons passées, l'une à Amélie, l'autre à Barèges, que M. W... a repris son service actif.

M. V..., capitaine au 84e d'infanterie, présente une blessure semblable, il y a eu hémoptysie au début, cependant la respiration est libre de toute altération physique ou fonctionnelle; il existait aussi une paralysie avec atrophie de tout le bras gauche, qui n'a pas résisté à deux saisons passées à Barèges en 1871 et 1872.

M. L..., colonel de cavalerie, a reçu, à Metz, une plaie de poitrine compliquée par la pénétration d'un fragment de cuirasse, qui n'a été extrait que quinze jours après. Il n'y a pas eu de crachement de sang, et cependant le blessé éprouve de l'essoufflement et de l'oppression; à l'auscultation, on perçoit des bruits de frottement et de cuir neuf, qui indiquent une pleurite chronique limitée au sommet droit; il y a paralysie du bras droit. Ces accidents se sont amoindris à Barèges; au départ, les mouvements du bras étaient plus libres, les accès d'oppression moins fréquents.

M. de V. C..., sous-lieutenant au 32e d'infanterie, blessure au sommet droit de la poitrine, suivie d'ankylose complète de l'épaule. Les mouvements du bras sont cependant assez étendus par suite de la mobilité qu'a acquise l'omoplate. Cet officier est mort de pneumonie trois mois après son départ de Barèges, sans que nous ayons pu savoir si la blessure était pour quelque chose dans l'invasion ou la gravité de cette affection.

Ces 49 cas de plaies de poitrine ont eu pour résultats éloignés 2 cicatrices simples, 16 fois une gêne ou raideur des mouvements, 1 névralgie, 7 paralysies, 6 ankyloses des épaules, 12 plaies fistuleuses persistantes, et 5 fois de la gêne dans les fonctions respiratoires; tous ces accidents ont été amendés, améliorés, ou guéris par les eaux de Barèges.

La région abdominale a été atteinte 64 fois ; la partie supérieure et antérieure, vulgairement le ventre, 15 fois, dont 9 blessures pénétrantes, n'ayant qu'une seule fois intéressé les intestins. Un coup de baïonnette ayant pénétré dans le foie n'a amené aucun accident grave.

Les parties latérales, inférieures et postérieures, constituant le grand et le petit bassin, ont été atteintes 49 fois, dont 35 fractures et 11 lésions des organes digestifs et génito-urinaires.

Les blessures du bassin donnent lieu à des accidents variés, interminables, à des fistules profondes, tortueuses, aboutissant à des caries osseuses, et communiquant avec l'intestin ou la vessie. Ici les eaux ne peuvent pas tout faire, l'intervention chirurgicale est souvent utile.

Nous avons eu dans cette catégorie beaucoup de blessés intéressants : les uns avaient survécu à une éventration complète, avec issue en masse des intestins ; plusieurs projectiles étaient restés dans le ventre sans produire de gêne notable ; des balles avaient traversé la cavité abdominale sans léser aucun organe important.

Trois fois le pubis a été fracturé, 8 fois l'ischion, 18 fois les os iliaques, 6 fois le sacrum ; les plaies pénétrantes étaient au nombre de 51 ; les suites de ces blessures, très légères dans 8 cas, ont déterminé 23 fois des plaies fistuleuses, et 4 fois une gêne notable des fonctions urinaires et fécales.

Voici quelques exemples choisis dans nos cahiers de notes :

M. D..., officier de recrutement, a reçu une balle à Sedan, à la région iliaque droite, la balle traversa d'abord une montre en argent, placée dans la poche du pantalon, et entraîna des fragments de verre, du boîtier et du ressort de la montre dans le bassin ; tous ces débris, ainsi que la balle, furent extraits 20 jours après la blessure ; abcès nombreux consécutifs, amélioration considérable après deux saisons passées à Barèges, en 1876 et 1877 ; tandis que Bourbonne, en 1874, n'avait produit aucun effet réel.

Hermann, soldat au 100e d'infanterie, reçoit à Beaugency (8 décembre 1870) une balle qui entre par l'hypocondre gauche et sort en arrière près de la colonne vertébrale : péritonite au début, constipation pendant un mois, issue d'esquilles par la plaie postérieure, provenant de la fracture de la dernière côte, et de morceaux de drap entraînés par la balle qui a été extraite; cicatrisation complète au bout de 6 mois.

Venu à Barèges en 1872, Hermann ne ressent que quelques douleurs névralgiques des parois abdominales au niveau de la blessure. Ces douleurs cèdent au traitement thermal, et l'amélioration obtenue persistait un an après.

Roche, soldat au 4e zouaves, blessé, le 15 janvier 1871 à l'armée de l'Est, par une balle entrée dans le flanc droit et sortie au-dessus du grand trochanter du même côté : fracture comminutive de l'os iliaque, issue de la balle et de plusieurs esquilles par la plaie inférieure; il reste un trajet fistuleux par lequel on extrait, à Barèges, une grosse esquille, ce qui amène la cicatrisation complète et durable de la blessure. Roche a aussi perdu trois orteils du pied droit, par suite de congélation éprouvée dans les neiges, où il resta enfoui après sa blessure. Il est parfaitement guéri de tous ces accidents.

Sempé, sergent au 97e d'infanterie, reçoit à Metz, le 16 août 1870, un éclat d'obus au flanc droit, ayant enfoncé dans le ventre la boucle de son ceinturon : lésion de l'intestin et de la vessie, hématurie et perte de matières fécales par la plaie pendant huit jours. Aujourd'hui, celle-ci est complètement cicatrisée; il reste un peu d'engourdissement et de faiblesse du membre pelvien droit, par suite de lésion des branches abdominale et crurale du plexus lombaire. Amélioration soutenue après une cure de deux mois faite à Barèges en 1872.

Les conséquences heureuses d'une foule de blessures pénétrantes de la poitrine ou du bassin prouvent combien l'économie est endurante à l'égard des projectiles. Ceux-ci peuvent séjourner indéfiniment dans les cavités splanchniques sans occasionner des désordres ou des incommodités notables.

Forcé de me restreindre beaucoup par les limites imposées à cette étude, je me bornerai à citer, au sujet des blessures des membres supérieurs, les principaux faits mis en lumière par le tableau statistique ci-contre.

RÉGIONS ATTEINTES	ET GRAVITÉ DES LÉSIONS.			NOMBRE.	CICATRICES.	GÊNE, RAIDEUR.	NÉVRALGIES.	PARALYSIE ET ATROPHIE.	ANKYLOSE.	RÉTRACTION BRIDES.	CAL DIFFORME.	PLAIES FISTULEUSES.	RÉSECTION.	AMPUTATION.	OBSERVATIONS.
Epaules 85.	Extérieures, parties molles			41	4	18	1	16	1	»	»	1	»	»	
	Pénétrantes simples			9	1	4	»	1	3	»	»	»	»	»	
	— avec fractures			35	»	15	»	1	8	»	»	9	2	»	
Bras 153.	Lésion des parties molles			52	6	10	»	29	1	6	»	»	»	»	
	Lésions osseuses.	Fractures simples		9	»	6	»	1	1	1	»	»	»	»	
		Fractures comminutives 92.	Tiers supérieur.	32	1	5	»	1	4	»	»	18	3	»	
			Tiers moyen	30	»	1	»	3	3	»	»	21	»	2	
			Tiers inférieur	30	»	2	1	3	12	2	»	9	»	1	
Coudes 55.	Extérieures			17	2	6	»	3	5	»	»	1	»	»	
	Pénétrantes			14	»	»	»	1	12	1	»	»	»	»	
	— avec fractures			24	»	»	»	»	12	»	»	10	2	»	
Avant-bras 122.	Lésions des parties molles			31	5	10	»	8	2	6	»	»	»	»	
	Fractures simples, érosions			2	»	1	»	»	1	»	»	»	»	»	
	Fractures comminutives 89.	Un os 61.	Tiers supérieur.	16	»	5	»	3	5	2	»	1	»	»	
			Tiers moyen	22	»	10	»	7	1	1	»	2	1	»	
			Tiers inférieur.	23	»	8	1	6	7	»	»	1	»	»	
		Deux os 28.	Tiers supérieur.	7	»	1	»	4	1	»	»	»	»	1	
			Tiers moyen	8	»	2	1	»	2	»	»	2	»	1	
			Tiers inférieur.	13	»	4	»	1	4	2	1	1	»	»	
Poignets 18.	Superficielles			2	»	2	»	»	»	»	»	»	»	»	
	Pénétrantes			5	»	1	»	»	3	1	»	»	»	»	
	— avec fractures			11	»	1	»	»	5	3	»	2	»	»	
Mains 52.	Superficielles			8	3	3	»	»	1	»	»	»	»	»	
	Pénétrantes			10	»	3	»	»	2	2	»	»	»	1	Du pouce.
	— avec fractures			34	2	7	1	1	8	2	»	4	»	9	De divers doigts.
Totaux				475	24	125	5	92	104	29	1	92	8	15	
					485										

On y voit que, sur 485 blessures, 85 appartenaient à l'épaule, où, malgré les désordres les plus grands, autour et à travers l'articulation scapulo-humérale, malgré 35 fractures comminutives de la tête, de l'humérus ou des parties constitutives de l'article, il n'est résulté, comme accidents graves, que 8 ankyloses complètes et 9 plaies fistuleuses persistantes. Nous n'avons vu que deux désarticulations de l'épanle; cette opération a été rarement tentée.

Les résections, en général, n'ont pas donné tout ce qu'elles promettaient. Les résections sous-périostées, l'évidement des os, seront-ils plus heureux?

Souvent les ankyloses de l'épaule étaient accompagnées de paralysie, et surtout d'atrophie des membres; les blessés qui se livraient à un exercice régulier ont vu ces accidents disparaître plus promptement. On ne s'imagine pas l'étendue qu'on peut obtenir dans les mouvements du bras, malgré la soudure de l'épaule; dans ces cas, l'omoplate acquiert une mobilité extrême, qui favorise singulièrement le jeu du membre et son adaptation aux usages et aux fonctions les plus essentiels. Ces mouvements exagérés de l'omoplate peuvent provoquer la formation d'une bourse séreuse accidentelle (Dr Terrillon).

Au bras, nous constatons 92 fractures comminutives, qui ont donné lieu à 3 amputations; la moitié de ces fractures ont été suivies de caries, d'ostéites, etc., accidents fâcheux, mais qui ne sont pas au-dessus des ressources de la médecine thermale, puisque, en 1872-73, nous avons eu 3 guérisons, 20 améliorations et 11 états stationnaires, sur 34 résultats consécutifs connus.

Les ankyloses du coude sont souvent la conséquence des plaies du bras, et aussi des appareils défectueux ou trop longtemps laissés en place. L'immobilisation des membres est nécessaire après les grands délabrements, surtout lorsque les blessés doivent être transportés, évacués; mais ces appareils doivent être surveillés et enlevés dès que leur action n'est plus indispensable, parce qu'alors ils peuvent être très nuisibles. Les chirurgiens allemands ont abusé des appareils en plâtre, beaucoup d'accidents très graves ont été la conséquence de cette méthode trop généralisée. Nous préférons de beaucoup l'emploi des gouttières en toile métallique (Sarazin) ou en carton modelé (Merchie), ou les appareils de Laforgue, ou ceux de Raoult Deslongchamps, qui atteignent le même but, sans exercer de compression fâcheuse et en permettant de suivre la marche de la consolidation, d'exécuter les pansements nécessaires, d'éviter l'anémie locale des membres produite par l'occlusion prolongée, de parer aux accidents dès leur imminence ou leur apparition.

Au coude, 24 ankyloses sont la suite de 34 plaies pénétrantes de l'articulation, dont 24 sans fractures ; ce sont là de bons résultats. Les 10 cas de plaies fistuleuses ne laissaient pas désespérer de conserver le membre et ses utiles fonctions.

Les résections du coude n'ont pas été nombreuses, malgré l'opinion favorable de de Langenbeck *(Faits chirurgicaux observés pendant la guerre)*, les cas que nous avons vus à Barèges ne nous ont pas ralliés à cette méthode opératoire. Cependant je dois mentionner le fait remarquable de Saint-A., dont l'histoire dramatique se trouve dans les *Souvenirs d'un chirurgien d'ambulance*, par W. Mac-Cormac. Ce brave militaire a subi une résection double de l'épaule et du coude droits, et a guéri assez bien pour pouvoir se servir de son bras pour écrire, fumer, etc. Cet intéressant blessé est venu à Barèges en 1874, et a retiré un immense bénéfice de sa cure, qui a achevé de consolider le vaste délabrement apporté à son membre par ses blessures et les nombreuses opérations qu'elles ont nécessité.

Les résections laissent souvent après elles des douleurs, des faiblesses, des roideurs, des atonies musculaires que nos eaux font disparaître. Nous pourrions citer quelques beaux succès de la chirurgie conservatrice qui sont venus à Barèges chercher le complément de leur guérison. Entre autres, un garde de Paris, opéré en 1848 par Baudens, et d'autres mutilés des campagnes d'Italie et du Mexique.

A l'avant-bras, 89 fractures comminutives, dont 61 portent sur un seul os, et 28 fois les intéressent tous les deux.

Les accidents graves sont réellement rares après ces blessures; sur un tiers, il n'en est résulté que de la gêne ou de la douleur dans les mouvements ; sur un quart, des paralysies ou atrophies plus ou moins étendues; sur un autre quart, des ankyloses du coude ou du poignet, suivant le siège de la fracture; en outre, nous avons noté 7 ostéites peu étendus avec trajets fistuleux, une résection partielle du radius; enfin, deux amputations.

M. A. T..., lieutenant des mobiles de Maine-et-Loire, porte une fracture du bras gauche au tiers supérieur : ostéite, plaie fistuleuse entretenue par des esquilles adhérentes; roideur des articulations du coude et de l'épaule; anémie et faiblesse du membre entretenues par un brassard en cuir et acier, qui immobilise l'épaule et le coude ; cet appareil a été mis de côté pendant la cure thermale qui amène une amélioration considérable.

M. G....., médecin en chef de la marine, frappé à la partie supérieure du bras gauche par un éclat d'obus, qui a divisé l'artère humérale et le nerf médian ; le vaisseau a été lié dans la plaie, le nerf a perdu 15 millimètres de sa substance ; la cicatrisation est complète; il reste une paralysie de l'avant-bras et de la main, avec disposition en griffe, refroidissement et atrophie des parties; roideur des doigts, anesthésie principalement à la paume de la main; quelques mouvements possibles par l'entremise du cubital. Les courants électriques continus ont produit quelque bien, nos eaux restent sans effet.

M. P..., lieutenant au 59e d'infanterie, a subi, au Mans, la résection de la tête de l'humérus à droite et du coude à gauche; cet officier ne peut, en réalité, se servir d'aucun de ses bras, il a été très heureux de survivre à sa double opération; Barèges n'a apporté aucun soulagement à son triste état.

M. B..., chef de bataillon, fracture comminutive des trois os formant le coude droit, résection faite quatre-vingts jours après la blessure, par M. Demarquay, grande mobilité des parties, carie, nécrose, issue d'un grand nombre d'esquilles, plaies fistuleuses multiples, sensibilité excessive, profonde et superficielle, eczéma de tout le membre, qui est inerte et repose depuis trois ans sur une gouttière; M. B... est allé à Uriage sans effet; il fait une longue saison à Barèges en 1873 : grande amélioration consécutive, l'eczéma disparaît, les fistules guérissent, le membre n'est plus douloureux et reprend ses fonctions.

Il faudrait un volume pour relater, avec quelques détails, tous les cas intéressants de blessures des membres inférieurs que nous avons étudiés à Barèges. Nous ne voulons en retenir qu'un fait principal, c'est que nos observations sont de nature à appuyer énergiquement les tentatives de la chirurgie conservatrice auxquelles tous les praticiens de l'époque semblent se rallier.

Les lésions de la cuisse dans le tableau ci-après, sont au nombre de 317, il y a près de 100 fractures comminutives du fémur, dont 37 au tiers supérieur, 31 au tiers moyen, 28 au tiers inférieur, ces dernières ont déterminé 4 amputations suivies de guérison; les amputations pratiquées dans les cas de fractures situées plus haut n'ont pas réussi ou n'ont pas été tentées? Nous constatons que, dans les conditions où ces opérations étaient classiquement indiquées, on s'est abstenu, et l'on a bien fait, car les 68 mutilés de cette catégorie guériront, et certainement les trois quarts auraient péri si on les eût amputés.

Il est vrai, qu'en présence de certains résultats de la chirurgie conservatrice, on peut dire, avec un semblant de raison : Cette jambe est un fardeau pénible, une cause d'ennuis et de gêne; depuis trois ans il y a eu des abcès, des érysipèles, des lymphangites, des orages, des crises, des fièvres, des insomnies, des issues laborieuses d'esquilles, des séquestres extraits violemment, des plaies fistuleuses, des suppurations abondantes, des hémorrhagies; l'organisme s'épuise, la nutrition s'alanguit, on craint la résorption ou l'infection purulente; ce membre est douloureux, il ne permet que quelques pas, suspendu à des béquilles; voilà un bras réséqué à l'épaule ou au coude, il est couché dans une écharpe ou sur une palette, il est inerte, couvert de plaies, d'éruptions, les doigts sont étendus, amaigris, roidis par la douleur et l'inaction; c'est un appendice embarrassant, qui exige des soins et des secours étrangers pour aider les fonctions les plus usuelles.

725 *Blessures du Membre Inférieur.*

RÉGIONS ATTEINTES ET GRAVITÉ DE LA BLESSURE.				NOMBRE.	CICATRICES.	GÊNE, DOULEUR.	NÉVRALGIES.	PARALYSIES ET ATROPHIES.	ANKYLOSES.	RÉTRACTIONS BRIDES.	PLAIES FISTULEUSES.	CAL DIFFORME.	LUXATIONS.	AMPUTATIONS.	Observations.
Hanche 28.	Région iliaque et fessière.		Parties molles	6	»	3	3	»	»	»	»	»	»	»	
			Fracture iliaque	8	2	2	»	»	»	»	4	»	»	»	
	Région coxo-fémorale.		Extérieures	5	1	3	»	1	»	»	»	»	»	»	
			Pénétrantes simples	4	»	1	»	»	3	»	»	»	»	»	
			Pénétrantes avec fractre.	5	»	»	»	»	2	»	2	»	»	»	
Cuisse 317.	Lésions des parties molles			165	61	43	19	32	2	8	»	»	»	»	
	Lésions osseuses 122.	Fractures simples, érosions		56	14	14	3	13	4	»	5	3	»	»	
		Fractures comminutives 96.	Tiers supérieur	37	2	2	»	1	2	»	15	14	1	»	
			Tiers moyen	31	2	2	»	1	1	»	16	9	»	»	
			Tiers inférieur	28	1	»	»	1	4	»	11	7	»	4	Cuisse.
Genou 69.	Extérieures, parties molles			24	2	14	1	2	6	»	»	»	»	»	
	Pénétrantes		Sans fractures	19	1	2	»	1	15	»	»	»	»	»	
			Avec fractures	26	1	3	2	1	11	»	8	»	»	»	
Jambe 230.	Lésion des parties molles			69	18	30	8	4	5	4	»	»	»	»	
	Lésions osseuses.	Fractures simples, érosions		40	13	22	1	2	1	1	»	»	»	»	
		Fractures comminutives 121. Un os 72.	Tiers supérieur	27	5	3	»	2	4	»	12	»	1	»	
			Tiers moyen	31	8	4	1	4	4	»	9	1	»	»	
			Tiers inférieur	14	3	3	»	3	1	»	4	»	»	»	
		Deux os 47.	Tiers supérieur	9	1	»	»	1	2	1	2	1	»	1	Jambe.
			Tiers moyen	13	1	1	»	»	»	»	7	3	»	1	Jambe.
			Tiers inférieur	27	2	3	»	3	6	»	9	4	»	»	
Cou de pied 35.	Extérieures			4	2	2	»	»	»	»	»	»	»	»	
	Pénétrantes			7	»	1	»	»	6	»	»	»	»	»	
	Pénétrantes avec fractures			24	»	9	»	»	3	»	12	»	»	»	
Pied 46.	Superficielles			7	1	3	»	1	2	»	»	»	»	»	
	Pénétrantes			8	1	4	»	»	3	»	»	»	»	»	
	Pénétrantes avec fractures			31	»	13	1	4	4	6	»	1	»	2	Des orteils.
TOTAUX				725	142	187	39	78	90	20	116	43	2	8	
					725										

Il vaudrait cent fois mieux l'amputation que ces conservations pleines de douleurs et de dangers.

A cela il n'y a qu'un mot à répondre : c'est que, au prix de bien des soins, avec la conservation des membres, on sauve la vie de presque tous les blessés; avec l'amputation on compromet l'existence de plus de la moitié des mutilés, dans l'ensemble, de presque tous les amputés de la cuisse et les réséqués de l'épaule et du genou.

J'aime mieux dix infirmes valétudinaires vivants, qu'un seul invalide amputé et bien portant.

Et d'ailleurs, ces infirmes auront aussi plus tard leurs beaux jours; leurs membres seront vicieusement consolidés, ballotants, raccourcis; mais enfin les esquilles sorties, les fistules taries, ils pourront se servir de leurs membres tout aussi bien et mieux que le manchot avec son bras artificiel très perfectionné, que l'estropié avec sa jambe de bois aussi parfaitement moulée et articulée qu'on peut le concevoir.

Avant d'opérer, il y a d'ailleurs bien des choses à considérer : la nature, la forme, les dimensions du projectile qui a causé les désordres sont des motifs qui doivent déterminer ou suspendre l'intervention; un projectile gros, anfractueux, pesant, fait des ravages plus dangereux qu'une balle légère et lisse. Dans les grands traumatismes, il y a aussi une espèce de stupeur générale de l'organisme et un abaissement de la température animale qui s'opposent aux opérations immédiates. Le milieu où l'on se trouve, celui où sera placé l'opéré, doivent aussi peser dans la balance.

A Barèges on devient conservateur. Les altérations profondes des os et des articulations, les tumeurs blanches y guérissent très bien; l'on devrait être bien plus réservé pour les grandes opérations, et ne se déterminer à ces sacrifices que lorsque le malade aura subi l'épreuve décisive des eaux thermales.

Il est certain que si les chirurgiens connaissaient mieux les effets des eaux de Barèges, ils opèreraient moins souvent; mais il en est qui les nient ou ne veulent pas les voir.

Bien souvent aussi la médecine pourrait se passer d'une intervention manuelle; les moyens hygiéniques, thérapeutiques, les soins, les pansements, peuvent triompher, sans opérations, des lésions traumatiques les plus graves.

Les suites et les terminaisons des blessures dépendent aussi beaucoup du caractère du blessé, de son énergie morale, de son aptitude à vaincre ou à endurer les souffrances, de sa philosophie, comme on dit vulgairement, de son ferme désir de tout tenter ou supporter pour guérir; ceux qui réunissent ces qualités arrivent à des résultats meilleurs et plus prompts que ceux qui sont mous, insouciants, pusillanimes, qui ne font rien pour aider les efforts de l'art et de la nature. Cela dépend aussi de l'éducation plus ou moins virile que l'on a reçue.

Quant à la manie d'opérer, il y a là certainement une affaire de tempérament, de caractère et aussi d'éducation professionnelle. On imite, on copie ce que l'on a vu faire par les maîtres. Or, dans les services de chirurgie des grands hôpitaux, on ne rêve qu'opérations; l'état local absorbe l'attention; le sujet, la diathèse, la maladie sont écartés, ou à peine entrevus; il faut porter remède au mal par des moyens physiques, lorsqu'il serait plus facile, plus long, mais moins dangereux de combattre l'état général, qui joue le drame, dont l'état local n'est qu'une scène.

La lecture des auteurs anciens et modernes fait bien voir que la conservation des membres, dans la chirurgie d'armée, est une question d'hygiène, de soins et d'assistance.

Lorsque les secours aux blessés étaient précaires, mal organisés, on préférait l'amputation, qui offrait plus de facilités pour les pansements et les transports, plus de chances de salut pour les blessés.

Maintenant que la philanthropie et l'hygiène veulent s'entendre pour organiser de prompts secours et offrir des asiles salutaires aux blessés, on tentera avec plus de succès la conservation des membres mutilés.

L'application des eaux minérales complète très heureusement les moyens d'assistance que la nation doit à ses défenseurs; elle concourt à atténuer les infirmités glorieuses acquises sur les champs de bataille et vient en aide à la chirurgie conservatrice, cette brillante conquête de la science et de la civilisation.

Les fractures comminutives du fémur forment la catégorie la plus sérieuse des blessures traitées à Barèges ; et cependant leurs terminaisons n'ont pas été défavorables en général ; sur 96 cas, 12 présentaient à peine des traces de cette affreuse mutilation ; 37 étaient guéris avec ankylose du genou, cal difforme, raccourcissement, claudication ; enfin, 42, moins de la moitié, portaient encore des accidents graves, profonds : consolidations vicieuses, imparfaites, ostéites étendues, portions d'os nécrosées, esquilles mobiles ou adhérentes, trajets fistuleux multiples, atrophie du membre ; presque toujours incurvation à convexité interne par suite de l'action des muscles adducteurs qui n'ont pas d'antagonistes à la partie externe ; et cependant les résultats de la cure thermale ont été très remarquables sur cette série, puisque, un an après le traitement de 1872 et 1873, nous constatons deux tiers de succès, c'est-à-dire d'améliorations marquées, et un tiers d'états stationnaires. Ces résultats obtenus sur des infirmités compliquées, à pronostic sinistre, doivent encourager à respecter les membres atteints de ces effroyables désordres, et commandent la revision des axiomes chirurgicaux et des règles tracées par les autorités de la science.

Nous ne citerons ici qu'une seule observation type, celle de M. F..., petit-fils d'un illutre maréchal..., qui a eu la cuisse brisée par un éclat d'obus à Reischoffen, à la tête des Turcos. Fracture comminutive du fémur à la partie moyenne, cal difforme, imparfaitement consolidé, à protubérance externe, chevauchement des fragments, raccourcissement total de 12 centimètres ; plaies fistuleuses à la partie interne et externe du membre ; mouvements de la hanche libres, raideur du genou, extension permanente du pied par rétraction du tendon d'Achille ; marche très pénible avec deux béquilles, peut faire à peine un kilomètre ; découragement, dépression morale. Venu à Barèges, en 1872, sans confiance ; légère amélioration après la cure, état général un peu remonté ; le genou est dégagé, le membre a repris quelque force et de l'embonpoint.

M. F... passe l'hiver à Amélie-les-Bains, puis il subit au Val-de-Grâce l'extraction d'un séquestre et la section du tendon d'Achille; à la fin de 1873, je l'ai revu à Toulouse; il marche facilement avec ses béquilles, appuie le pied à terre; dans un jardin, un appartement, il se promène avec une simple canne. M. F... est revenu à la vie, à l'espérance; il est sauvé!

Parmi les amputés de la cuisse, voici un cas très heureux en ses résultats définitifs :

M. C..., capitaine d'artillerie, fils d'un général de la même arme, blessé à la cuisse, le 6 août 1870 à Forbach, par un éclat d'obus, amputé le lendemain à Sarrebruck, par les Prussiens; l'opération a dû être reprise et complétée le 21 août, par insuffisance des lambeaux, résection de 4 centimètres de l'extrémité du fémur qui faisait saillie hors du moignon; la cicatrisation n'a jamais été parfaite; douleurs dans la cuisse, ostéomyélite; séjour à Barèges, en 1871 et 1872; pendant cette dernière saison, l'action des eaux détache un séquestre de 6 centimètres de long sur trois centimètres de diamètre, comprenant les trois-quarts de la circonférence du fémur, l'autre quart a été extrait l'hiver dernier à Paris. A la suite, cicatrisation complète et solide; M. C... marche très bien avec une jambe articulée; il peut faire 5 ou 6 kilomètres sans fatigue; guérison confirmée par des renseignements ultérieurs.

Parmi les mutilés de la cuisse qui avaient conservé leur membre, les uns, pour faciliter leur marche, se servaient d'une hausse mise sous la chaussuse du côté malade, le plus grand nombre marchaient avec des béquilles.

Les béquilles sont une bonne chose, mais on en abuse; j'ai vu une paralysie du bras être la conséquence de leur usage, par la compression continue du plexus axillaire; d'ailleurs, les malades s'habituent à ces supports, ils ne peuvent plus s'en passer; leurs membres, au lieu de prendre de la force, restent inertes et inutiles. En les abandonnant plus tôt, on arriverait à un résultat meilleur et plus prompt. Il y a là aussi une affaire de caractère plus ou moins timoré de la part des malades, de négligence ou de défaut d'initiative de la part du médecin. Il faut inspirer au malade plus de confiance dans la guérison et l'avoir soi-même. On prend trop souvent son parti d'infirmités que plus de fermeté et de constance pourraient améliorer, et je dirai même guérir; j'en ai vu de nombreux exemples à Barèges.

Pour les béquilles, j'ai vu bien des infirmes les quitter ici, par l'influence de l'exemple et la confiance en la cure.

Les blessures du genou sont aussi de celles qui réclament classiquement l'intervention chirugicale. Ainsi nous avons eu 26 cas de pénétration de l'articulation, avec fracture plus ou moins étendue des os; l'amputation ou la désarticulation étaient là de précepte. On s'est abstenu et, en définitive, 18 de ces blessés sont déjà guéris, dont 11 avec ankylose; il en reste 8, chez lesquels des plaies fistuleuses indiquent un travail pathologique profond, mais qui se terminera favorablement par l'action des eaux.

Les grandes opérations pratiquées à la cuisse, ou au genou, ne sauraient promettre de tels résultats. La statistique prouve que l'on perd par l'opération 92 malades sur 100, et que la conservation même dans les plus mauvaises conditions n'en perd que 68 %.

La pénétration ou ouverture des articulations *sans fracture* est un fait plus commun qu'on ne le pense généralement; nous en avons noté 16 cas au genou, 11 au coude, etc. Les luxations incomplètes de ces mêmes régions ont été parfois la conséquence d'un travail pathologique intra-articulaire et non d'une violence extérieure.

Citons ici le cas singulier de *Roquefort*, soldat retraité, qui a gardé pendant trois ans, dans le genou droit, un éclat d'obus pesant 315 grammes, ayant 53 centimètres de haut, 68 millimètres de large et 25 millimètres d'épaisseur. Ce projectile, qui a été extrait à Pau, a laissé une vaste excavation à la partie supérieure et externe de l'articulation, qui est complètement ankylosée; venu à Barèges en 1874 et 1876, R.... a guéri parfaitement, et marche assez bien avec une canne.

Nous voulons encore arrêter l'attention sur un fait pratique important, c'est l'appel des diathèses au lieu de la blessure. On voit souvent se développer des accidents qu'on n'aurait point prévus avant le traumatisme, l'apparition de symptômes qui étaient en puissance et que rien n'avait révélés jusque-là.

Ceci a lieu pour la scrofule, le lymphatisme outré, pour la syphilis, pour l'herpétisme; les cicatrices et les alentours des plaies sont souvent le siège d'eczémas très rebelles; le rhumatisme aussi se porte sur les articulations blessées et s'y perpétue, même après la guérison des accidents traumatiques.

On voit aussi des fièvres graves, éruptives ou autres, survenant pendant le traitement des blessures, aggraver l'état local et y développer des suppurations, des abcès, des engorgements qui n'auraient pas eu lieu sans l'invasion de la maladie aiguë intercurrente.

M. L. de L..., qui nous a fourni un de nos plus beaux succès à Barèges, était lieutenant des mobiles de l'Ardèche : il reçut au château de Robert-le-Diable (Eure), le 4 janvier 1871, une blessure par éclat d'obus au genou gauche, suivie d'arthrite, hydarthrose, périostite de la tubérosité externe du tibia; pendant le traitement de la plaie, fièvre typhoïde, pneumonie, puis rhumatisme articulaire généralisé. Venu à Barèges, en 1872, M. L. de L... a vu sa riche et belle constitution s'épuiser peu à peu; en proie au plus grand découragement, à 23 ans, sa vie et sa carrière lui semblent compromises; il se traîne péniblement sur deux béquilles; son genou est gonflé, douloureux, à peine peut-on lui imprimer quelques mouvements, le membre pelvien tout entier est enveloppé par une bande de caoutchouc que le malade n'ose pas enlever, parce qu'elle a été appliquée depuis plusieurs mois par un chirurgien célèbre. Je le débarrasse de ces langes, je remonte son moral, et lui promets une guérison certaine.

L'année suivante, cet intéressant et beau jeune homme, dont le frère occupe une position médicale élevée à Paris, nous revenait frais et joyeux, marchant avec une simple canne. A la fin de cette seconde cure, il pouvait faire dix kilomètres dans la montagne sans fatigue. La blessure n'était rien, la constitution avait été affaiblie par les maladies aiguës, le rhumatisme causait tous les accidents du genou. En 1878, M. de L. remplissait un emploi important près du Commissaire général de l'Exposition universelle.

Comme les appareils inamovibles prolongés, nous réprouvons

aussi ces emmaillotements réguliers des membres, dont le principal défaut est de contraindre à l'inaction, d'empêcher l'influence vivifiante de l'air sur la peau, d'arrêter la circulation, de produire une ischémie permanente et une anémie locale. Un membre bandé des orteils à l'aine ne peut prendre de force; c'est comme un enfant qu'on tient en lisière, il n'osera jamais marcher seul.

Nous avons vu un capitaine, qui a mis trois ans pour recouvrer l'usage d'une jambe, dont les fonctions avaient été abolies par un bandage roulé, conservé pendant sept mois, pour une arthrite rhumatismale du genou. Il a fallu les eaux de Barèges, l'électricité, le massage et une grande persévérance pour amener la guérison.

Relatons aussi le cas intéressant de *Monpèz*, surveillant de la Villa-Eugénie à Biarritz; amputé en Crimée de la jambe droite au tiers moyen, il porte un appareil prothétique fort ingénieux qu'il s'est fabriqué lui-même; depuis il a été atteint, en 1874, de paraplégie à peu près complète; cette affection qui paraît d'origine rhumatismale, s'est améliorée après une cure suivie à Barèges en 1875.

Les membres inférieurs ont été plus souvent atteints que les bras; ainsi, nous avons 230 blessures pour les jambes seulement. Les résultats obtenus ont été très favorables sur cette région, et cependant les accidents étaient très graves. Plus du tiers des fractures étaient compliquées de caries, fistules, etc., qu'il y eût un seul ou les deux os atteints, que ce fût à leur partie supérieure, moyenne ou inférieure.

Nous ne pouvons faire une histoire complète des ostéites, suite de coups de feu; mais nous dirons ici ce que nous avons remarqué à Barèges. Lorsque la diaphyse complète des os est envahie par l'inflammation, et nous parlons ici pour le bras comme pour la cuisse et la jambe, il peut se produire deux espèces distinctes d'ostéites, l'ostéite interstitielle hyperplasique, ou ostéide raréfiante, avec gonflement considérable de l'os, c'est la plus commune, et l'ostéite condensante ou éburnée. Nous avons observé un exemple de cette dernière à l'autopsie d'un officier, mort à Toulouse des suites d'une blessure du genou, pour laquelle il n'avait pas été aux eaux, et qu'une tentative chirurgicale intempestive avait conduit au tombeau.

On ignore quelles sont les conditions dans lesquelles se produisent ces deux états pathologiques des os, qui dérivent d'un processus commun, l'inflammation, et qu'on rencontre dans d'autres organes, tels que les centres nerveux ramollis ou sclérosés, les reins, le foie, la rate hypertrophiés et ramollis, indurés ou cirrheux.

Nous n'avons pas vu à Barèges d'ostéo-myélites, accident si commun et si funeste, d'après les beaux travaux de M. le professeur Gosselin; c'est que la mort est la conséquence ordinaire de ce genre d'accident, qui a une marche rapide et inexorable.

Les ostéites sont suivies de caries qui produisent des esquilles ou des séquestres, suivant leur étendue, ou bien sont entretenues par quelques portions d'os détachées au moment de la fracture, ou par des débris de projectiles ou de vêtements.

Quand l'os dénudé n'est pas rugueux, rongé par la suppuration, c'est un séquestre que la cassure ou la nécrose ont détaché. Quand il y a carie, les portions d'os éliminées ne sont pas lisses; elles sont anfractueuses, mamelonnées, couvertes d'aspérités produites par l'érosion lente de l'os; les séquestres sont toujours assez gros; les esquilles, ordinairement plus petites, allant quelquefois jusqu'à la simple poussière d'os; les esquilles viennent des profondeurs de l'os, les séquestres de la surface.

Les esquilles invaginées se détachent par la résorption ou la fonte des parties d'os qui les retiennent, elles deviennent libres et s'éliminent; ou bien elles se soudent définitivement et forment un tout compacte avec l'os ancien, constituant comme une brèche osseuse très solide.

Lorsque les esquilles ou fragments divers sont situés profondément, au-delà de 0,05 centimètres, et que les trajets fistuleux qui y aboutissent sont étroits et sinueux, il se forme des abcès périodiques tous les 8, 10, 15 jours; ces abcès sont dus à l'accumulation du pus, qui ne trouve pas une issue facile; ils déterminent de la fièvre, de la douleur. Après leur explosion, le malade reprend son calme et sa vie habituelle; à chaque abcès, le corps étranger fait un pas jusqu'au jour où il se présente à l'orifice du trajet fistuleux, d'où il peut être saisi et enlevé. Les eaux sont excellentes pour précipiter ces crises favorables et hâter leur terminaison. Dans les caries du pied, les orages sont plus fréquents qu'aux membres; à la cuisse, ils sont plus communs qu'aux jambes et aux bras.

Pour dilater les trajets fistuleux et faciliter le travail d'élimination, nous nous sommes souvent servi à Barèges de la *laminaria digitata*, algue marine qui a la propriété de se gonfler une fois introduite dans les tissus, où elle peut pénétrer très profondément, quand elle est desséchée, à cause de sa rigidité et de son peu d'épaisseur. L'éponge préparée remplaçait la laminaire quand celle-ci manquait.

Toutes les fois qu'un abcès profond se forme chez un blessé, lorsqu'il y a cicatrisation déjà ancienne, c'est toujours par la cicatrice elle-même que le pus se fera jour, ou qu'il faudra lui donner issue. Ensuite il faudra placer un drain pour prévenir le retour de ces accidents, pour servir de soupape de sûreté, en attendant la guérison des parties profondes.

Les plaies fistuleuses infondibuliformes sont très longues à guérir; le trajet en est large, il se tapisse d'une membrane organisée, ressemblant à une muqueuse; la suppuration est peu abondante; elle n'est fournie que par le fond de l'entonnoir, qui est très limité, ne correspond pas à la surface d'un os, mais plutôt sur une aponévrose, un tendon, un ligament; le pus en est clair, jaunâtre, caractéristique d'une carie ou d'une exfoliation tendineuse. Ces plaies se présentent surtout au voisinage des articulations. Les injections et les pansements d'eau minérale sont excellents pour en amener la cicatrisation.

Le colonel A... a reçu à Forbach trois blessures, dont une au genou droit, qui est ankylosé, et présente une plaie fistuleuse, qui aboutit au tissu cartilagineux intra-articulaire. M. A... est allé à Bourbonne en 1871, où il a guéri d'une rétraction musculaire de la jambe gauche. Venu à Barèges en 1872 et 1873, la plaie fistuleuse a guéri enfin; l'ankylose persiste, mais elle cède un peu, et elle n'empêche pas le colonel de monter à cheval et de faire un service très actif.

De vastes ulcères sont souvent la conséquence des blessures des jambes; ces accidents s'éternisent et désespèrent les malades. A Barèges, leur guérison est assurée en une ou deux saisons.

Comme pour la main et le poignet, nous aurons peu de chose à dire des blessures du pied, si ce n'est que les suites en sont très longues; que lorsque le tarse est traversé, il y a des fractures multiples des petits os, des caries et des suppurations qui s'éternisent, des difformités fâcheuses à craindre. La main guérit plus vite que le pied, parce qu'elle fatigue moins; mais ses difformités sont plus communes, parce qu'il y a plus de mobilité dans les parties qui la constituent. On ne porte pas assez d'attention, en général, à obvier aux accidents qui entravent plus tard les fonctions de ces appendices si utiles. La position normale et la surveillance des membres dans les appareils contentifs sont trop souvent négligées.

Ainsi, les avant-bras ont été laissés en pronation forcée, lorsqu'on pouvait l'éviter; je ne parle pas des ankyloses du coude qui se sont produites rectilignes, lorsqu'on pouvait les obtenir angulaires; les poignets ont été laissés fortement déviés après la rupture des ligaments, tandis qu'on aurait pu rectifier cette position vicieuse, qui gêne beaucoup le jeu des tendons; enfin, les doigts et orteils rétractés auraient pu souvent être redressés; devenus utiles par la suite, ils n'auraient pas d'ailleurs porté obstacle aux mouvements et à l'emploi des autres doigts.

Aux extrémités inférieures, les difformités sont plus difficiles à empêcher; là le genou et le cou-de-pied doivent surtout être surveillés.

Les rétractions des doigts et des orteils, leur extension permanente, ne sont pas heureusement au-dessus de nos ressources; elles sont souvent vaincues par l'effet des eaux. Il n'y a pas là véritablement ankylose; c'est une gêne dans le jeu des tendons, compris dans quelque cicatrice, ou soudés dans leurs gaînes par des exsudats plastiques. L'élimination de ces produits hétérogènes se fait très bien sous l'influence de nos bains et de nos douches, aidés par le massage, les mouvements communiqués et la gymnastique locale ; les adhérences se détachent peu à peu et le jeu des organes se rétablit.

M. L..., de Toulouse, capitaine d'état-major, a reçu, à Gravelotte, un coup de feu à travers le tarse du pied droit ; la balle est entrée à la partie externe, au-dessous de la malléole, a pénétré l'astragale, et est sortie en brisant la malléole interne ; suppuration longue et abondante, abcès nombreux, fusant jusqu'au creux poplité, issue d'esquilles, cicatrices adhérentes, atrophie de la jambe, engorgement du pied, rétraction et immobilisation des orteils, sensibilité excessive qui empêche de poser le pied à terre. M. L... marche péniblement avec deux béquilles. Après deux saisons passées à Barèges, il éprouve une grande amélioration ; l'engorgement, la sensibilité du pied ont disparu, la jambe a pris de la force, les orteils ont acquis de la mobilité ; M. L... marche et se promène facilement avec une canne. En 1864, j'avais déjà soigné à Barèges un officier supérieur de la marine, ayant eu le pied et la jambe broyés devant *Sébastopol*, à bord de la *Ville-de-Paris*, par une bombe qui éclata sur la dunette. M. Z... est venu plusieurs années à Barèges ; il a quitté depuis longtemps ses béquilles et poursuit une carrière brillante et distinguée.

Dans les caries osseuses des pieds et des mains, plus accessibles à l'exploration que celles des membres, où les couches musculaires s'opposent aux investigations, nous nous sommes bien trouvé de l'emploi des injections iodées et aussi de la liqueur de Villate. Ces liquides irritants hâtent le travail d'élimination des esquilles et la cicatrisation intérieure des os, prodromes de la guérison définitive. Dans bien des cas, l'injection de notre eau minérale a suffi pour produire ce résultat.

Les trajets fistuleux donnent souvent lieu à des hémorrhagies plus ou moins abondantes ; nous avons toujours regardé ce phénomène comme très favorable, lorsqu'il ne dépasse pas certaines limites ; il est presque toujours le signal d'une guérison prochaine.

Nous recevons aussi à Barèges des amputés qui viennent nous demander la cicatrisation ou la consolidation de leurs moignons. Quelques-uns étaient porteurs d'appareils prothétiques ingénieux, confectionnés en Europe ou en Amérique par les émules de nos *Charrière* et de nos *Mathieu*.

En 1864, plusieurs officiers Polonais de la dernière insurrection et, en 1867, quelques débris de la guerre de la sécession des Etats-Unis, nous ont apporté des spécimens de la chirurgie étrangère. A vrai dire, il ne se passe pas un fait d'armes dans le monde dont nous ne soyons appelés à réparer les désastres.

Faut-il maintenant rendre compte de nos insuccès ou des accidents graves survenus à Barèges? Nous avons parlé des deux décès survenus en trois ans sur 1,294 blessés. Nous avons évacué sur Tarbes quelques malades atteints d'affections de poitrine qui contre-indiquaient l'emploi des eaux; deux ou trois fois seulement la pourriture d'hôpital ayant envahi des plaies, nous avons été contraint de renvoyer les malades. Si l'on considère le nombre et la gravité des blessures traitées, on s'étonnera du petit nombre de revers et de décès; cela tient à la prudence avec laquelle sont administrées nos eaux, et aussi à la salubrité particulière de nos salles militaires et du climat de Barèges, qui a une grande part dans l'efficacité de la cure.

M. Legouest écrit ceci, dans son livre classique sur la *Chirurgie d'armée* : « Les eaux sulfureuses sont très efficaces pour » combattre les affections chroniques des os. Sous leur in» fluence, les cicatrices se détendent, le gonflement disparaît, » les articulations se mobilisent, les esquilles et les séquestres » se font jour à l'extérieur, les plaies se ferment et les muscles » reprennent, en totalité ou en partie, leurs fonctions physio» logiques. »

Voici ce que dit Duplan à ce sujet : « De toutes les maladies » soumises à l'action thérapeutique de nos thermes, les ma» ladies des os sont au nombre de celles qui en obtiennent » l'effet le plus salutaire et le plus durable.

» L'action des eaux de Barèges s'exerce avec plus d'énergie » sur les parties malades qui ; plus sensibles, plus impres» sionnables, concentrent sur elles-mêmes toute l'impulsion. » (Page 135 et *passim*.)

Bordeu exprime ainsi la même idée : « Les eaux de Barèges

» et les Eaux-Bonnes font couler les humeurs en abondance » vers la partie affectée. Ces humeurs fondent les vieilles cica- » trices et les remplacent par de nouvelles. » (Page 227.)

En d'autres termes, le mouvement de nutrition ralenti ou aboli est activé ou rétabli dans les parties affectées; aux éléments morbides des tissus succèdent des éléments normaux et sains; voilà la théorie de Bordeu habillée à la moderne; de Bordeu, le véritable promoteur de la pathologie cellulaire et de l'histologie moderne.

En résumé : combattre les inflammations chroniques, profondes, quelle que soit la cause qui les entretient, diathésique ou matérielle; modifier les sécrétions anormales, tarir les suppurations, activer les cicatrisations lentes, éliminer les corps étrangers, les séquestres; activer le travail naturel de réparation, en stimulant les fonctions organiques; dégager les parties lésées, os, tendons, muscles, vaisseaux, nerfs, en réduisant les tissus cicatriciels nouveaux à leur plus strict volume; rendre ainsi la vie, la liberté et le mouvement aux divers organes; agir spécialement sur les tissus cellulaires, fibreux, musculaires, cartilagineux et osseux, à l'exclusion des tissus muqueux et glandulaires; voilà le secret de l'action intime des eaux de Barèges sur les lésions chroniques provenant du traumatisme simple, ou entretenues par un vice diathésique congénital ou acquis.

Et pour conclure, constatons que les eaux de Barèges sont utiles dans le plus grand nombre des blessures de guerre, que leur célébrité traditionnelle contre les lésions de ce genre a une valeur incontestable et méritée, et qu'il en ressort cette conséquence, c'est que les eaux minérales, et celles de Barèges en particulier, sont un précieux adjuvant de la chirurgie conservatrice, qu'elles complètent heureusement, en faisant disparaître les suites les plus fâcheuses des grands traumatismes.

CHAPITRE XXXI.

Maladies diverses.

Ce dernier groupe renferme, en grande partie, des affections qui n'appartiennent pas à la clientèle de Barèges et doivent être exclues de nos thermes. Quelques autres n'ont pu trouver place dans les divisions du cadre que nous avons tracé et parcouru ci-dessus.

A. *Affections des voies respiratoires.* — Les eaux de Barèges ne sont pas contre-indiquées lorsqu'il s'agit d'affections catarrhales des bronches. La source Saint-Roch, prise en boisson, en gargarismes, en pulvérisation, est particulièrement administrée contre ce genre de maladies ; ce qui doit faire éloigner de la station les personnes atteintes d'affections des voies respiratoires, c'est l'altitude, la fraîcheur et la raréfaction de l'air, qui peut aggraver leur situation, les exposer à des crises aiguës, à des hémorrhagies, etc. Aussi, en aucun cas, on ne doit admettre dans nos établissements de Barèges les malades atteints de bronchites subaiguës ou chroniques, surtout tuberculeuses compliquées d'asthme, d'œdème, d'emphysème, etc. Il faut en exclure également les pleurites chroniques, avec ou sans épanchement, les pneumonies chroniques, enfin, la phtisie à ses divers degrés.

Lorsque le séjour de Barèges est commandé par des circonstances impérieuses, si l'affection est bénigne, de nature catarrhale, on pourra autoriser quelques demi-verres d'eau de Saint-Roch, des bains de jambe pris à domicile ou à la piscine, qui est une excellente salle d'inhalation, quelques gargarismes, etc.; l'on obtiendra par ces divers moyens, administrés avec prudence, de bons résultats. Cependant il ne faut pas oublier que l'influence de l'altitude et du climat offre un danger qu'il est impossible de conjurer et qu'il existe, dans les Pyrénées et ailleurs, des stations tout à fait spéciales contre ces affections.

B. *Affections des voies digestives.* — L'action des eaux de

Barèges sur les organes digestifs est très variable suivant les individus. Contre la gastralgie, elles sont évidemment nuisibles, que la maladie soit idiopathique ou qu'elle soit liée au rhumatisme, à l'herpétisme, etc. Dans la dyspepsie, je leur ai vu produire de bons effets, auxquels l'air vif et pur des montagnes aidait singulièrement.

Les effets sur le tube intestinal sont également très incertains, et l'on voit l'eau minérale produire la diarrhée, la constipation, ou combattre ces deux états lorsqu'ils existaient antérieurement.

Ce sont là, du reste, des questions secondaires dont l'élucidation n'a pas grande importance, car on ne viendra jamais à Barèges spécialement pour guérir de ces affections; on ne doit s'en préoccuper que parce qu'elles accompagnent parfois d'autres états morbides qui exigent l'envoi près de nos thermes.

Nous avons vu quelques engorgements du foie et de la rate disparaître après une cure thermale suivie à Barèges, et Bordeu en cite aussi quelques exemples.

Nous avons établi, dans la 2e partie de ces Études, que les hémorrhoïdes étaient souvent exaspérées, réveillées ou même déterminées par l'usage de nos eaux; ce n'est donc pas une bonne condition pour les malades qui nous arrivent d'être sujets ou enclins à ces infirmités.

Il n'en est pas de même des fistules à l'anus, succédant à des abcès stercoraux ou autres. Nous avons souvent guéri, sans opération, des trajets fistuleux, des callosités qui avaient résisté à tout, et que nos eaux conduisaient à une guérison définitive. La douche ascendante rend de très grands services dans ces occasions.

C. *Voies circulatoires.* — Nous avons déjà parlé des affections du cœur qui peuvent s'améliorer à Barèges et de celles qui doivent s'y exaspérer. Les palpitations nerveuses sont dans ce dernier cas; les palpitations des anémiques et les affections organiques d'origine rhumatismale sont appelées à en bénéficier, contrairement aux idées reçues jusqu'à ce jour.

Les varices des membres ne semblent recevoir aucune amélioration de l'usage des bains. Le repos seul des malades contribue à les soulager.

L'anémie, en général, sans vice organique ou diathésique, celle qui provient d'un séjour prolongé dans les pays chauds, celle qui est si commune aujourd'hui dans les grandes villes, sont rapidement dissipées à Barèges par l'influence combinée du climat et des eaux.

Les œdèmes prémalléolaires, liés à cette anémie, disparaissent aussi très vite.

Les hydropisies, en général, ne sont point justiciables de nos eaux. Nous avons guéri deux cas de *purpura*, un purpura simplex et un autre d'origine rhumatismale; les ecchymoses des jambes s'effacèrent après quelques bains.

D. *Voies génito-urinaires.* — Les eaux de Barèges sont peu propres à soulager les affections de ces organes, elles les exaspèrent même le plus souvent. La source Barzun, au contraire, leur est tout à fait favorable.

Nous avons eu rarement l'occasion d'observer des cas d'*albuminurie* et de *diabète.*

La gravelle n'est nullement diminuée à Barèges, tandis qu'à Saint-Sauveur et à Barzun on obtient de très bons résultats.

Nous recevons beaucoup de cystites chroniques, catarrhales ou autres. Lorsqu'elles sont sous la dépendance des diathèses rhumatismale ou herpétiques, on peut espérer de déplacer la maladie et de la vaincre sur un autre terrain; dans tous les cas nous nous gardons bien de faire boire de l'eau minérale à ces malades.

On a dit et l'on a cru longtemps que les eaux de Barèges détruisaient, dissolvaient les *calculs vésicaux.* On est revenu, de cette erreur; il est certain que nous n'avons pas vu un seul calculeux en dix-sept ans.

Je ne parle pas des écoulements uréthraux; l'on sait déjà que près de nos thermes ces accidents sont augmentés et que l'action des eaux, spécialement stimulante des organes génito-urinaires, va à l'encontre des guérisons qu'on recherche.

La *métrite chronique*, les engorgements, catarrhes, granulations et ulcérations du col utérin, par suite de lymphatisme, scrofulisme, herpétisme, etc., se trouvent très bien de la source *Barzun*, qui partage cette spécialité avec l'établissement de *Saint-Sauveur*.

Quant aux suites de couches proprement dites, arthrites, engorgements, paralysies des membres, etc., elles sont rapidement guéries près de nos sources.

La *dysménorrhée* par anémie, chlorose, est promptement vaincue à Barèges, qui a la propriété de rappeler le flux cataménial suspendu ou dévié.

La *spermatorrhée* est quelquefois arrêtée, d'autres fois augmentée.

Quant aux *orchites*, elles n'éprouvent aucun effet; nous en avons traité un grand nombre, soit blennorrhagiques, soit traumatiques, soit dégénérées, avec ulcères, fistules, etc., nous n'avons jamais constaté aucun progrès en bien ou en mal. Ces organes semblent indifférents à l'action thermominérale.

E. *Organes des sens.* — Les *ophtalmies*, conjonctivites, blépharites, dépendant du vice strumeux, guérissent à Barèges; un officier atteint d'amaurose rhumatismale s'y est amélioré.

L'impuissance de nos eaux a été manifeste dans plusieurs cas de taies, cataractes, etc. Les fistules lacrymales, salivaires s'y modifient promptement. L'eau minérale est employée dans ces divers cas en collyres, injections, pulvérisation, bains locaux et généraux.

Les *otorrhées* lymphatiques strumeuses ou dartreuses se sont bien trouvées de l'usage des eaux en bains et injections, ainsi que les altérations de l'oreille interne, avec perforation du tympan, comme nous l'avons dit au chapitre de la scrofule.

Les surdités par paralysie du nerf acoustique s'améliorent près de nos thermes.

Les *ozènes* de diverses natures, avec ou sans altération des os, sont notablement amendés et quelquefois guéris à Barèges. Nous avons déjà rendu compte de la cure radicale de polypes des fosses nasales et du conduit auditif externe obtenue par l'ablation, la cautérisation et l'usage prolongé des eaux.

F. *Ulcères.* — Les ulcères se forment à la suite de plaies ou d'abcès; ils sont entretenus par la présence d'un corps étranger, des varices, l'amincissement de la peau, son adhérence avec des parties peu mobiles, la maigreur du sujet, le mauvais état de sa constitution ou par quelque diathèse.

Nous n'insisterons pas sur les résultats avantageux qu'on

obtient à Barèges contre les ulcères atoniques, cachectiques, scorbutiques, variqueux, séniles, etc. Bordeu a dit (pag. 218) : « Les eaux de Barèges et celles de Bonnes ont de tout temps été » regardées comme spécifiques pour la guérison des ulcères » de toute espèce, invétérés ou *récents*, lorsqu'ils ne sont pas » entretenus par une cause interne. » C'est donc là un effet bien prouvé et tous les jours vérifié; il dérive de la vertu cicatrisante de nos eaux que nous avons établie dans des circonstances plus graves et plus compliquées. Il existe, dans la vallée de Barèges, une source dite sulfo-bitumineuse de *Visos*, qui possède à un degré bien supérieur encore la qualité de cicatriser les plaies et les ulcères. En l'absence de tout établissement près de cette source, il serait très utile de l'employer en applications externes sur nos blessés de Barèges.

A la liste des ulcères ci-dessus, nous devons en ajouter quelques-uns spéciaux, tels que le *clou de Biskra*, qui règne dans tout le sud de l'Algérie, l'*ulcère de Cochinchine*, le *mal perforant du pied*, etc. Nos eaux ont également affirmé leur puissance contre ces variétés.

Le *Cancer* et les ulcères cancéreux n'ont rien à gagner à Barèges. L'expérience traditionnelle avait prononcé à ce sujet; notre pratique personnelle nous a permis de vérifier la justesse de cette exclusion.

Il est donc bien avéré que les dégénérescences ou produits *hétéromorphes* ne sont pas susceptibles d'être détruits par nos eaux.

G. *Hypertrophies*. — Il n'en est pas de même des hyperplasies, ou augmentation des éléments normaux dits produits *homœomorphes*. Nous avons réuni, sous la rubrique d'hypertrophies, des affections hybrides qui n'ont aucun rapport entre elles. Ainsi des *hyperostoses*, de nature rhumatismale, scrofuleuse, ou traumatique, des tumeurs dites à *myéloplaxes*, se sont bien trouvées de leur séjour à Barèges et ont diminué les unes et les autres très rapidement.

Il nous est venu plusieurs malades atteints de gonflement ou augmentation de volume d'un membre pelvien, à la suite de fièvre grave, ou sans cause connue. La plupart du temps nous avons reconnu la véritable nature de la maladie. Il y avait presque toujours stase du sang par des varices internes et externes, avec dureté, bosselure du membre, diminution par le repos horizontal. D'autres fois la circulation était gênée par une tumeur, une ganglionnite du creux inguinal; d'autres fois enfin, rien ne mettait sur la voie de la cause de l'hypertrophie. Le traitement thermal n'a produit aucun effet légitime, certain, sur ces diverses affections.

Un gendarme, porteur d'une ossification partielle des muscles adducteurs de la cuisse droite, par suite de l'usage du cheval, a beaucoup bénéficié des eaux, qu'il était venu prendre, du reste, pour un tout autre motif.

Nous terminerons par un fait unique, curieux et dont nous donnerions l'histoire complète, si elle n'avait déjà été publiée (voir *Gaz. hebdom.*, 1864, n° 45). Il s'agit d'une *sclérodermie* généralisée chez un cavalier du train de l'artillerie dont l'état s'est aggravé après une saison passée à Barèges.

On a rapporté des cas de *polysarcie*, ou obésité monstrueuse, qui auraient été améliorés par nos eaux.

Nous aurions du penchant à accorder à Barèges cette vertu réductrice des tissus hyperplasiés, parce qu'elle rentre dans notre doctrine qui veut y voir une action directe sur les phénomènes déviés de la nutrition. Ainsi l'obésité, ainsi l'émaciation seraient également corrigées près de nos thermes; de même qu'elles guérissent la constipation et la diarrhée, elles remettent les choses dans leur état normal en régularisant les fonctions altérées.

Bordeu dit expressément : « Les eaux de Barèges augmentent « le ton du tissu cellulaire, ainsi qu'il est démontré par la « *maigreur* qu'elle occasionne dans ceux qui en font usage. « Elles empêchent donc le suc nourricier de se distribuer « comme à l'ordinaire. » (P. 216, ch. 91.)

On ne saurait trop méditer les sages préceptes et les vues théoriques répandus dans les immortelles *Recherches sur les maladies chroniques.*

C'est la vaste expérience de Bordeu, sa prodigieuse intuition, qui nous ont servi de guide dans les études que nous venons d'ébaucher. Nous renvoyons à cette source les lecteurs que nos travaux ne satisferaient point.

CHAPITTRE XXXII.

Résumé et conclusions.

En écrivant les chapitres précédents, nous n'avons pas eu l'intention de faire un traité de pathologie et de thérapeutique hydro-minérales. Nous avons voulu seulement donner une idée des affections qu'on traite à Barèges et des formes les plus communes qu'on y observe. C'est donc un simple index de clinique thermale, destiné à guider le médecin dans l'appréciation de nos eaux et leur judicieuse application.

Le livre que nous offrons aujourd'hui au public médical est le fruit de dix-sept années d'observations et de recherches consciencieuses, faites dans le but de nous rendre compte des vertus, du mode d'actions des fontaines de Barèges, du climat particulier de cette station, étude importante et négligée jusqu'ici. Nous avons esquissé une théorie nouvelle de cette action combinée, basée sur des expériences physiologiques dont le résultat a été tout à fait imprévu.

Nous avons précisé les cas qui sont le plus favorablement influencés près de nos sources, en nous appuyant sur un grand nombre de faits.

Peut-être y a-t-il au fond de cela tout un corps de doctrine, que nous faisons entrevoir et dont l'ensemble sera présenté plus tard.

En attendant, on aura remarqué, sans doute, qu'il règne une certaine harmonie dans les faits que nous avons exposés.

Ainsi les considérations développées dans la deuxième partie de cet ouvrage, basées sur les phénomènes physiologiques observés, trouvent leur confirmation dans la spécialisation des eaux de Barèges, tirée de nos calculs statistiques, et leur apportent une preuve en quelque sorte mathématique.

Nous avons, dans cette trilogie médicale, réalisé un enchaînement de faits dont la concordance logique doit frapper les esprits.

De la nature du climat et des eaux et de leur action simultanée sur l'homme sain et malade découle une série de phénomènes physiologiques et pathogénétiques dont l'analyse nous donne le secret du dynamisme et du mode thérapeutique des eaux. Les fonctions de nutrition stimulées, les excrétions activées, le système nerveux surexcité, la circulation ralentie, en constituent les traits les plus saillants. Nous en avons déduit une action spéciale sur les phénomènes de la nutrition, qui devient plus apte à débarrasser l'économie des vices qui l'assiègent ou des matériaux inutiles qui l'encombrent, qui ranime les fonctions vitales, modifie la crase du sang, rétablit les éléments organiques diminués, altérés ou déviés, enfin apaise les inflammations et combat les processus pathologiques.

D'après les idées qui règnent aujourd'hui, il n'y a pas de médicaments ni de médications qui aillent détruire dans les corps animés l'être subtil et de raison appelé maladie.

Comme le dit très bien M. Pidoux : « L'art ne peut guérir « que les maladies susceptibles d'une guérison spontanée. Le « contraire serait un miracle. L'art ne peut agir qu'en agissant « dans le sens de la nature, c'est-à-dire comme elle, par elle « et avec elle. »

Pour M. Sée il n'y a pas de médicaments spécifiques ; il n'y a que des modificateurs physiologiques de la structure et des fonctions des organes élémentaires ou composés.

Cela est très-vrai ; pour connaître la valeur d'un médicament, il faut être bien fixé sur son action physiologique et son dynamisme particulier sur tel ou tel organe ou tissu de l'économie.

Les eaux minérales produisent un effet du même genre, qui n'est pas le même pour toutes; aussi nous avons essayé de déterminer les effets physiologiques et pathogénétiques des eaux de Barèges et leur action particulière sur certains tissus ou appareils, étude tout à fait nouvelle.

C'est pour cela que le livre que nous avons conçu et exécuté, dans un plan et des formes nouvelles, a besoin de beaucoup d'indulgence et n'a d'autre prétention que de donner un exemple à suivre et des essais à compléter.

Maintenant, si nous laissons de côté ce que notre œuvre offre de théorique et de spéculatif, nous y trouverons des renseignements pratiques étendus, basés sur une statistique et une observation qui comprennent plus de 10.000 cas pathologiques traités à Barèges sous nos yeux.

Cette statistique offre un grand intérêt et peut donner une idée générale de la puissance de nos eaux ; mais, comme toutes les statistiques, elle avait besoin d'explication et de commentaires. C'est ce que nous avons essayé de faire dans les courts chapitres où nous passons en revue les diverses affections inscrites dans nos tableaux.

La spécialisation de Barèges se dégage plus complètement par l'examen clinique, qui précise mieux les indications et les contre-indications formelles de ces thermes.

Cette action particulière a des analogies avec celle des eaux congénères, mais elle est plus énergique, plus profonde.

Nous aurions pu nous arrêter davantage sur plusieurs des affections que nous avons rencontrées en chemin ; nous avons insisté principalement sur quelques idées qui nous ont paru nouvelles, dont quelques-unes nous sont personnelles, sur la pathogénie, la description et le traitement de plusieurs espèces ou variétés morbides. Nous nous sommes gardé d'appuyer sur ce qui a été établi avec tant de talent par nos célèbres prédécesseurs, nous contentant d'en faire ressortir l'exactitude.

Avec beaucoup d'art et quelques artifices on peut traiter et guérir à Barèges des affections pour lesquelles nos eaux sont contre-indiquées. Ce sont là des cures réservées aux habiles : Bordeu, Duplan, Ballard, sans parler des vivants, ont enregistré des succès de ce genre ; nous ne pouvions faire entrer ces exceptions dans notre cadre.

On s'étonnera peut-être de nous trouver parfois en contradiction avec ce qui a été écrit et répété classiquement sur Barèges.

C'est que la science marche toujours. La pratique des eaux

était jusqu'à ces derniers temps basée sur l'empirisme, et la théorie sur la tradition. L'une et l'autre avaient besoin d'être contrôlées. Nous l'avons fait avec les armes de précision de la science moderne : la méthode numériqne, le thermomètre, la montre, l'éprouvette nous ont conduit à des résultats nouveaux et désormais incontestables.

Les résultats obtenus dans notre clinique militaire sont peut-être supérieurs à ceux qu'on peut espérer dans la pratique ordinaire. Cela tient à ce que les malades civils sont généralement impatients et pressés ; alors on force la cure thermale et l'on administre les eaux à hautes doses. Pour les militaires on prend son temps, on gradue bien mieux le traitement, et l'on arrive à de meilleurs résultats que par la méthode intensive réclamée par les malades civils.

Nous avons donné peu d'observations ; en général, on ne les lit pas ; elles sont peu instructives parce qu'il n'y a jamais deux cas pareils. A un répertoire fastidieux et fatigant d'histoires médicales, nous avons préféré substituer quelques traits ou quelques types caractéristiques.

En résumé, il résulte de nos recherches cliniques et statistiques que l'on peut appliquer les eaux de Barèges avec un succès certain dans une foule d'affections graves et invétérées, qu'elles sont inutiles et même dangereuses dans d'autres.

L'administration prudente de nos eaux doit se mesurer sur l'individu : son âge, son tempérament, son état physiologique ou pathologique ; sur la maladie : inflammatoire, nerveuse, récente, ancienne, générale, locale, etc. ; sur l'affection : en tant qu'elle porte sur tel organe, sur tel tissu et qu'elle est simple ou compliquée.

A ces indications très générales on peut ajouter que les eaux de Barèges ont une influence très favorable sur les diathèses scrofuleuse, syphilitique, herpétique et contre les lésions traumatiques graves.

Leur application est particulièrement bienfaisante dans les paralysies partielles, périphériques ; les arthrites rhumatismales fixes ; les dermatoses vésiculeuses et squameuses ; les syphilides et accidents spécifiques tertiaires ; les scrofulides et les altérations osseuses et articulaires d'origine strumeuse; les lésions traumatiques qui intéressent les tissus denses, profonds; les ulcères de toute nature.

Les contre-indications de tissu comprennent les affections des muqueuses et des glandes; celles de siège: la gorge et l'anus; celles de diathèse : le rhumatisme et la goutte; celles d'appareils : les organes pulmonaires, encéphalo-rachidiens, génito-urinaires.

Efficaces pour restaurer les éléments anatomiques altérés, déviés, elles ne le sont plus lorsqu'ils sont dégénérés, transformés; elles sont de nul effet contre les produits morbides hétéromorphes, le cancer, le tubercule, les parasites, etc.

Les contre-indications particulières portent, dans le premier groupe : sur les névralgies, névroses agitantes, la paralysie générale, l'hémiplégie cérébrale; dans le deuxième groupe : les rhumatismes musculaires, nerveux, névralgiques, goutteux; dans le troisième groupe : le prurigo, les dermatoses parasitaires ; dans le quatrième groupe : les engorgements glandulaires; dans le cinquième groupe : la syphilis des muqueuses, des glandes; dans le sixième groupe : les rétractions, ankyloses, etc. ; dans le septième groupe : les affections des voies respiratoires.

En général, Barèges doit être réservé aux cas les plus graves, aux lésions profondes, qui ont résisté aux médications diverses et aux traitements thermaux dans d'autres stations.

Barèges, comme nous l'avons dit, est une véritable *cour d'appel*, où l'on juge, en dernier ressort, de la curabilité des maladies chroniques et où l'on vient se faire relever des condamnations prononcées contre elles.

Voilà les indications générales qui serviront de guide pour diriger les malades vers nos fontaines ou les en éloigner.

Arrivé au terme de notre tâche, nous exprimons notre reconnaissance aux savants qui ont bien voulu nous aider de leurs lumières et de leurs conseils.

L'Académie de médecine et la Société d'hydrologie médicale ont couronné successivement plusieurs parties de cet ouvrage, et ces distinctions flatteuses ont contribué à nous donner du courage et de la confiance pour l'achever.

Enfin l'accueil favorable fait par les médecins et le public à notre première édition, semble prouver que nous avons fondé, par ces *Études sur Barèges*, une œuvre utile, basée sur des investigations sérieuses et corroborée des données rigoureuses de la science moderne.

BIBLIOTHÈQUE NATIONALE R.F. IMPRIMÉS

FIN

TABLE DES MATIÈRES

BIBLIOTHÈQUE NATIONALE RF IMPRIMÉS

PREMIÈRE PARTIE.

TOPOGRAPHIE : LE SOL, LE CLIMAT, LES EAUX.

DEUXIÈME PARTIE

EFFETS PHYSIOLOGIQUES ET PATHOGÉNÉTIQUES DU CLIMAT ET DES EAUX.

TROISIÈME PARTIE.

EFFETS THÉRAPEUTIQUES.

BIBLIOTHÈQUE NATIONALE R.F. IMPRIMÉS

FIN DE TABLE.

Toulouse.— Imp. DOULADOURE.

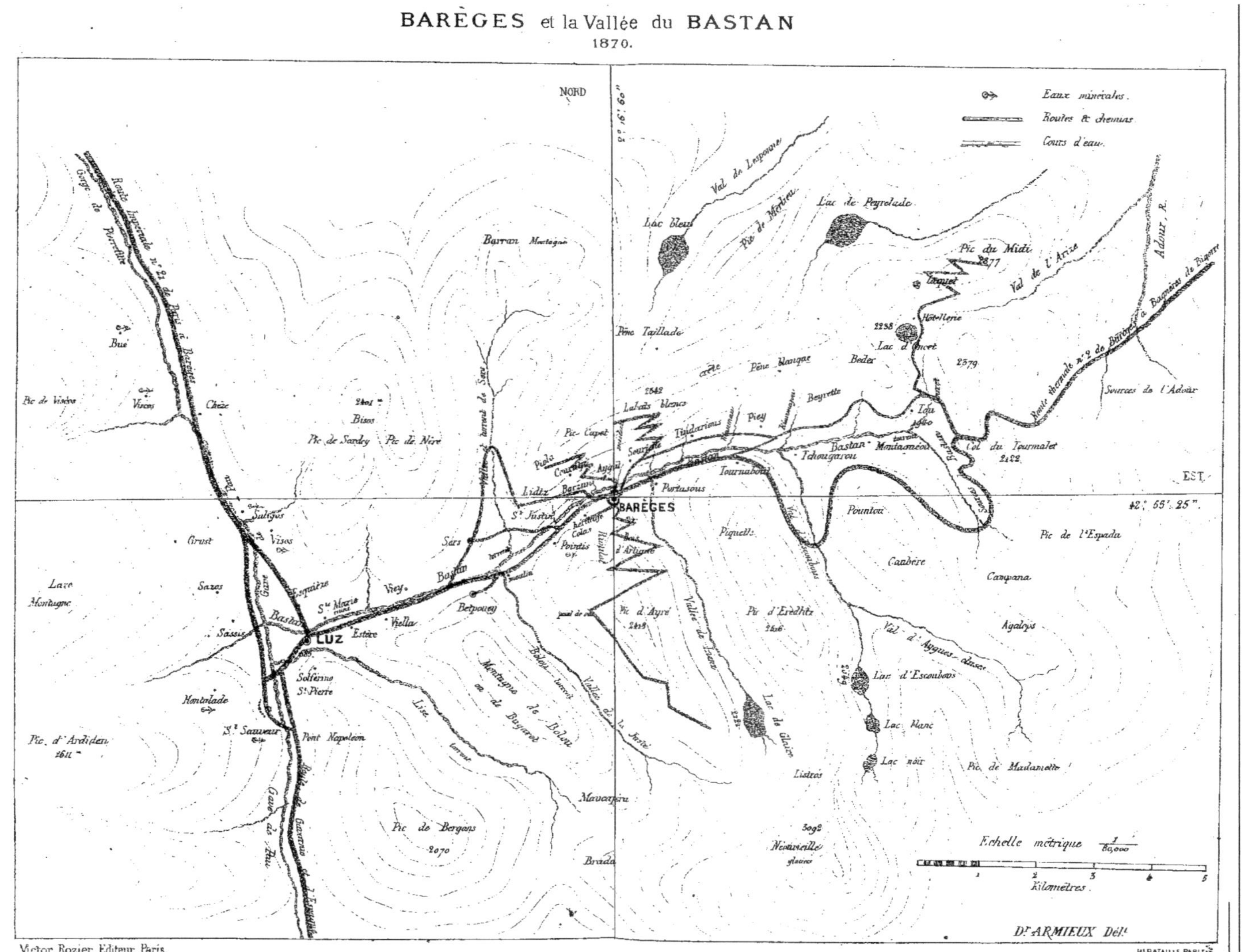
BARÈGES et la Vallée du BASTAN
1870.
NORD
EST
Eaux minérales.
Routes & chemins.
Cours d'eau.
Echelle métrique 1/80,000
Kilomètres.
Dr ARMIEUX Délt
Victor Rozier Editeur Paris.
Route Impériale n° 21 de Paris à Barèges
Gorge de Pierrefitte
Route thermale n° 2 de Barèges à Bagnères de Bigorre
BARÈGES
LUZ
Pic du Midi
2877
Lac de Peyrelade
Lac bleu
Val de Lesponne
Val de l'Arize
Adour, R.
Sources de l'Adour
Col du Tourmalet
2122
Lac d'Oncet
Pène Taillade
Pène blanque
Barran Montagne
Pic de Sardey
Pic de Nère
Vallée et torrent de Sère
Sers
Betpouey
Viella
Esterre
Esquièze
Sassis
Sazos
Grust
Chèze
Viscos
Bué
Pic de Viscos
St Sauveur
Pont Napoléon
Solférino
St Pierre
Pic d'Ardiden
Pic de Bergans
2070
Montagne de Bolou ou de Bugarets
Vallée de la Justé
Pic d'Ayré
Vallée de Lienz
Pic d'Erédhitz
Lac de Glaire
Lac d'Escoubous
Lac blanc
Lac noir
Pic de Madamette
Néouvieille
Pic de l'Espada
Campana
Agalops
Caubère
Pountou
Piquelle
Tournaboup
Tchougarou
Bastan
Lidtz
St Justin
Gave de Pau
Pic Capet
Labats blancs
Montagne
Sassis
Sazos
Grust
Viscos
Sers
Viey
St Marie
Bastan
Sers
Betpouey
Viella
Esterre

www.ingramcontent.com/pod-product-compliance
Ingram Content Group UK Ltd.
Pitfield, Milton Keynes, MK11 3LW, UK
UKHW020155250726
13967UKWH00003B/1071

9 782012 957411